ここがポイント！

学校 新版 救急処置

基本・実例、子どものなぜに答える

草川 功　監修
全養サ書籍編集委員会　著

農文協

マニュアル的対応を超えて、子どもの疑問に答えよう
――推薦の言葉

子どもたちを取りまく環境は、時代とともに大きく変化しています。子どもは自然の中でのびのびと遊びながら育つという時代は終わり、安全の確保された環境の中で、自ら考えることなく、事故も、ケガも、病気も、最小限に収まるように育てられる時代になってきました。事故を起こさない、ケガをしないということは、危険な行動を避けることにつながり、病気の際にはすぐに医療機関を受診することで、自らのからだのことを考える機会を失ってしまいました。そんな子どもたちには、基礎体力のない、ケガや病気の経験が少なく、経験があっても対応がまったくわからない子どもが増えています。

だからといって、子どもそのものが変わったわけではありません。子どもたちは、いつの時代も常にいろいろなものに対して興味をもち、見たいもの、聞きたいもの、やってみたいものを数多く心に秘めています。

子どもたちにとって、楽しい魅力ある学校生活とは、そんな数多くの興味をもちながら、自由に遊び、学ぶことによって、自分たちの限りない可能性を広げることにあります。しかし、この可能性を広げる挑戦には危険がつきものです。自らの限界を超えてケガをしてしまう、事故を起こしてしまう子どもも少なくありません。また、元気と思っていた子どもが、突然、体調の不良を訴え、倒れてしまうこともあります。小さいころは、家族をはじめ社会に守られてきた子どもたちも、自らの成長のためには、ある一定の確率で事故、ケガ、そして病気を覚悟しなければなりません。

事故を起こすことを予測できない子どもたち、ケガをしても自らがケガの詳細を説明できず、対応も知らない子どもたち、体調の不良を自ら訴えられない子どもたち。この、『ここがポイント！　学校救急処置』は、このような、子どもたちの引きおこすさまざまなケガや病気に対する対応を、とてもわかりやすく、丁寧に説明してあります。学校内でできることは限られています。しかし、その限られた中で正しい対応をすることが結果として子どもたちを救うことになります。子どもたちは、本当は事故のこと、ケガのこと、からだのことなど、数多くの疑問をもっています。対応の中で、こういった小さな疑問を解決してあげることで、子どもたち自らが、次の事故を予防、ケガを予防できるように、そして、からだのことをよく知るようにしてあげなければなりません。このテキストには、具体的なQ&A形式で、こういった子どもたちの疑問に対する回答例も示してあります。このテキストを活用することで、学校生活が子どもたちにとって数多くの経験ができる魅力的なものとなることを祈っています。

草川　功（聖路加国際病院小児科管理医長／日本小児救急医学会理事）

はじめに

学校は大勢の子どもたちが集団で生活をしています。一日の多くを過ごす学校は、常にケガや事故と向きあっています。

日本スポーツ振興センターによると、負傷・疾病の申請件数は年に100万件を超え、医療費の給付率（障害見舞金、死亡見舞金を除く）は、児童・生徒数の減少や自治体の医療費補助が増えているにもかかわらず、1989年度（平成元年度）6.2%であったのが2016年度（平成28年度）では、12.47%となっています。

実際のケガをみてみると、「サッカーのスローインで肩関節を脱臼」や「通学途中、駅の階段を踏みはずして転倒し、足首の靭帯損傷（しかも2度も）」など、なぜこんなことで？　と首をかしげるようなケガが増えているように感じます。これらのケガの内容や発生要因の背景には、子どもの生活の変化によりケガを回避する身体の機能の低下が考えられますが、加えて「前頭葉機能」や「自律神経機能」あるいは「睡眠・覚醒機能」といった神経系の“おかしさ”に起因しているのではないかという新しい提起もされており、現在の状況のままでは、ますます子どものケガが増えることが予想されます。

事故が発生すると直ちにケガと向きあうこととなる養護教諭は、ケガの部位や程度の確認や緊急性の有無の判断、適切な救急対応や処置が求められます。さらに、当該児童・その保護者・学校内外の対応、そして事後措置まで深くかかわることとなります。

こうしたケガの増加に加えて、自分のケガの状況を説明できない、ケガや病気の処置を人まかせにしたり、シップ剤や薬に頼ったりする子どもたちが非常に増えているため、養護教諭は一日の大半を、来室対応に追われます。

処置を行ったものの、トラブルにつながってしまうケースもあり、救急処置をめぐって悩む養護教諭は多くみられます。「養護教諭の救急対応についての意識調査」（東京都養護教諭研究会平成22年度実施）でも、8割以上の養護教諭が救急処置全般について、“不安や困難さを感じている”と報告されています。

そのため、現職養護教諭に対して、救急処置に関する研修の回数や内容の充実が望まれ、養護教諭の養成課程においては、実際の場面を想定しながら学校での救急処置や対応を学ぶ必要があるといえます。

本書が、学校においては、養護教諭をはじめ関係者が活用しやすい参考図書となり、養成機関においては、学生が学校現場をイメージでき、学びを深めるのに役立つことができることを望んでいます。

本書の特徴と私たちが本書に寄せる願いには、以下のようなものがあります。

①養護教諭自身が、救急処置時における判断基準の根拠を確認でき、少しでも自信をもって処置にあたることができるような内容を目指しました。また、なるべく多くの実際の事例を反省点も含めて紹介し、救急処置時の活用のみならず養護教諭自身の学習書として手元に置いて活用できるものとなることを願いました。

②学校という教育の場で行う救急処置は、子どもたちにとっては、自分のからだに向きあうよい機会です。ケガをしてしまったことは残念なことですが、ケガによるからだの変化に気づき、受けている処置の意味や治癒の過程などを学ぶことにより、見通しをもつ力をつけることができます。特に、本書の「子どもの疑問に答える」に盛りこんだ内容は、各学校で工夫を重ねて教材化し、子どもが自らケガや事故を回避する知恵やからだづくりに生かすなど、教育の視点から「生きる力」が育ってほしいと願うすべての教師に役立てていただきたいと思います。

③「学校で起こる事故」には、ケガをした本人だけでなく、その保護者・友だち・教師・その他、多くの人が関係します。ときに被害や加害などのトラブルも起こることがあります。それぞれの人の気持ちや人間関係にどう配慮し、トラブルを避けるかということも、大切な課題です。ケガの発生に学び、学校全体の施設・設備の見直しや、からだの発育に即した安全基準の検討が、より多くの学校で必要です。そのような視点からも、本書でとりあげた「『ヒヤリ』『ハッ』とした事例から」を役立てていただきたいと願っております。

『ここがポイント！　学校救急処置』の初版後、処置の内容・文言・図絵の表現の適正の可否、「ヒヤリ、ハッ」とした事例や「子どもの疑問に答える」の内容や表現の妥当性について見直し、可能な範囲で改訂・追記を行い、『新版　ここがポイント！　学校救急処置』としてお届けすることとなりました。

旧書でもお伝えしていますように、救急法のガイドラインの改訂や治療法の変化・器材の改良などは日々変化しており、本書の内容で完璧ということではありません。

常に新しい情報をキャッチし、対応力を磨くことは、救急処置にかかわる者にとって、必須の課題であることを再度付記しておきます。

小学校・中学校・高等学校・高等専門学校・幼稚園・保育所はもちろんのこと、子どもにかかわるすべての施設や職員の皆様、そして家庭の皆様においても、手に取り活用していただければ幸いです。

目次

4 筋肉・腱・関節の痛み

5 鼻出血

6 熱傷（やけど）

救急処置で
大切なこと

第1部

1 からだと心をケアし、学びの機会に

1 いのちを守り、守りあう

日本スポーツ振興センターによると、2016 年度（平成 28 年度）の学校管理下の死亡は 47 件。死因別発生件数は、突然死 19 件（心臓系 8、中枢神経系 8、大血管系 3）が最も多く、頭部外傷 8 件、窒息死（溺死以外）8 件、全身打撲 6 件、内臓損傷 3 件、溺死 1 件、延髄損傷 1 件、熱中症 1 件となっています。

だれもがこうした事故場面に立ち会うわけではありませんが、養護教諭はその場面に立ち会う機会は多く、しかも、突然やってきます。

以下は、学校で実際に起こった事例です。学校は、子どもたちの“いのち”を守る場であることを、万が一の備えではなく、日常の備えとして、再度確認しておくことが必要です。

1）事故は突然やってくる

［状況］

放課後、部活動もそろそろ終わる時刻に、保健室の窓を叩く音がした。

「先生、Ａ君が倒れた」

「どこにいるの？」

「グラウンド」と聞くや否や部屋を飛びだし、駆けつけた。

Ａ君（中３）はブロックベンチに座る形で仰向けになっていた。薄く目をあけ、焦点が合っていない。瞬時に「いつもとはちがう、救急車」と決断した。

本人のそばにしゃがみこみ、肩を叩きながら名前を呼んだ。反応なし。

鼻口部に頬を近づけて息をうかがうが感じない。本人の左手首（だらっと垂れていた）と右頸動脈で脈をとるが触れない。すぐに、そばにいたＢ教諭に救急車の要請を依頼し、Ｃ教諭に「ＡＥＤを持ってきて」と指示した。

胸骨圧迫を行うことに戸惑いはなかった。横になっているＡ君のジャージを胸元まで上げると、上半身の皮膚の色が黒ずんだピンク色だった。４～５回圧迫したが何の反応もなし。いたたまれない気持ちで、気道を確保し、人工呼吸をする。空気が漏れる。鼻をつまんでいなかった。あわてて鼻をつまみ、２回吹きこむが反応なし。それからは胸骨圧迫だけを行う。時計を見ると６時２分前。何回かやっているとＡＥＤが届き、Ｃ教諭が装着した。しかし、作動しない。

顧問から連絡を受けた母親が到着した。生徒の下校指導を終えた教職員たちも集まってきた。救急車要請から５分が過ぎたころ、サイレンが聞こえ、レスキュー隊員が到着した。隊員から声をかけられ、胸骨圧迫を交代する。

そのときＡＥＤのコネクターがつながっていないことに気がついた。つなげると音声が流れ、作動し、Ａ君の上体が少し上に浮くが、状況に変化はない。

Ａ君の母親は「がんばれ」とか「どうしてこんなことに……」といいつつ、不安な表情ながらも気丈だった。

Ａ君は、到着した救急車の車内で必要な処置を受けながら総合病院へ搬送された。

病院では膠着状態が続いたが、４日目の夕方、意識が戻り、徐々に回復に向かった。しかし原因は不明のままであった。Ａ君は１か月半の入院生活後、退院した。

[振りかえって思うこと]

今回の事故は、まさに「いのち」と向きあった瞬間であった。後で振りかえっておそろしいと思ったが、そのときはそんなことを思う余裕はなく、昨年受けた救命講習が浮かび、無我夢中であった。

やはり訓練（救命講習）は大切であるとつくづく思う。昨年は４回、講習に立ち会い、うち２回は受講していたためか、胸骨圧迫を行うことにためらいはなかった。ＡＥＤの使用は受講のたびに説明を受けていたが、いずれも本校と同じものではなかった。学校に設置されているＡＥＤの使用法を必ず確認しておくことが大切だと痛感した。

年に何回か救急車を要請するが、ふだんはまとまりのない教職員集団が、事故発生時には機敏に動いてくれる。運動部の活動が盛んな学校で、危機場面に立ち会ったことのある教職員も多く、一人ひとりの危機意識が高いことが、迅速な対応へとつながったと思う。日常の関係づくりも大切だが、危機意識を高める働きかけも重要である。この事故をきっかけに、本校では救命講習が毎年度の教職員研修に位置づけられた。

後で聞いてぞっとしたのは、事故発生時、最寄りの消防署の救急車が出払っていたということだ。しかし消防署のセンターは、隣区の消防署に連絡し、レスキューを要請してくれたため、要請後５分数秒で現場にレスキュー隊が駆けつけてくれた。サイレンの音を聞いたときは、本当に心強かった。

事故後、授業中に急に泣きだす生徒や自分を責める生徒など、さまざまな症状を訴えて保健室に来る生徒が増えた。おもな症状は、眠れない、食欲がない、イライラする、集中力がないなどであった。保健室では、休ませながらゆっくり気持ちを聴き、あまり落ち着かないときは家庭で休ませた。幸い、スクールカウンセラーが定期的に来校していたため、来校回数を増やしてもらい、連携して対応するなか、Ａ君の回復とともに、子どもたちの症状も消失していった。

Ａ君の母親は、退院したものの原因が不明のため、後遺症が残るのではないか？　また倒れるのではないか？　という不安に加えて、学校側の処置は適切だったのか？　と学校に対する不信感を抱えていたようだった。

その後、ようやく、原因が一時的な心臓の虚血状態によるものとわかり、はじめて母親から「あのときは、ありがとうございました」という言葉を受けた。

親にとって、“子どものいのち”は何よりも重い。学校は無事に“いのち”を家庭に返す責任があるのだと改めて思い、その責任の重さを痛感した。

２）養護教諭一人がわかっていても、防げない―食物アナフィラキシー

［状況］

11 月○日。午後１時５分。Ｄ子さん（中１）が、給食時間中に担任に連れられて来室した。

「カシューナッツを食べたら、喉が痛くなり、舌もかゆい」と訴えた。

Ｄ子さんが食物アレルギーということは、小学校からの引き継ぎで知り、入学前に管理職と養護教諭とが、保護者にこれまでのようす（「乳幼児期にアナフィラキシーショックを３回起こしていること」「小学校の給食では、牛乳やチーズ、ソバ以外はほとんど食べていること」）を聞いていた。４月の職員会議では、食物アレルギー調査票、診断書（主治医意見書）をもとに、「事前に、家庭で食べる、食べないを判断する」「給食のとき、本人が一口食べて自分で確認する」「症状が出たら薬を服用し、直ちに主治医の小児科を受診する」と確認しあっていた。

Ｄ子さんの訴えを聞きながら、皮膚症状、呼吸器症状を確認したが、異常は見られなかった。椅子に座らせて体温、脈拍を測定。体温 36.8℃、脈拍 80 回。血圧は測定しなかった。母親と主治医に連絡し、受診することに……。

「喉が痛いといったことはこれまでなかったな……」と思いつつも、全身症状がなかったため、以前（7 月）、給食後に舌のしびれを訴えて来室したときと同じように対応していた。

午後１時 10 分。突然Ｄ子さんのからだから力が抜けた。

処置台に横にならせ、「大丈夫？　息がしづらいかな」と聞くとうなずく。ほぼ同時刻に母親が保健室に到着。救急車を要請するか、母親の車で運んだほうがよいのかと迷った末、母親と相談し、母親の車で搬送。担任も状況報告のために、献立表を持って病院へ向かった。

病院へは「Ｄ子さんが息苦しさを訴えていること」「母親の車で向かったため、駐車場まで迎えに来てほしいこと」を連絡したが、母親が駐車場からおぶって受診したことと、処置中に呼吸困難、ぜんそく、全身に発疹が出たことを後から聞いた。救急車を要請しなかったことをとても悔やんだ。血圧の低下はなかったが、医師の診断はアナフィラキシーショックの症状ということで、３日間の入院になった。

その後、保護者から「たとえ病院に行って症状が軽かったとしても、最悪のことを考えて対応してほしい」との思いを聞き、申しわけない気持ちでいっぱいになった。

Ｄ子さんは、主治医の診断により緊急時に自分で対応できるように、エピペンを学校に持参することとなり、担任、学年主任、養護教諭が母親とともに病院に行き、主治医からエピペンの説明を受けた。主治医と母親からは「責任は問わない。同意書も書くので、Ｄ子ができなかったときは、先生たちで注射をしてほしい」とお願いをされた。学校医や学校薬剤師に相談したり、教育委員会から他市や他県の情報を得たりして、校内で協議し、現時点で、教職員だれもが対応することはむずかしいことを、管理職から保護者に説明し、理解をしてもらった。

学校の対応として「Ｄ子さんがアレルギー反応を起こしたときは、自分で注射をすることを見守る」「注射できる環境をつくる」「Ｄ子さんが少しでも違和感を訴えた時点で、救急車を要請する」とし、対応マニュアルを作成して、教職員全体で共通理解をはかった。

また、周りの生徒へも、D子さんのことだけでなく、体調不良の友だちがいたら、すぐに近くの先生に伝えるように指導することにした。

1年後、給食の時間に（午後1時2分過ぎ）、D子さんがココアパンを食べた後、喉の痛みを訴えて来室。担任、管理職も続いてやってきた。直ちに救急車を要請し、母親に連絡。養護教諭は、すぐにD子さんをベッドに座らせるとカーテンを閉めた。喉の痛み以外の症状はなし。「大丈夫よ」と声をかけた。D子さんの手も私の手も震えていた。エピペンを太ももの皮膚にあて、強く押すように声をかける。エピペンを持つD子さんの手が震えてなかなか力が入らないようだった。「カチッ」という音とD子さんの「痛い」という声が同時に聞こえたとき、「打てた、よかった」と安心した。時計を見ると午後1時5分過ぎだった。

その後、すぐに救急車が到着し、D子さんは病院に搬送された。前回のような症状はなかったが、念のため1日入院となった。母親から「ココアパンは大丈夫だと思った」と聞き、給食ではじめて食べるときは、もっと慎重に対応する（給食前に保護者と直接話し合う、食べる前にD子さんに声をかけるなど）必要があったと反省した。

退院後、昼休みにD子さんが友だちと一緒に保健室にやってきた。D子さんのエピペンを見て周りの友だちが、「D子さんの具合が悪くなったとき使うものだよね、私たちも知っておかないとね」と話していた。D子さんの体調の変化を教員だけでなく、クラスの仲間も気遣ってくれていることを、頼もしく思えた。

[振りかえって思うこと]

食物アレルギーは年々増加している。文部科学省は2009年7月に、教職員が緊急時に自己注射薬（「エピペン」登録商標）を使用するのは「医師法違反にならない」と全国の都道府県教育委員会などに通知しているが、学校、県によりまだまだ温度差がある。

本校では、日常的に緊急時の対応の振りかえりを行っている。アナフィラキシーについては、実際にエピペンを使用して教職員研修を行い、保護者にも伝え、確認しあった。担任だけが、養護教諭だけが知っているでは、いのちを守ることはできない。学校生活管理指導表（アレルギー疾患用）を毎年きちんと提出してもらい、日頃から管理職・担任・養護教諭・栄養士・同学年の担任など、多くの眼で、二重、三重のチェックをして、緊急時にだれもが対応できるように情報共有しあうこと、学校、家庭、地域（医療機関など）が連絡を取りあい、対応を確認しあうことが大切である。

ひとつのいのちをみんなで守りあうこと、守りあう関係をつくりあげていくことも、救急処置のなかの大切な視点である。

[追記]

2012年12月に、食物アレルギーを有する児童が、学校給食終了後にアナフィラキシーショックの疑いにより亡くなるという事故の発生を受けて、文部科学省は、2014年3月に、学校現場等で児童生徒がアナフィラキシーショックに陥り生命が危険な状態である場合に、教職員がエピペンを、自ら注射ができない本人に代わって、日本学校保健会「学校のアレルギー疾患に対する取り組みガイドライン」に則って注射する行為は医師法違反とはならないと改めて示している（エピペンの使用については139ページ参照）。

2 子どもの気持ちを受けとめる「シップ１枚、なぜ貼れないの？」

毎日、大勢の子どもたちが保健室を訪れます。来室した一人ひとりの子どもは、どの子も養護教諭に自分としっかり向きあって対応してもらうことを求めています。

[状況]

昼休みに、Ｅさん（中１）が、「先生、腕が痛いのでシップもらえますか？」と来室。保健室はすり傷の手当てに来ている子、体調不良を訴えて検温に来ている子、身長を測定している子などでごったがえしていた。すり傷の生徒の処置を行いながら、Ｅさんのぶつけたという右前腕部を確認した。

「どうしたの？」「ぶつけて、右腕が痛い」

「いつ？」「２時間目の体育のとき」

「何していたの？」「バレーボール」

「バレーボールで何してたの？」「ボールをレシーブしてたら……」

右前腕部には腫れもなく、内出血もみあたらなかった。緊急性は少ないと判断し、「これなら大丈夫よ」「今、ほかの人の対応をしているから、ちょっと待っていてもらえる？」と声をかけ、ほかの生徒への対応をしているうちに、いなくなってしまった。

放課後、Ｅさんの両親が学校（校長室）にやってきた。シップをもらえなかったＥさんは、保健室を出て職員室に行き、担任に訴え、職員室にある救急箱から粘着シップをもらったとのこと。Ｅさんの父親から、「保健室はシップ１枚貼れないのか？　たいしたことはないと思える場合でも、子どもは何かしてもらったら、それだけで落ち着いて教室に行けることもあるだろう。保健室とはそういうところではないのか」と苦情を受けた。

[振りかえって思うこと]

子どもの要求にあわせて粘着シップを貼っておけばよかったのだろうか。Ｅさんは粘着シップを求めていたわけではなく、「ケガをして痛かったんだよ」という思いを受けとめてほしかったのではないだろうか？　「大丈夫よ」の一言ですませてはならなかったのだ。どうして大丈夫なのか、Ｅさんが納得する根拠を伝え、まず、ケガへの不安を取りのぞいてあげる必要があった。いったんやりかけていたほかの生徒への処置の手をとめ、「痛かったね。ずっと我慢していたんだね」「腫れや内出血はないようだから、まず冷やして痛みをやわらげようね。そのためにはシップを貼るよりも氷で冷やすほうが効果的なの」「先に来ている人の処置が終わったらすぐに対応するから、少し待っていてもらえるかな」と声をかけ、Ｅさんと同じ目線に立って対応することが第一であったのではないかと思った。

現在では、「こんなケガで？」と思えるような、ごく軽いケガでの来室や、自分のケガの状況を説明できない子ども、ケガや病気の処置を人まかせにしたり、シップ剤や薬に頼ったりする子どもがとても増えている。そのため、一日の大半が、来室対応に追われてしまう……。処置を行ったものの、保護者とトラブルになってしまうこともあり、救急処置場面では悩むことが多い。

しかし、どのような理由にせよ、来室する子どもの気持ちを受けとめることが第一であった。来室は子どもの発するＳＯＳととらえて、丁寧にかかわることが欠かせない。丁寧にかかわることで、背景にある問題や発達課題がみえてきて、次のかかわりへのつながりになることもある。
　子どもは受けとめられているという安心感のなかでこそ成長していく。救急処置場面においても、ケガに対して子どもが納得し、安心感を得てケガと向きあえたときにこそ、ケガからの学びが生きてくるのではないだろうか。

3 からだといのちを学ぶ機会に

　ケガや体調不良はつらい体験です。しかし、子どもにからだのしくみや生活を振りかえり、考えさせることで、保健室が学びの場にかわるよい機会ともなります。

[状況]
　休み時間が終わるころに、おなかの不快感と腹痛を訴えて来室したＦ子さん（小４女子）。昨夜から登校するまでに食べたものや睡眠の状態、排便の有無などを聞いたのち、膝を立てて仰向けになってもらい、大腸にそって触診をし、便秘かもしれないと判断。そばにあった聴診器をみつけたＦ子さんが、「先生、聴診器でおなかの音を聞いてみたい」というので、ヘッドの部分をおなかの大腸に沿わせ、聞かせる。「こんな音がしてるんだね」と真剣な表情で聞いている。排便を促すための腸のマッサージのしかたを手を添えて教える。マッサージを繰りかえしたのち、Ｆ子さんはトイレに向かう。しばらくすると、「先生！　ウンチがいっぱい出てすっきりしました」とほっとした表情で帰ってきた。

[振りかえって思うこと]
　算数の授業中の教室に戻ったＦ子さんは、「先生、ウンチがたまっていました。どうしたらウンチが出るか、マッサージのしかたもわかりました！」と報告。先生もクラスの子どもたちも、Ｆ子さんの生き生きした表情やあまりの迫力に驚き、先生はすぐさま報告の時間に変更。Ｆ子さんは聴診器で聞いたおなかの音や、排便は食事や睡眠、運動と深い関係があることなど、保健室で学んだことをみんなに伝えた。
　担任の先生が「急に保健の勉強時間に変わってしまったんですよ。でもよい機会でした。みんなも真剣に聞いていました。他人事ではなかったのかもしれませんね」と知らせてくれる。Ｆ子さんの感動をしっかり受けとめてくれた先生。
　保健室での一人の学びがクラスのみんなに伝わり、生きる力につながる学びになったことを実感した。

2 救急処置の基本

1 子どもとのかかわり

子どもはケガをした瞬間、自分の状態を把握できず、パニック状態に陥っていることが多々あります。このような場合、落ち着いて検査や処置を受けられるようにすることが大切で、回復にもよい結果をもたらします。そのため、十分配慮した言葉かけで、まず子どもの不安感の軽減に努めます。そのうえで、子どもにわかる範囲で現在の状況を伝えます。

1）安心感を与える

低学年の子どもほど、不安で泣いたり、処置をこわがって暴れたりすることがあります。そんなときは、手を握ったり、抱っこをしたりするなどしてスキンシップをはかり、子どもが安心して処置を受けいれられるようにします。

高学年以上の場合は、まず本人の思いを丁寧に聴きとります。自分の思いを受けとめてもらうことで落ち着き、安心感をいだくことができます。

2）痛みの軽減をはかる

なるべく早い段階で、本人の苦痛を軽減する処置を行います。たとえば、打撲や捻挫、骨折などでは、患部の固定、アイシング（RICE 処置）で、苦痛をできるだけ軽減するようにします。

3）ケガの状態や程度を本人に丁寧に伝える

子どもの発達段階や状態に応じて、わかる範囲でケガなどの状態を本人に説明します。ケガの状態が納得できずにいると、不要な不安を抱えてしまいます。そのことで後々トラブルにつながることがあるからです。

保健室に、からだのしくみについての教材（模型や絵図など）を置き、それをもとに説明すると、子どもたちの理解が深まります。

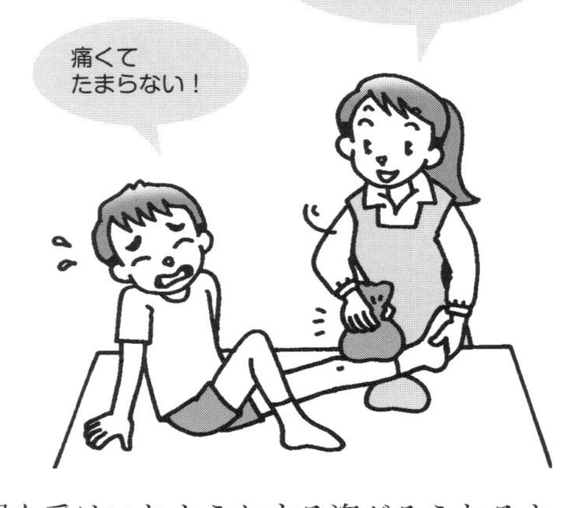
腫れも少ないので、
冷やしてようすを
みましょう。
痛くて
たまらない！

4）見通しをもたせる

子どもは、自分がどのような状態なのかが納得できると、ケガや病気と向きあい、がんばって処置を受けいれようとする姿がみられるようになります。そして、その経験をなかまに伝え、広がっていくこともあります。

学校は、『ケガ』をしたというマイナスの経験を、子どもの成長発達に生かす機会にできる場ともいえるでしょう。

2 保健室来室時の対応

来室した子どもの気持ちをしっかり受けとめて適切な対応をするためには、まず子どもの状況を正確に把握することが大切です。そのためには、問診、視診、バイタルサインチェック（21ページ参照）などを丁寧に行います。

1）問診

朝、ご飯食べてきたの？
ウンチは出たかな？

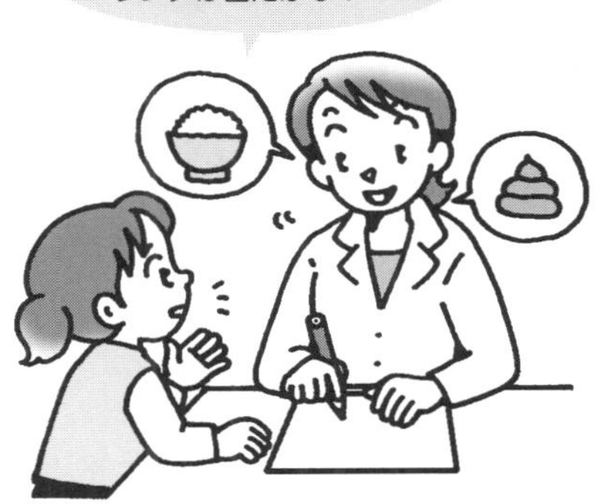

［ポイント］

①問診では、子どもの訴えを丁寧に聴きとり、予測されるケガや病気を思いうかべ、それを裏付ける症状がないかどうか、ひとつひとつ丁寧に確認していく。あらかじめ、来室した子どもが自分で記入できる用紙をつくっておき、その用紙に記載されたことがらをもとに、詳しく聴きとるとよい。

②最小限必要な問診項目は、次の６項目。

いつ
どこで・どこを
だれが
どうして
どのように
どうなったか

5W 1H

1	When	いつ（発生時刻）
2	Where	どこで（発生場所）・ どこを（からだの部位）
3	Who	だれが・だれと（該当人物）
4	Why	どうして（原因・理由）
5	What	どうなった・なにをしていて （結果・事実）
1	How	どうして・どのように （方法・状況）

③本人が詳しく説明できないときは、その場にいあわせた子どもたちから状況を聞いたり、そのときの動きを再現してもらったりする。これらをもとに、発生状況を推測する。

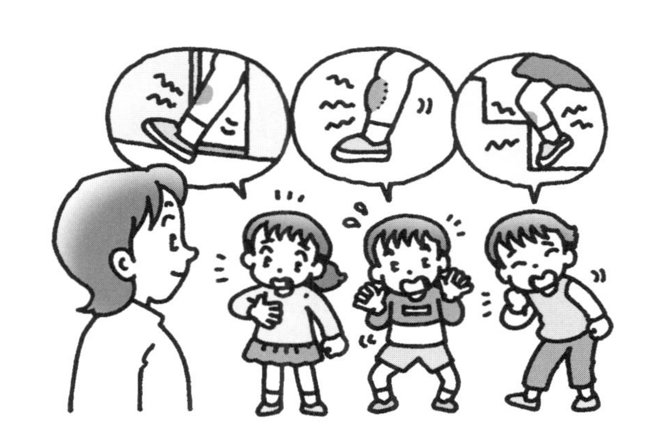

④ケガが発生した場所を子どもと一緒に見に行って確認する。

2）視診

視診は、問診に先行して、子どもが入室したときからはじまります。そして、問診で聴きとった内容を確認し、どのような処置が必要かを判断するために、以下の手順で行います。

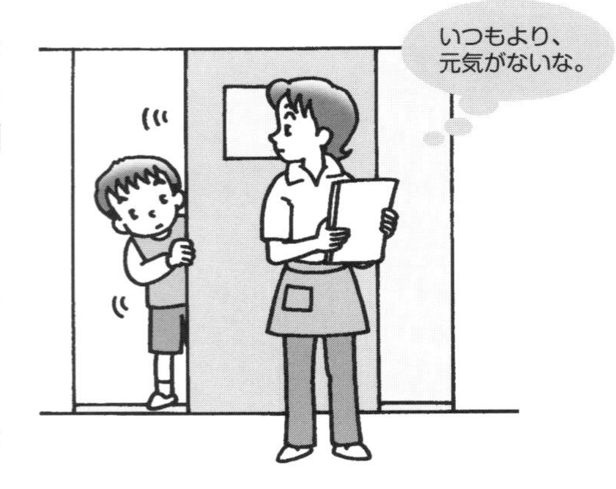

①入室時のようすから

- 意識状態・不安そうかどうか・体位・姿勢・活気の有無・苦痛の兆候。
- 服装と清潔さ・通常ではないにおいの有無。

◎子ども一人ひとりの日頃の健康なときのようすを知っておくと、差異がつかみやすくなる。

②問診と並行して、訴えを聴きとりながら、からだのようすを確認する。

- 訴えから、疾患を予想し、確認すべき内容を照合していく（予想される疾患についての知識をもつことが必要となる）。
- 左右を比較しながら判断する（喉・発赤などの具体的な視診方法は190ページ参照）。
- 必要に応じて衣服を取りのぞいて観察する。

3）触診

触診も、問診と並行して行います。触診の際は、以下の点を配慮して行います。

①子どもの訴えや問診から、疾患を予想しながら触診を行う（予想される疾患についての知識をもつことが必要となる）。

②何を調べるのかを、子どもに前もって伝える。

③皮膚の熱感・硬さ、弾力性、緊張、腫れの状態、圧迫痛など、本人の表情をみながら丁寧に行う（具体的な触診方法は190・191ページ参照）。

［注意点］

- 相手に不快な感じを与えないように気を配る。たとえば、手を温め、爪も短く切っておくなど。
- 触診しやすい体位をとらせる。
- 痛みを訴えている部位には、最初からは触れない。
- 顔色、表情、しぐさ、身体の反応に気を配って判断する。

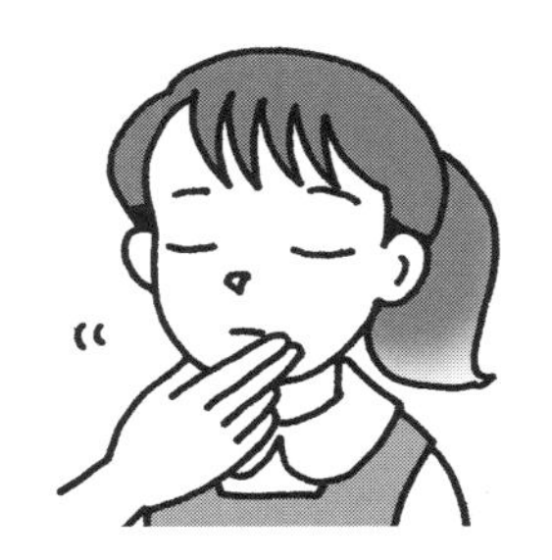

触診の前に、手を温めておくことを忘れずに。

4）バイタルサイン

バイタルサインとは、医学用語で「生きている証」を意味し、生命の維持を確認するのに必要な兆候のことをいいます。子どもの健康状態を把握するためには不可欠で、保健室では、バイタルサインのチェックは欠かせません。

●バイタルサイン項目とチェック方法

（　）内は正常なサイン。

①意識（活気があり、質問にはっきりと答える）
- 軽く肩を叩き、耳元で声をかけ、意識レベルを調べる。

◎心肺停止があると意識が消失する。

②呼吸（幼児：20 ～ 35 回／分　学童：20 ～ 25 回／分　成人：16 ～ 20 回／分　で、呼吸雑音がない）
- 胸の上下の動きをみる。わかりにくいときは､頬を傷病者の口や鼻に近づけて確認する。
- 呼吸停止 5 ～ 12 分で心停止。

③脈拍（乳児：110 ～ 130 回／分　学童：80 ～ 90 回／分　成人男子：65 ～ 70 回／分　成人女子：70 ～ 80 回／分　で、規則的なリズム）
- 頸動脈、手首・股の付け根などの動脈に触れて確認する。
- 脈が触れにくいときは、血圧をチェック。
- 脈が触れないときは、心停止を疑う。
- 心停止 15 秒で意識消失、1 分で呼吸停止、10 分以上で脳の機能障害。

④血圧（（最高／最低）乳児：80 ～ 90 ／ 60　幼児：100 ～ 90 ／ 60 ～ 65　学童：100 ～ 120 ／ 60 ～ 70　成人：110 ～ 130 ／ 60 ～ 70）
- 最高血圧が 60mmHg 以下はショック状態を示す。

⑤体温（腋窩体温:36 ～ 37℃　口腔体温:36.2 ～ 37.3℃　1 日の体温の変動が 1 ℃以内）
- 正常な体温との差をみる。
- 35℃以下、41℃以上になると生命に支障をきたすことがある。

緊急を要する症状・兆候

1　バイタルサイン（特に意識・呼吸の状態）に異常がみられる。
2　ショック症状がみられる。
◎顔面蒼白、苦悶症状、冷や汗、脈が触れない、血圧低下：60mmHg 以下
3　大出血がみられる。
4　激しい痛みを訴える。この場合、痛みの部位の確認が必要。

[注意点]

容体が急変する可能性があるので、席を離れるときは他の教師に声をかけて来てもらうようにし、子どもを絶対に一人にしない。

3 教職員・保護者とのつながり

大きな事故が起きたときは、学校全体が協力して緊急に問題解決にあたることが求められます。その基本となるのが校内の教職員の協力関係や保護者との信頼関係です。

1）教職員

①子どもの健康についての情報交換・連絡が円滑にはかれる関係をつくる。

アレルギーや疾病のある子の情報の共有はもちろん、ケガをしたときや、ちょっと気になると感じたことを、校内で情報交換することによって、事故から学ぶべき点を教職員で共有できるようになると、大きな事故の防止や子どものいのちを守ることにつながります。また、一人ひとりの教職員の危機意識を高めることにもつながります。

なお、服薬中の病気や食物アレルギーなどの把握・共通理解は、新学期の初日から必要です。

②緊急時の校内体制や役割分担を年度当初から明確にしておく。

☆171～178ページ参照。

2）保護者

①誠意をもって対応する。

子どものケガの内容や程度、治癒の見通しなどの不安から、責任追及や苦情が寄せられることがあります。わかってもらえないのかと思いながらも、親の子どもを思う気持ちのあらわれとして理解し、その気持ちに寄りそいながら、冷静に対応することが大切です。

②すみやかに連絡する。

事故が発生したら、救急処置後すみやかに保護者に連絡します。このとき、保護者の気持ちをくみながら、ポイントを押さえて丁寧に説明することが重要です。

[連絡事項]

- 事故の経過と内容
- 保護者の来校・来院の有無
- 着替えなど必要物の依頼
- 受診病院の希望と確認
- 保険証持参の依頼
- 治療費の説明（日本スポーツ振興センターについて）

など

病院を受診しない場合でも、ケガの状況に応じて、電話や文書等で伝える。

③事故発生に他者がかかわっているとき。

おたがいに情報が不十分なため、誤解や行きちがいから、トラブルが予想されることがあります。関係者は、両者のみならず広く情報を収集し、背景にも十分気を配り、解決の方向をさぐります。

ケガの発生から治癒までの疑問や不安についても丁寧に聴きとり、誠意をもって答え、不明な点については、曖昧にしないで、調べた後で答えると伝えます。

救急処置の実際（外科的なもの）

第2部

1 創傷（傷）

学校で日常的にみられるケガです。初期の対応・処置は、その後の経過に影響するため、適切な処置が要求されます。創傷とは、皮膚が損傷した状態をいいます。「創」は皮膚の破れを伴い、「傷」は皮膚の破れを伴わない損傷を指すとされています。挫創と挫傷は、皮膚が破れているかいないかのちがいです。

1 創傷に共通する救急処置

1）手当ての基本は、ワン、ツー、スリー

傷口の洗浄、止血、傷口の保護。この３つが創傷の処置の基本。

ワン 傷口の洗浄

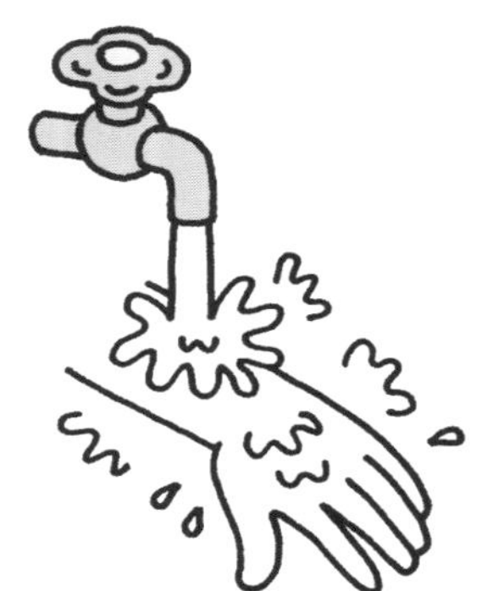

- 傷に異物*が残らないように水道水でしっかり洗う。手近に水道水がないときは、糖分を含まないお茶でもよい。

ツー 止血

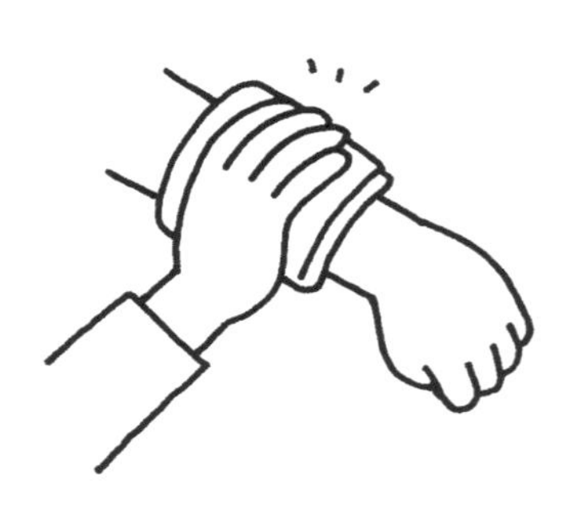

- ガーゼをあて、直接圧迫する。ガーゼがなければ、タオルやハンカチなどでもよい。

スリー 傷口の保護

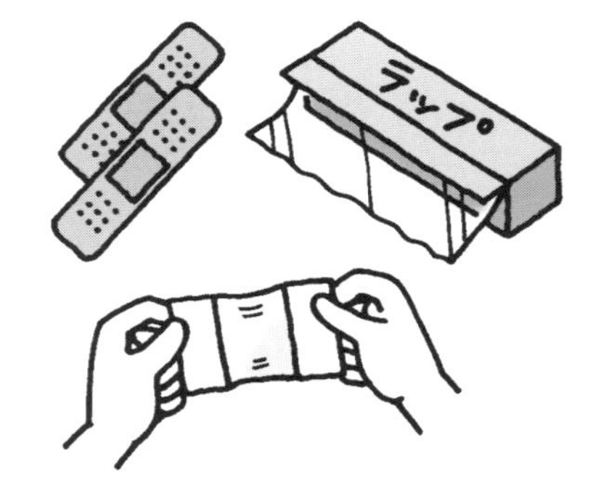

- 傷口の清潔を保ち、乾燥を防ぐために、清潔なものをあてて、保護する。

2）要受診のめやす

- **５分間圧迫しても血が止まらない**とき。特に、脈拍にあわせてピュッピュッと出血するときは、大きな血管が損傷した可能性がある。
- **傷が深く、黄色い脂肪、赤い筋肉または白い腱が傷口からみえる**とき。皮下組織を損傷

＊異物とは、土、泥、植物片、食べかす、口腔内汚染物（咬傷の場合）、ガーゼ、壊死組織などをいう。

している疑いがあるため、神経損傷等の考慮も要する。
- **傷口が2cm 以上**のとき。傷口が広範囲にわたる場合、その深さも比例することが多いと考える。
- **感染の危険性が高い**とき。たとえば、動物に咬まれたときなど。傷口は小さくみえても、感染の危険性が高い。
- **異物が入っている**とき。ガラスなど目にみえにくい破片の残留がないかを確認する。
- **顔にケガをした**とき。トラブルになりがちなので、十分な配慮が必要。特に相手がある場合、双方の言い分を丁寧に聴きとって照らしあわせ、矛盾がないか確認しておく。
  ◎顔の表皮は、からだの表皮にくらべて薄いため、皮下組織まで損ないやすい。

3）こんなときは特に注意

●指先などが完全に切断されたとき

①まず止血する。心臓より高く手を上げる。

②切断された指は、清潔なガーゼで包む。

③②をビニール袋に入れる。

④③を氷水の入ったビニール袋に入れる。

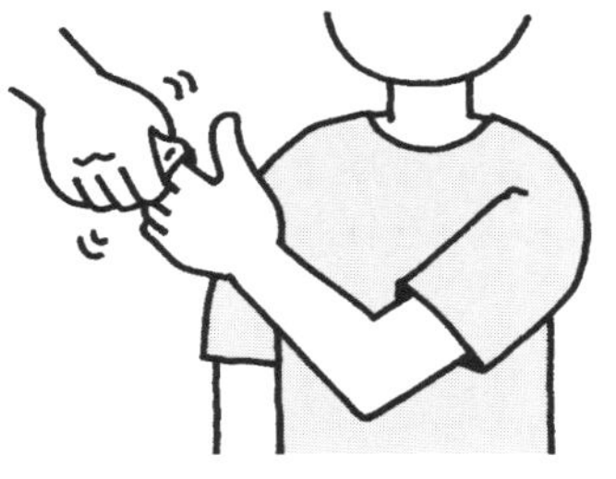

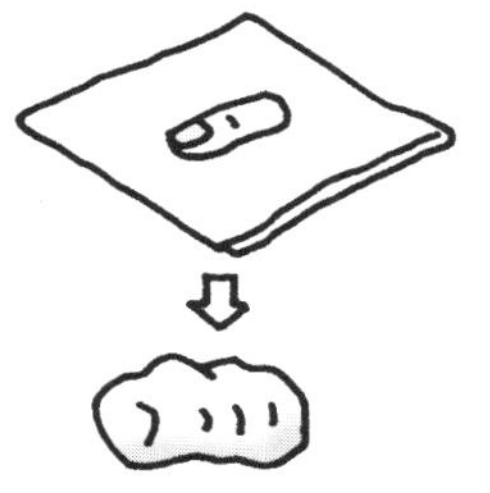

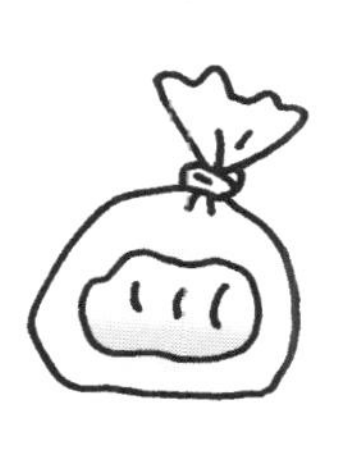

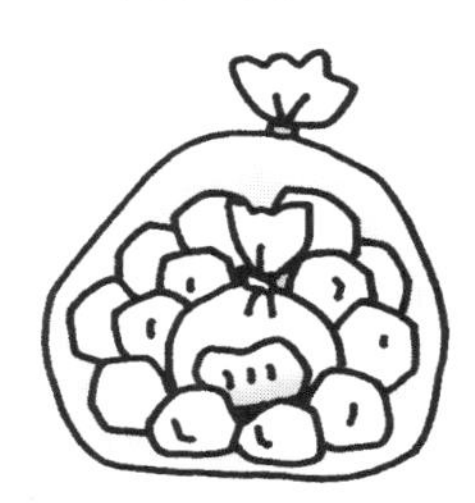

◎切断された指を、直接氷水の中に入れない。
◎至急、医療機関へ行く。
◎一部ついている（ブラブラの状態）ときは、そのままの状態で止血する。

●破損したガラスや異物が刺さっているとき

①破損したガラスなどが刺さって出血していても、**あわてて抜かない**。

②大きいガラスの破片が深く刺さったときは、抜かずにそのままの状態で**止血処置する**。

③至急、**受診する**。
◎あわてて刺さったガラスなどを抜くことは、たいへん危険。

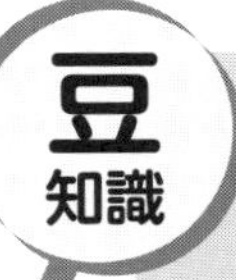

ガラスなどが深く刺さったとき、抜いてはいけない理由

ガラスや金属片などが体内に深く刺さったとき、無理に抜くと、細かい破片が体内に残ったり、引きぬく際に血管や内臓を傷つけたりして、致命的なダメージを与える危険性があります。時に、刺さったガラスなどが血管からの出血をふさいでいる場合もあり、除去することで出血を引きおこすこともあります。

ガラスや金属片などが深く刺さった場合は、刺さったものが動かないように固定し、すぐに病院へ行くことです。

2 創傷のおもな種類と特徴・処置

<table>
<tr><th>種 類</th><th>特 徴 ・ 処 置</th></tr>
<tr><td>

切創（きりきず）

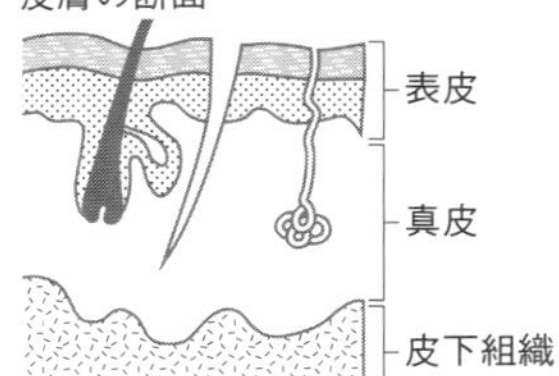

真皮部分には、神経や血管が張りめぐらされている。

</td><td>

ナイフやガラスの破片など、鋭いもので皮膚が傷つけられた状態。傷が表皮から真皮に向かって裂けている。

- 傷口の両側から皮膚を寄せて傷口をピッタリとふさぎ、細く切ったバンソウコウ*などで傷を固定する。こうすると、止血もできる。
- 傷口を開いたままにしておくと出血が止まりにくい。また、感染を引きおこしやすい。

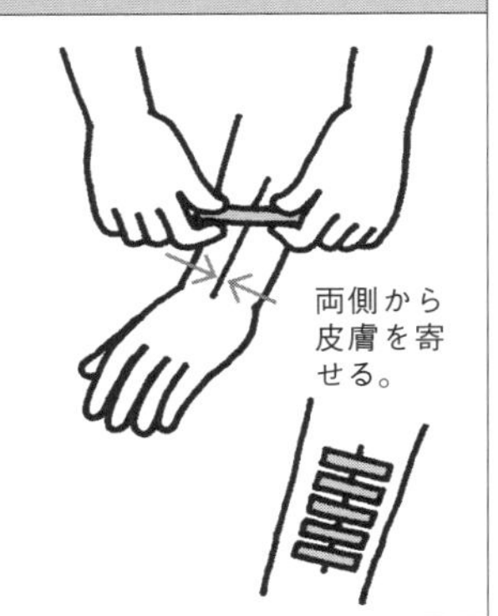

</td></tr>
<tr><td>

擦過創（すりきず）

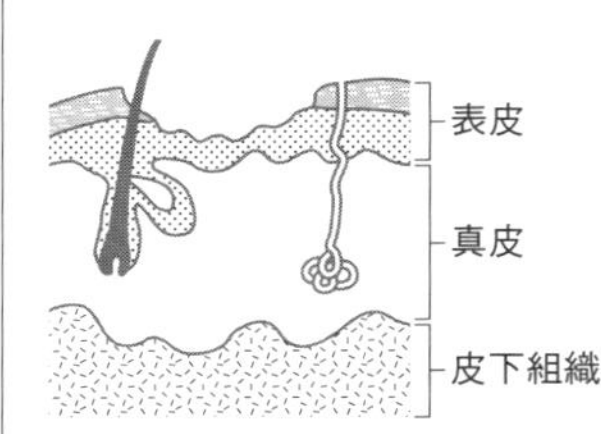

</td><td>

傷口がザラザラしていて、皮膚がすれた状態。表皮が、すりとられている。

- 流水の下で丁寧に傷口を洗う。冷たい水道水が周りの血管を収縮させて止血を早めると同時に、痛みを軽減させる効果がある。
- 砂などの異物は、無理のない程度にガーゼなどを使用して除去する（異物が残っていると化膿の原因となる）。
- 傷口を湿潤状態に保つ。こうすることで、早く治るうえに、傷跡があまり残らないとする考え方が普及しつつある（30ページ「湿潤療法」参照）。

</td></tr>
<tr><td>

刺創（さしきず）

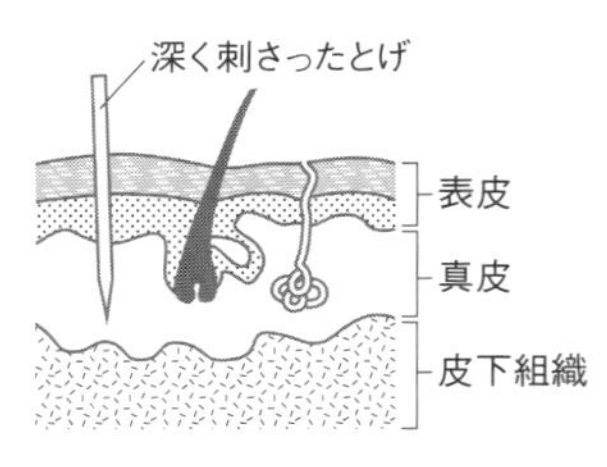

</td><td>

クギやとげなど、とがった異物が皮膚に突きささることで起こる。傷口は狭いが、刺さった深さにより内部も損傷することがある。

- 異物が深く食いこんでいたときや、傷口を押さえたときに痛む場合は、異物が残っている可能性が高い。化膿のおそれもあるので、受診する。
- ガラスの破片や刃物が刺さったとき、あわてて抜くと、血管や神経を傷つけることがある。大きいガラスの破片が深く刺さったときは、抜かずに至急、受診する（25ページ参照）。
- 古いクギなどが深く刺さったときの傷は、嫌気性菌の破傷風にとって絶好の繁殖地となるので、受診する（破傷風の予防接種を受けているか確認する）。

</td></tr>
<tr><td>

咬創（咬みきず）

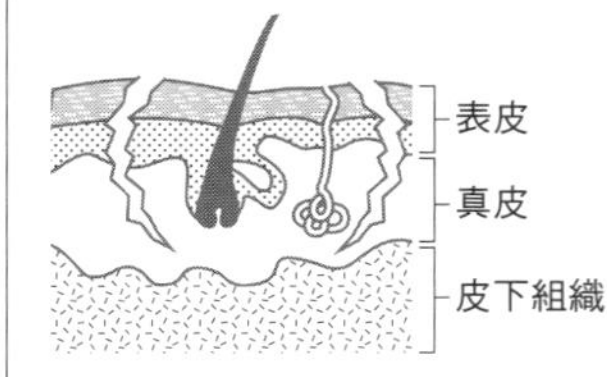

</td><td>

犬、ネコなどの動物や、人間の歯で咬まれることによって起きる。犬やネコのとがった歯による傷口は、深いところの組織が破壊されていることがある。

- 真皮に至る傷の場合は感染の危険性が高いので、傷の大きさにかかわらず必ず受診する。
- 動物の口の中は、雑多な細菌やウィルスがいる。咬まれるとそれらが体内に入り、感染を起こしやすい。特に野良ネコに咬まれた場合、破傷風の予防が必要となる。ネコに咬まれた場合、あとで微熱が続いたり、リンパ節が腫れたりして症状が長引く場合がある。

</td></tr>
</table>

*バンソウコウは、市販の皮膚接合テープを活用すると便利。手元にないときは、清潔なバンソウコウを細く切り、代用できる。しかし、粘着力がやや弱く、はがれやすいので注意が必要。

3 子どもの疑問に答える

Q1 すりむいたときは、水で洗うのはなぜ？

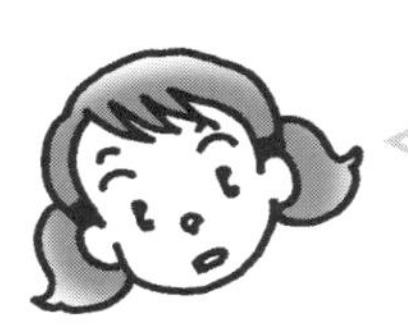

ころんでひざをすりむいちゃった！　すぐ水で洗うんだよね、どうして？

しっかり洗って汚れを取ると、あとはからだが治してくれるのよ。

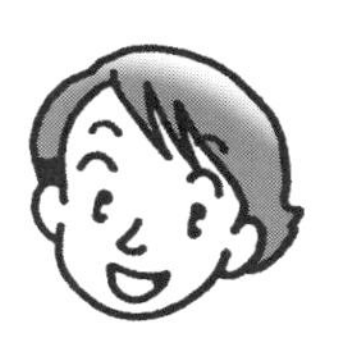

解説　まず、水道水で傷口を丁寧に洗い、傷の周りの細菌を洗いながします。傷口を洗うと、水の冷たさで毛細血管が縮まるので、内出血が早く止まります。感染・化膿を防ぐには、傷口の「異物」を除去することが大事なポイントです。異物が残っていると、化膿しやすいのです。

消毒薬には、殺菌効果があります。しかし、傷を治すために集まってきた細胞も殺してしまうため、表皮細胞の再生が阻害されてしまいます。

今では、傷の表面を洗いながすだけのほうが、多くの場合、早くきれいに治るといわれています。私たちにできることは、**傷口をきれいに洗い、白血球の働き（免疫力）を高める生活をすること**です。免疫力を高める生活とは、①ぐっすり睡眠をとる。②運動を習慣づける。③バランスのよい食事をとる。④体温を上げる（からだを冷やさない）。⑤思いっきり笑う、に加えて、規則正しい生活をすることです。

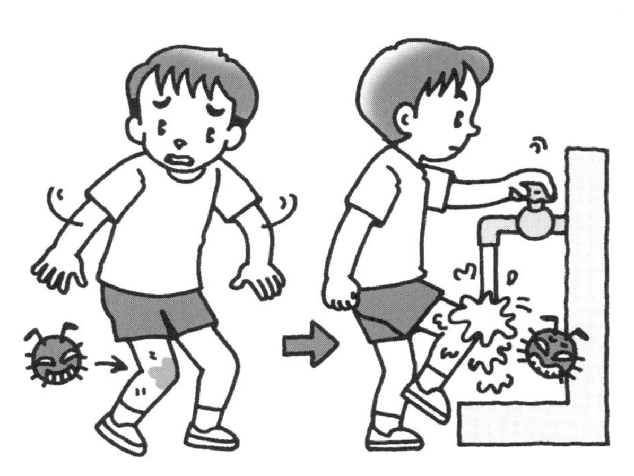

ほうっておくと傷口から細菌がからだの中に入る。水道水で洗うと、細菌が洗いながされる。

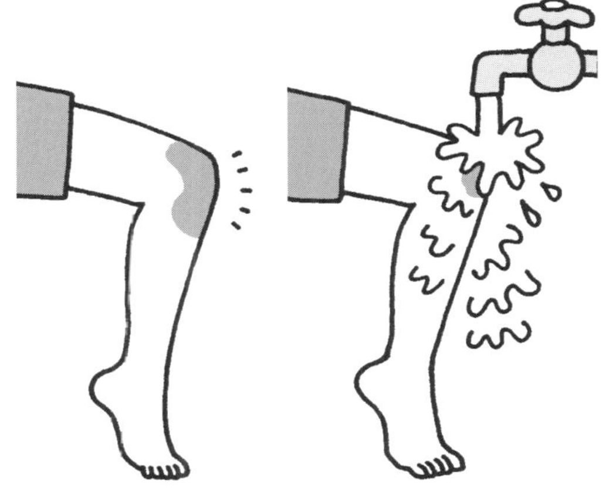

水道水で冷やすと、毛細血管が縮まる。内出血も、早く止まる。

Q2 傷ができると、なぜ血が出るの？

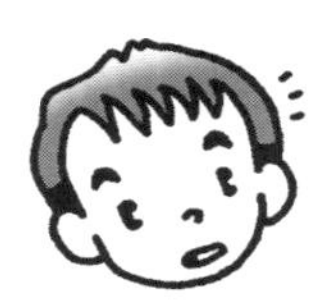

ころんで足や手に傷ができると、なぜ血が出るの？

足や手には、くまなく血管が張りめぐらされているの。ころんだとき、この血管が傷ついて破れると、血が出てくるのよ。

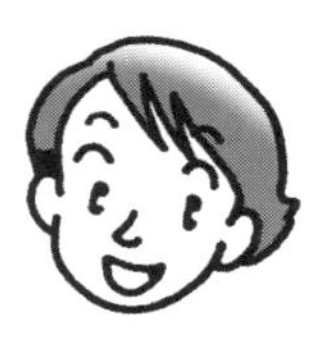

解説 人間のからだは、約60兆個の細胞からできています。細胞は、酸素や栄養がないと生きつづけることはできません。そのため、心臓が休むことなく全身に血液を送りだしているのです。血液は、髪の毛と爪、そして角膜以外の全身に張りめぐらされた血管の中を流れ、ひとつひとつの細胞に酸素と栄養を運んでいます。だから、指先をちょっと切っただけでも血管が破れて血が出るのです。

大人の場合、全身の血管を全部つなぐと、10万kmにもなります。これは地球の表面を2回り半するほどの長さなのです。

Q3 血がしぜんに止まるのは、どうして？

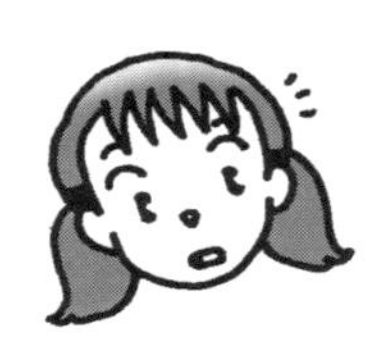

すり傷などから出る血は、どうしてしぜんに止まるの？

私たちのからだを流れる血の中には、出血を止める働きがあるからよ。

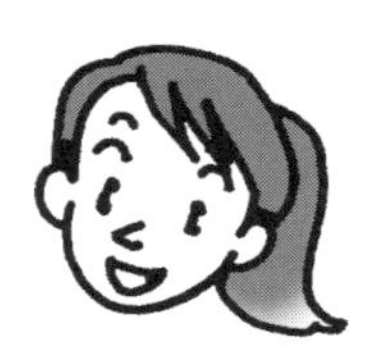

解説 細胞に酸素や栄養を運ぶ血液は、からだにとってとても貴重なものです。そのため、血液がケガなどで血管の外に出ると、一滴も無駄にしないように、しぜんに固まるようにできているのです（29ページの図参照）。

血管が破れると血管の収縮が起こり、傷口を小さくします。そして、血液中の血小板が傷口に集まってきて、なかま同士くっついて血栓をつくり、傷口をふさぎます。これが血小板血栓です。

ところが、血小板血栓だけではまだ止血が不完全なので、血液中にあるフィブリンという繊維素が血小板血栓の全体を覆って固め、傷ついた箇所を完全に止血します。これをフィブリン血栓といいます。止血のしくみは2段階になっているのです。

血が止まるしくみ

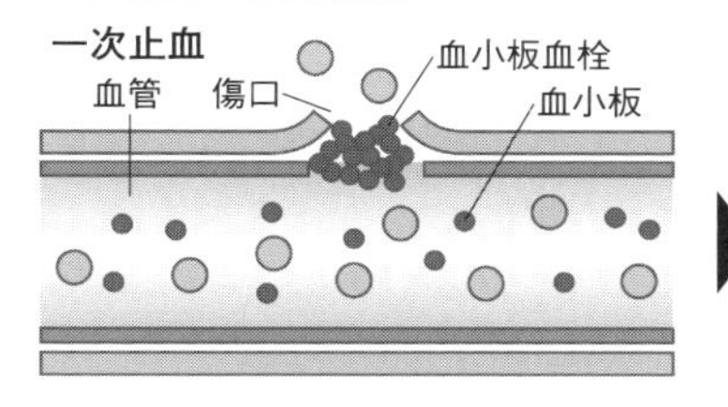

血液中にある血小板が、血管の破れた部分に集まって血小板による血栓をつくって、傷口をふさぎ、止血する。

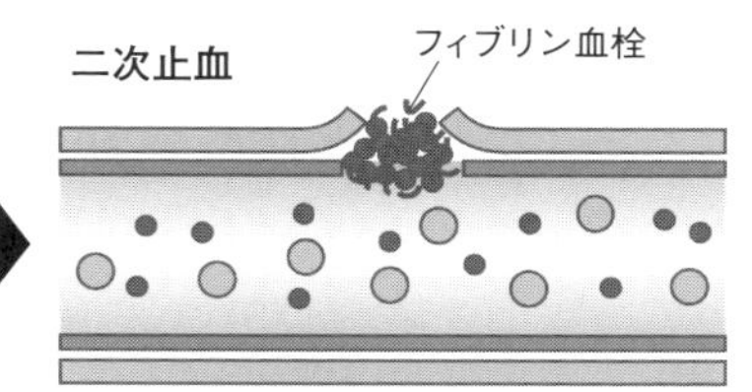

血液中にある血漿には、可溶性のフィブリノーゲンというたんぱく質がある。血管が傷つくと、これが不溶性のフィブリンに変わる。このフィブリンの働きで、血小板血栓の全体が覆いかためられ、完全に止血する。

Q4 傷口から出てくる汁は、何なの？

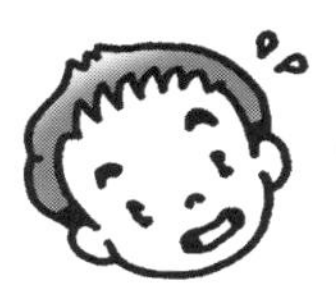

傷のところから透明な汁が出てきたよ！
これは、ウミ？

ウミは傷口が化膿したときに出るもので、透明な汁は傷を治してくれる大事な汁なの。
だから、安心して！

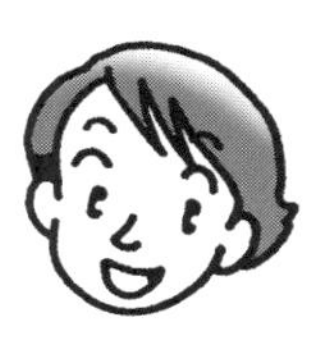

解説 ころんだりして傷ができると、傷の中では治すしくみが働きはじめます。そして、傷からは、血管からしみだしてきた血小板、白血球、繊維芽細胞、表皮細胞が混ざった滲出液が出てきます。この滲出液のおかげで、傷を治す細胞たちがスムーズに活動し、治す力が発揮できるのです。

滲出液が出ている傷を洗った後、「傷の周囲が赤い」つまり、赤くて、痛くて腫れぼったいようなら、化膿のはじまりかもしれません。でも、赤くなっていなければ「傷を治す働き」が活躍中という証拠です。だから、乾かさないようにすることが大切です。

膿（ウミ）と滲出液の見分け方

膿	項目	滲出液
黄色〜緑色	色	透明で薄黄色
ドロッとしている	形態	サラサラしている
ある	におい	なし
傷ができた 3,4 日後	時期	傷ができた直後から

傷を治すしくみ

ころんで傷ができ、血が出る。

血小板が傷口に集合し、破れた血管をふさいで、血を止める。
同時に血小板が、繊維芽細胞を呼びよせる成長因子を分泌する。

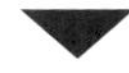

白血球のなかまの好中球や単球（マクロファージ）が集合し、死んだ細胞や、細菌を食べる。

繊維芽細胞が集まってきて、欠損部を埋める。

表皮細胞が集まってきて、傷口をもとどおりにくっつける。

新しい皮膚で傷口をふさぐ。
◎人の細胞は、乾くと死んでしまう。傷を治すために集まってきた細胞は、ジクジクした滲出液の中でしか自由に動きまわれない。

4 湿潤療法

湿潤療法とは、消毒薬を使用せず、傷を乾燥させない手当て法である。

傷ができると、その傷を修復するために、必要な成分が含まれた滲出液が傷口から出てくる。この滲出液によるジクジクした環境の中で、表皮細胞が移動したり、肉芽組織が増殖したりがスムーズに行われる。しかし、そこにガーゼをあてて滲出液を取りのぞいてしまうと乾燥してしまい、自然治癒効果を発揮することができない。

湿潤療法は、傷を常に湿らせた状態にしておくことで、もともとからだに備わっている自然治癒力をサポートし、傷を治す方法である。ただし、大きな傷や、大量の出血を伴う傷、動物に咬まれた傷、刃物による傷、異物が傷の中に入っている場合、またはその疑いがある場合は、湿潤療法に適さない。

湿潤療法の手順

①水道の流水で、異物や細菌をしっかり洗いながす。

- 水だけでは流せない砂や小石は、清潔な布・ガーゼ・綿棒などで取りのぞく。
- 消毒薬を使うときは少量にし、すぐに水で洗いながす。これは、消毒薬の中には、傷修復に役立つ細胞にダメージを与え、治りを遅くするものもあるからである。

②清潔なガーゼで水気を取る。

- 出血があるときは、ガーゼなどで傷口をしっかり押さえて止血する。
- 傷口に繊維などが残らないように気をつける（異物があると化膿する）。
- ５分以上押さえても血が止まらないときは病院へ。

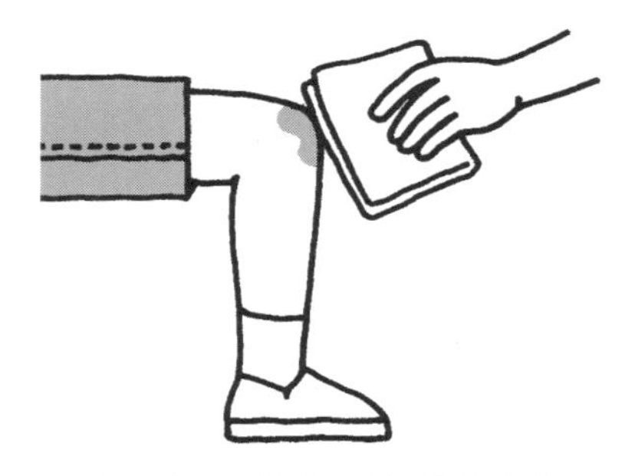

水気を取るときは、最初に傷をふき、その後、傷の周辺をふくこと。これは、周りの汚れを傷に入れないため。

③傷口に、ワセリンを塗ったラップや、潤いを保つ専用のバンソウコウをぴったり貼って、傷口が乾燥しないように守る。これは、滲出液が乾いてかさぶたにならないようにするため。

- ふつうの救急バンソウコウの場合は、できれば傷が乾きにくい防水タイプを選ぶようにする。

④１日に１回は、傷のようすを観察する。

- １日に１回は、傷口を水道水で洗い、新しいものと交換する。
- そのとき、膿や腫れ、赤み、においなど、異常がないか確認する。
- 傷口に異常がみられたときは、医師に相談する。
- できたばかりの皮膚は、直射日光をたくさんあびると色素沈着してしまう。そのため、傷口がふさがっても、しばらくバンソウコウを貼り、皮膚を守ることが大切。

◎２週間以上回復しない傷は、受診する。

5 「ヒヤリ」「ハッ」とした事例から

●観音開きのドアで中指を切断

小学３年生男子。

体育の授業のため校舎から校庭へ出ようとしたとき、校庭へ出る観音開きのドアが風にあおられ勢いよく閉まりました。このとき、ドアに左中指がはさまり、指先が切断されてしまいました。

止血処置後、指先の肉片をみつけて清潔なガーゼに包み、ビニール袋に入れ、すぐ救急車で病院に搬送。医師から「肉片がつぶれた状態で形をとどめていないので、縫合してもきれいにつきませんが、肉芽の成長でもとのように戻る可能性があるので経過をみましょう」といわれました。幸い数か月後には、ほぼ爪まで再生されました。

●学んだこと

指などが切断されたときは、どんな小さな肉片でも病院へ持参します（最終判断は医師と保護者が決定）。また、ショックが大きい子どもと保護者の気持ちに寄りそい、冷静に対応するとともに、周囲の子どもたちを落ち着かせる配慮も必要です。

日頃から校内の施設設備に危険な場所はないか、教職員の複数の目でさまざまな角度から点検することが大切です。

●治ったはずの傷から小枝が飛びだした！

小学５年生女子。

２週間ほど前、公園の植え込みに入って遊んでいたとき、ころんだ拍子に膝の上のあたりに枯れ枝が刺さりました。自宅でケガの処置をし、ケガのあともきれいに治っていました。

ところが、「前にケガをしたところが痛い」と訴えて来室したので、訴えた部位をみると、赤く盛りあがっていました。患部周辺の炎症や痛みの範囲などを調べ、圧迫した反動で、突然ブヨブヨした皮膚の中心部が破れ、膿と一緒に小枝の破片が飛びだしました。子どもは「この前刺したときの枝のなかまだ！」と驚きの声をあげました。膿が出たところを圧迫しても、痛みはみられませんでしたが、異物の残存の有無を確認するため、受診をすすめました。

●学んだこと

からだに備わっている自然治癒力のひとつ「異物を排除する力」の働きで、異物が体外に排除された例です。枝に細菌の付着がなかったことも幸いし、局所的な炎症でおさまったと思われます。

腐食性の金属などが体内に残った場合には、徐々に腐食し炎症を引きおこすことも考えられます。異物の残存が疑われる場合は、早期に受診することが大切です。

今回の事例では、それを子ども自身が身をもって学ぶことができました。

●ハムスターに咬まれた

教職員。

教室で飼っていたハムスター同士が咬みつきあい、一方が血まみれになっているのをみて、とっさにゲージに素手を入れ、引きはなそうと試みました。ところが、パニック状態になっているハムスターに指を咬まれてしまったのです。痛みは多少ありましたが、出血は少なくて傷口も小さく、たいしたことはないと自己判断し、石鹸で丁寧に洗って、そのままにしていました。

２時間ほど過ぎたころ、咬まれた指が異様に腫れているのに気づき、あわてて受診しました。医師から「動物の咬み傷は破傷風の危険性があるので、念のため予防接種をしておきましょう」といわれ、予防接種を受けました。適切な治療により４、５日で完治することができました。

●学んだこと

安易に動物に触ると、危険がおよぶことがあるので、動物の取り扱いに関しては、日常的な指導が大切です（動物の状況を確認することや、驚かさないことなどを含めて）。

動物による咬創（咬みきず）は、小さな傷にみえても、口の中には細菌やウイルスが多く、咬まれることで簡単に感染します。特に真皮に達した傷で、出血がある場合には、自己判断せず、感染の危険性を考え、すみやかに受診します（26 ページ「咬創」参照）。

●ポケットの鉛筆が、おなかにグサッ！

小学４年生男子。

２時間目の授業で、校内の蛇口数を調べました。休み時間になったので、使用していた鉛筆をズボンのポケットに入れ、校庭に遊びに出ました。鉛筆は 10cm ほどの長さで、芯の先にカバーはついていませんでした。

鬼ごっこをしていたとき、足がもつれて転倒。ポケットに入れていた鉛筆がそけい部の上の下腹部に刺さって来室しました。幸い、下着やズボンに守られ、深く刺さってはいませんでした。患部を視診、触診し、５mm ほどの傷と軽い出血を確認しました。患部を止血処置後、受診しましたが、腹腔には達しておらず、大事には至りませんでした。

●学んだこと

先のとがったものや破損しやすいものを持ちあるくと、どんな危険が起こりうるのかを子ども自身に考えさせました。また、危険を予測し、回避する力を育てることの大切さに気づきました。

そこで、この事例を安全指導の内容に組みこみました。

子どもたちは、学年に応じた話し合いをすすめ、「こんなことも起こりうるのだ」「こんなことに注意しよう」と意見を出しあうなど、身をもって学ぶことができました。

●挫滅創が蜂窩織炎に

高校１年生男子。

10 月下旬、ラグビー部の活動で練習中に地面に左手を突き、捻ったうえ親指をスパイクで踏まれました。左手親指付近が腫れていましたが、本人は軽い捻挫と考え、そのまま放置していました。

受傷から３日後の夕方、発熱があり病院を受診、熱中症と診断されました。翌々日になっても熱は下がらず、部活帰りに他の病院を受診したところ、風邪という診断。本人はケガと発熱は無関係と考えていたため、受診の際にケガのことは伝えていませんでした。親指の痛みは続いていましたが、ケガで部活は休めないと、処置しないまま練習には参加していました。

受傷から８日後には、左手親指の腫脹が前腕部にまで広がり、熱をもってきました。発熱状態も続いていたので、保健室に来室し、養護教諭に相談がありました。

養護教諭は、体温を測定しながら患部を視診・触診し、蜂窩織炎を疑いました。すぐに、保護者と顧問に連絡し、病院を受診させたところ、挫滅創の感染からくる蜂窩織炎と診断され、10 日間の入院治療となりました。

●学んだこと

高校の部活動に限らず、小中学生が参加しているスポーツ少年団などの活動でも、練習量が多いだけでなく、専門的な練習が多く取りいれられています。しかし、子どもたちへの生活面、食事面での指導は子どもや親まかせ、ケガの手当ては病院まかせになっていることも多く、レギュラーになりたい、あるいはさまざまなしがらみから、ケガを隠して練習するといった状況もみられます。

そうした子どもの痛みや悔しさ、早く治したい気持ちを受けとめながら、ケガに対して子どもが納得できるように治癒（復帰）に向けての見通しを、からだのしくみに基づいてわかりやすく伝えていくことが必要です。ケガと向きあうなかで、自分の生活を振りかえらせ、からだのために何が必要なのか考え、選択する力を身につけさせていくことが大切です。

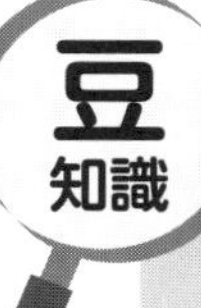

蜂窩織炎

①蜂窩織炎とは

皮膚の真皮や皮下組織が、細菌に感染して炎症を起こしている病気です。蜂巣炎とも呼ばれています。

広い範囲がぼんやり赤く硬くなって腫れて、熱感と痛みがあります。炎症が強いと、発熱、寒気、頭痛、関節痛を伴うこともあります。時間がたつと、むくみが出てきて、溜っている膿がみえることもあります。丹毒*との区別は必ずしもはっきりしませんが、蜂窩織炎は丹毒より深い部分の皮下組織での化膿性炎症です。

②原因

主として黄色ブドウ球菌が、毛穴や小さな傷から、皮下組織に侵入して感染し、発症します。傷もなく、原因がはっきりしないこともあります。

*丹毒とはおもに連鎖球菌の感染により、皮膚の浅い部分に炎症が起こる病気。高齢者や免疫力が落ちている人に多く発症する。

2 打撲（打ち身）

さまざまな場面での転倒や衝突などにより、表面に傷はなくても、皮膚の下の組織が損傷し、内出血などが起こることをいいます。全身に起こる可能性があるので、部位により危険の度合いや特徴を的確に把握し、状況によっては早急に病院を受診します。

1 基本的な処置

1）基本は RICE

RICE 処置（Rest ＝安静、Ice ＝アイシング、Compression ＝圧迫、Elevation ＝拳上）で対応する。詳しくは 157・158 ページ参照。

2）要受診のめやす

- 腫れがひどいときや、強い痛みがあるとき。
- 肘や膝などの皮下組織の薄いところを打った場合（毛穴から細菌が入り、炎症を起こすことがある）。
- 押すと痛みがあり、動かしづらいなどの症状がある場合（骨折が疑われる）。

3）やってはいけないこと

- 痛いのを我慢して遊んだり、運動したりすること。
- 痛いところを、もんだり、さすったりすること。
- 痛みと腫れがあるときに、入浴すること。

2 部位別の対応と処置

1）頭部打撲

①処置

- 意識状態をみる。異常があればすぐに救急車を呼ぶ。
- 腫れがあるときは、氷水の入ったビニール袋や、氷水にひたして絞ったタオルなどで、冷やす。
- 出血があるときは、清潔なガーゼなどで押さえて止血する。
- 動かさない。

・直後に症状がなくても24時間は観察を継続する。家族に必ず知らせ、注意事項を伝える。

注意事項　○当日は、入浴・洗髪は控える。
○ 24時間観察項目⇒嘔気、嘔吐、顔色、けいれん、頭痛、発熱、みえ方の異常
◎異常があれば受診するように、伝える（保護者への連絡票を準備しておく）。

②頭部打撲の分類と症状・処置

分　類	症　　状	処　置
皮下血腫	・頭皮下に出血を起こしたものがある。 ・意識はある。	・冷やす。 ・増大時は受診。
頭皮が裂ける	・頭皮のすぐ下に骨があるので衝撃が加わるとはじけるように破れる。 ・出血量が多くなりやすいが、治りやすい。 ・意識はある。	・傷の程度によって受診。
脳震盪（のうしんとう）	・衝撃的な打撲で脳がゆすぶられることによって起きる、一時的な脳機能障害。意識消失、頭痛、吐き気、耳鳴りなどの症状が出る。 ・強打しなくても、柔道の投げ技などで、脳が急激にゆすぶられることでも起きる。 ・一度目の脳震盪の後、数日から数週間後に、脳が完全に回復していない状態で、再び脳震盪を起こすと、急性硬膜下血腫などの致命傷をまねくことがある。これをセカンドインパクト症候群といい、注意が必要。	・冷やす。 ・要受診。 ・硬膜下血腫などの疑いがあるので、経過観察し、異常があれば必ず受診する。
急性硬膜外血腫	・頭を強く打ち、硬膜上の血管が傷ついて出血。 ・硬膜と頭蓋骨の間に血が溜り血腫ができる。 ・打った直後は、意識が正常のこともあるが、しばらく気を失ったあと、正常に戻り数時間から数日後に、次第に意識不明になることもあるので要注意。	・冷やす。 ・意識障害があれば受診。
急性硬膜下血腫	・頭を強く打ち、硬膜とその下のクモ膜の間に血が溜り、血腫ができる。 ・嘔吐や、けいれんを繰りかえす。 ・意識障害がある。	・手術を要する。 ・救急車を要請する。
頭蓋骨陥没骨折	・強い力が加わり、頭蓋骨骨折を起こし、へこんだもの。	・直ちに受診。
頭蓋底骨折	・落下したり、落下物にあたったり、車にはねられたりして、頭蓋底に骨折が起きたもの。 ・耳や鼻から少量の出血や脳脊髄液が出る（特徴的な症状）。 ・意識障害を伴うことが多い。	・絶対安静。 ・救急車を要請する。

かたさが異なる頭蓋骨

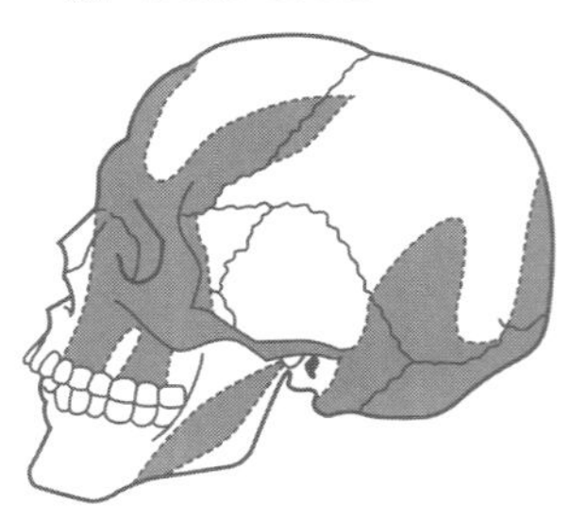

頭蓋骨には、かたいところと、ひびが入りやすいところがある。

頭をぶつけてできる血腫

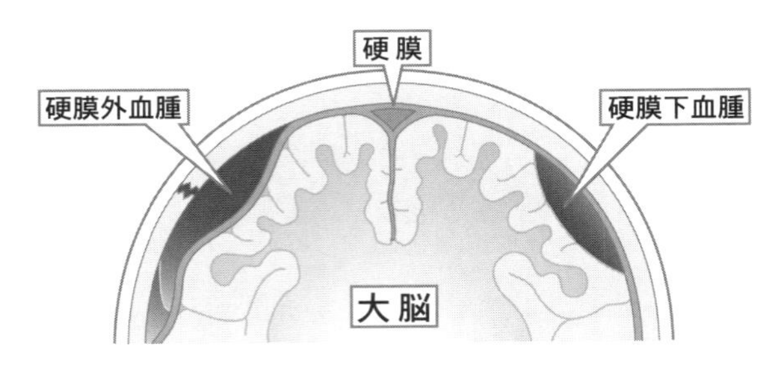

頭をぶつけると、血腫（血のかたまり）が頭蓋骨の中にできる。硬膜と骨の間に出血が起こる状態が硬膜外血腫。硬膜の下に血液が溜まった状態が硬膜下血腫。

③救急車要請の判断基準

すぐに救急車を要請する （下記の質問をして、ひとつでも異常がある場合）	救急車の要請または受診 （時間が経過して、以下のような症状が現れた場合）
• あなたの名前は？ • 今日は何月何日ですか？ • ここはどこですか？ • 今日は何をしていましたか？ • 目を開けてください。 • 手を握ってください。 • （目の前で指を一本立てて）何本ですか？ • 手足がしびれていますか？ • 頭が痛いですか？ • 吐き気はありますか？ ◎多くは 1 分以内に問いに反応するようになるので、繰りかえし確認する（5 分以上返事がない場合は、重症）。 ◎耳からサラサラとした血液が出ている場合は、頭蓋底骨折を起こしていることがあるので、すぐに脳外科を受診する。	• 意識が薄れてきたり、なくなったりしてきた。 • 何かつじつまの合わないことをいう。 • 頭痛がさらにひどくなった。 • 繰りかえし吐く。 • けいれんがある。 • 大便、小便を無意識に漏らす。 • うまく話せなくなった。 • 手足のいずれかが思うように動かせなくなった。 • そのほか、いつもと変わったようすがみられる。 （たとえば、発熱が続く、無意味な動きがみられる、もののみえ方に異常があるなど）

2）顔面の打撲（眼を除く）

①処置

- 氷水の入ったビニール袋をあてて冷やす。
- 安静にする。
- 骨折が疑われる場合は早急に受診する。

②骨折の見分け方

- 頬骨を打った場合…………頬にくぼみがある。
- 顎を打った場合……………口を開けにくい、歯の咬み合わせがずれている。
- 前額部を打った場合………頭部打撲時と同様に意識状態をみる。

3）眼および周辺の打撲

●眼の打撲

眼の打撲は、「網膜を傷つけて視力が低下しやすい」「眼の下の骨は薄くて弱いので骨折しやすい」ために危険。軽症と思っても重症になるケースが多いので、受診が原則。

眼の構造

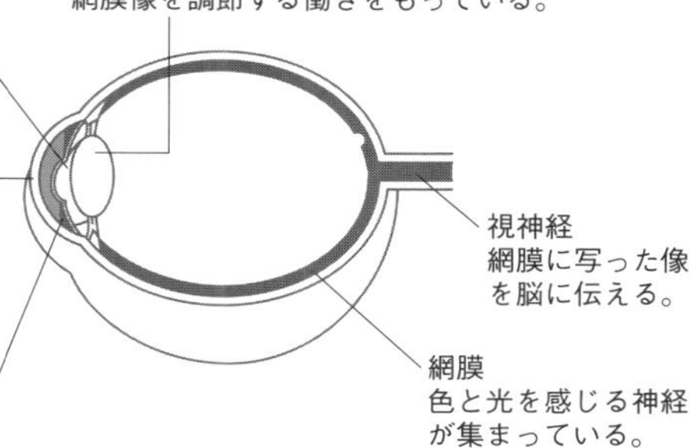
水晶体
レンズのように光線を屈折する働きと、網膜像を調節する働きをもっている。
瞳孔（ひとみ）
虹彩の働きにより、自律的に大きさが変化して光の透過量の調節などをする。
角膜
光の透過と屈折する働きをする。
視神経
網膜に写った像を脳に伝える。
虹彩
眼球内に入ってくる光の量を加減する。
網膜
色と光を感じる神経が集まっている。

①処置

- 眼球を打撲した場合は、安静にして清潔なガーゼでカバーをして受診する。

②要受診のめやす

- 眼の動きがおかしい。
- 左右の瞳孔の大きさや開閉する動きに差がある。
- 左右のみえ方に差がある（明るさ、色合い、二重にみえる、ぼやける、屈折、視野狭窄など）。
- 鼻血が出る。
- 嘔吐、嘔気がある。

豆知識

眼の打撲による症状とその原因

おもな症状ごとに、その原因は異なっています。

- 痛い…眼を強くぶつけ、まぶたの周りの筋肉が切れたり、肉離れを起こしたりしている。
- 腫れる…眼の周りを包んでいるやわらかい部分が切れ、出血。
- みづらい…眼の中の前方で出血が起こり、全体がかすんでみづらくなる。
- みえない部分がある…目の奥での出血や、網膜に障害が出たと考えられる。

●眼の周辺の打撲

処置の基本は眼に同じだが、下記の症状がある場合は、急いで受診。

眼窩底骨折が疑われる場合

- 打撲したときに鼻血が出た。
- 10分以上たってもものがボーっとみえる。
- みえる範囲が狭くなっている。
- 瞳孔の反応が左右不揃いになっている。
- 眼の奥が痛い。
- ものが二重にみえる。

眼窩底骨折

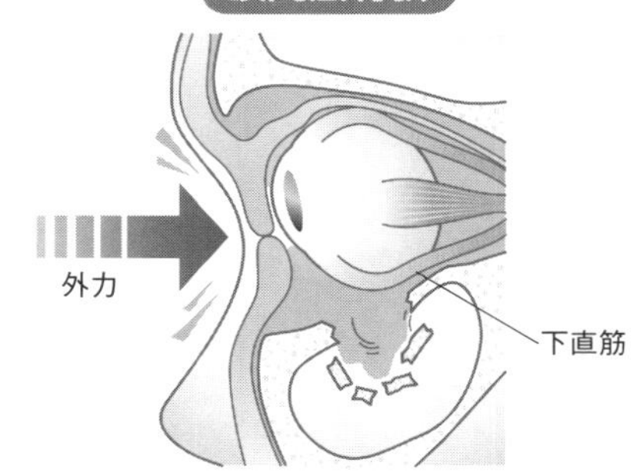
外力
下直筋

眼窩底の骨折により、眼窩内容物が下方に落ちこんでしまい、下直筋の運動に制限が出る。<u>このため、下をみるという動きが弱くなる。</u>

◎眼科受診の際には手術のできる病院がよい。

4）鼻の打撲

①処置

- 鼻血の処置をする（77ページ「鼻出血」参照）。
- 骨折や外傷の有無を確認して、処置をする。基本はRICE処置。

②要受診のめやす（以下の場合は、鼻骨、鼻中隔骨折の疑いがある）

- 強くぶつけた。
- 強い痛みや腫れがある。
- 鼻血が止まらない。
- 喉の奥に流れる出血がある。
- 鼻が変形している。

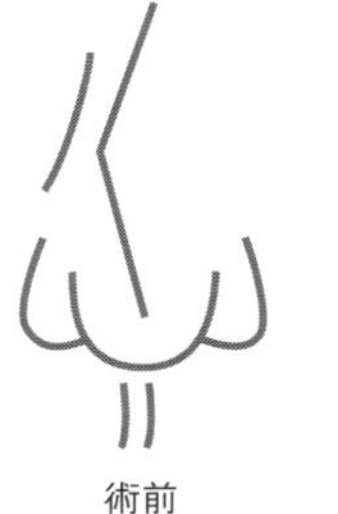

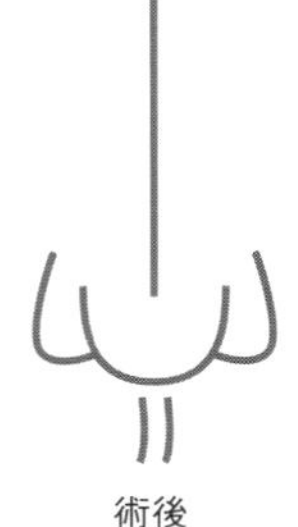

骨折の場合、副鼻腔炎や鼻の変形などの後遺症が残ることがあるため、しっかり治すことが大切。

5）耳の打撲

①処置

- 耳の中に水分が入らないように注意しながら、患部を氷水を入れたビニール袋などで冷やす。
- 傷がある場合は耳に水が入らないようにして傷口を洗いながし、清潔なガーゼなどでカバーする。

②要受診のめやす（急いで受診が必要な場合）

- 耳たぶが内出血している場合。そのままにしておくと、耳介血腫（カリフラワーのように変形した耳）になる。
- 耳の聞こえが悪い、耳鳴りがする、頭痛がするなどの場合。
- 耳の穴から出血する場合（中耳、内耳の損傷が疑われる）。

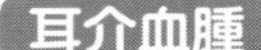

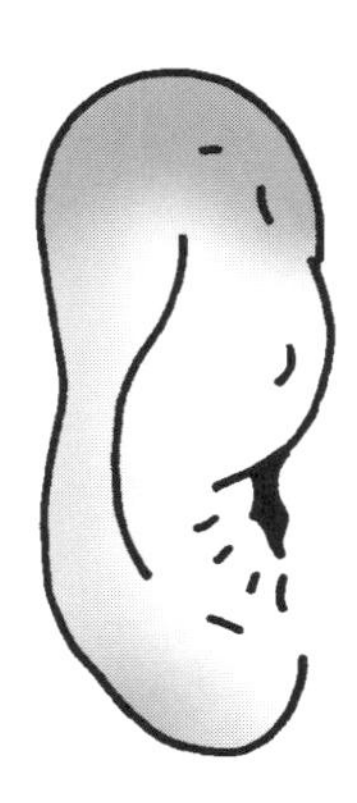

豆知識

脳神経外科受診が必要なとき

耳を強く打撲したとき、側頭骨（頭の横の骨／36ページ「かたさが異なる頭蓋骨」の図参照）の骨折が起こる場合があります。同時に、鼓膜の損傷や中耳損傷を起こし、出血などを伴うことも多くみられます。

その結果、聴力や平衡機能の異常、顔面神経麻痺を起こすこともあるので、このような場合は脳神経外科受診が必要となります。

6）口の中のケガ

①基本的な処置

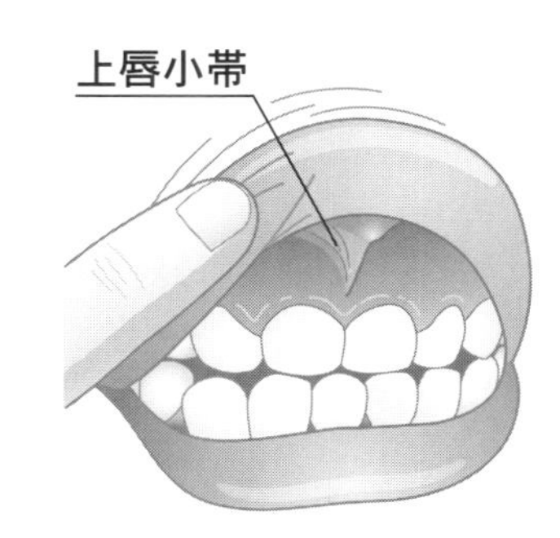

- うがいをさせるか口の中の血を吐きださせて、傷口を清潔なガーゼで押さえる。
- 傷の部位・状態を確認する。
- 上唇小帯から出血した場合は、上唇の上から押さえて止血。
- ４～５分ほどようすをみて、血が止まれば心配いらない（口の中の傷は治りも早いので、数日すれば切った部分ももとどおりになる）。
- 唇などの傷の場合、止血後、ワセリンを塗って乾燥を防ぐと治りが早い。
- アイスノンでの冷却は禁忌。急激に冷やすと、しこりができやすく、そのしこりが消えるのに、何か月もかかることが多い。濡れタオルなどで、やさしく冷やす。

②要受診のめやす

- しばらく待っても止血しない。
- 歯頚がえぐれている。
- 傷が深い（食物の摂取に支障を起こす可能性がある）。
- 歯牙のぐらつきがある。
- 歯牙の破折がみられる。
- 時間が経てから歯の色が変色してきた、ぐらついてきたなどの違和感がみられるとき。
- 喉に、くわえていた異物が刺さった。⇒救急車の要請（173 ページ参照）

③何科を受診するか

「歯のケガじゃなくても歯医者さん？」と思いがちだが、縫合が必要になった場合の対応処置ができる歯科医院を受診する（口腔外科が最適）。

④歯が折れた（歯牙破折）・歯が抜けた（歯牙脱臼）ときの処置

- 破折物（できるだけ回収する）、抜けた歯を歯牙保存液（緊急時は牛乳）につけて（乾燥させないで）すぐに歯科医院を受診する。
- 30 分以内に歯科医院を受診する。２時間以上経過すると歯根膜が死んでしまう。すると治療の成功率が著しく低下する。事故から 30 分～１時間くらいの間に治療を始めることができれば、抜けた歯はもとに戻せる可能性が高い。

歯の根っこの表面には、歯根膜という組織がある。歯が抜けてしまった場合、この歯根膜の状態を壊さないように、できる限り保つようにして歯科医院へ持っていく必要がある。歯根膜の状態によって治療・予後が左右される。

[対応手順]

①抜けてしまった歯を探す。
②歯がみつかったら、歯に付着した汚れを落とす。肝心なのはここ。生理食塩水や水道水の流水下で洗う。
③洗う時間は数十秒程度に。30 秒以上洗うと、歯の大切な組織まで洗い流してしまうことになる。
④洗うときには、歯の根の部分を決して持たない。不用意に触ると、細菌に感染する原因となる。

7）胸部・腹部・腰部・背部の打撲

①共通のチェックポイント

下記を基準に、全身状態をチェックし、異常があれば、すぐに救急病院を受診する。この場合、麻酔をすることもあるので、食べ物や飲み物はとらせない。

- 呼吸のようす（苦しくないか、回数、胸の動きがおかしくないか）。
- チアノーゼの有無（唇、手足の爪、皮膚が暗い紫色になっていないか）。
- 意識の状態（日付、名前がいえるか、今いる場所や、何をしていたかがわかるか、ものがはっきりとみえるか）。
- ショックの有無（162・163 ページ参照）。
- その他（外傷の傷口、出血の有無、出血量　ケガをした経緯を本人か目撃者に詳しく聞いておく）。

②重症打撲の注意点

- 動かさず、着衣をゆるめて呼吸が楽にできるようにする。
- 全身症状を観察して、異常があればすぐに救急車を呼ぶ。
- 心臓が止まっているときは、心肺蘇生を続ける。AED を利用する。
- 出血しているときは、清潔なガーゼなどで止血をする。

③各部位の注意点

●胸部の打撲

呼吸困難がみられるときは、肋骨骨折や外傷性肺損傷（気胸、血胸）の疑いがあるので救急搬送する。

●腹部の打撲

次の症状があれば要受診。

- 脈が弱い
- ぐったりしている
- 顔色が悪い
- 激しい痛み
- 尿が赤い
- 肛門から出血
- 吐血
- 発熱
- 腹壁の緊張

●**腰・おしりの打撲**

歩きにくい、歩けないなどの症状があるときは、胸椎、腰椎、骨盤、大腿骨、尾骨の骨折の疑いがあるので、救急搬送する。

●**背中の打撲**

脊椎の損傷が疑われるため、できるだけ動かさず、救急搬送する。特に、首のしびれ、下半身のしびれ、無意識の尿失禁などの症状がある場合は、絶対に動かしてはいけない。

◎どうしても動かす必要がある場合は、一人は必ず頭を持ち、多人数で、脊柱の動きが最小限になるように丁寧にやさしく運ぶ。
◎腰部・背部の打撲は、腎損傷になりやすいので要注意。

胸部・腹部・背部・腰部の図

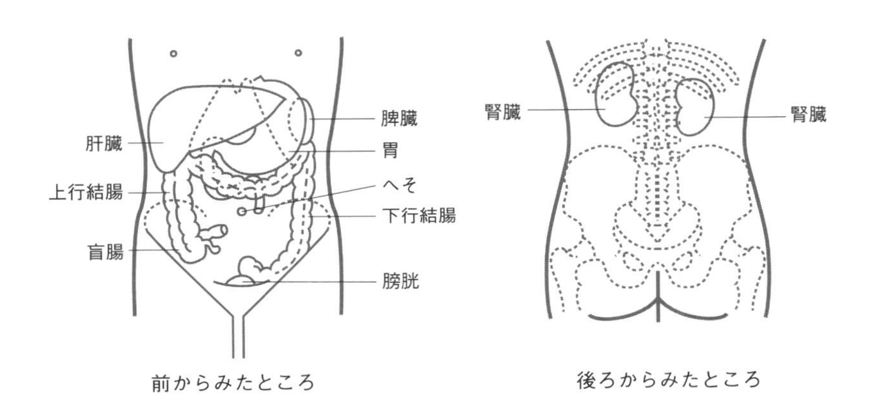

豆知識

ボールが胸にあたって意識を失ったら、心臓震盪（しんとう）を疑ってAED！

心臓震盪とは、ボールなどで胸に打撲程度の衝撃を受けることで、致死的な不整脈のひとつ心室細動が発生し、やがて数分で死亡する状態をいいます。成長段階にある子どもたちは、胸郭が大人にくらべて未発達なため、子どもが投げた野球のボールが胸にあたった程度の衝撃でも、この心臓震盪が発生します。

加えられた衝撃が、心臓のリズムのあるタイミングに同調すると、心室細動が発生します。心室細動はAED（自動体外式除細動器）で除細動することができます（161･162ページ参照）。

例1　ドッジボールをしていた5歳の女の子の胸に、13歳の男の子が投げた軟式ボールがあたり死亡（2002年）。

例2　14歳の男の子が、兄に胸を手で突かれ、虚脱し死亡。治療を担当した救急医は心臓震盪が死因と判断した（2002年）。

例3　公園で遊んでいた10歳の男の子の胸に、9歳の男の子が投げた軟式ボールがあたり死亡（2002年）。

8）手足の打撲

①基本は RICE 処置

RICE 処置（Rest＝安静、Ice＝アイシング、Compression＝圧迫、Elevation＝拳上）で対応する。詳しくは 157・158 ページ参照。

②要受診のめやす

- 腫れがひどいときや、じっとしていても痛いときは早急に受診する。
- 肘や膝などの皮下組織の薄いところを打った場合は、毛穴から細菌が入り、炎症を起こすことがある。真っ赤に腫れ､押すとスポンジのような手ごたえがある場合は受診する。
- ズキズキとうずくように痛む、押すと痛みがあり、動かしづらいなどの症状がある場合は、骨折が疑われるので受診する。

9）陰部の打撲

①処置

- 痛みや腫れがあるときは、水にひたした冷たいタオルで冷やし、安静にする。
- 出血があるときは、清潔なガーゼなどをあて、急いで受診する。

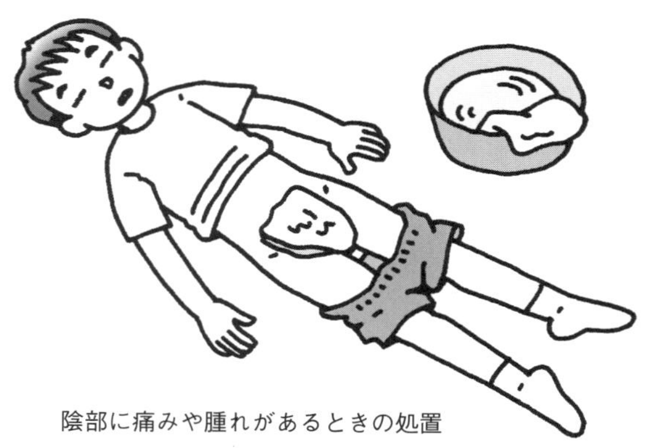

陰部に痛みや腫れがあるときの処置

②要受診のめやす

- 出血がある。
- 歩けないか、歩けるがかなりの痛みを感じるときは、恥骨骨折が疑われる。無理に歩かせないで、急いで受診。

  以下の場合は、陰のう内出血、陰のう破裂の疑いがあるので、救急車を要請する。
  - 陰のうが切れている、破れている。
  - 陰のうが腫れあがり紫色になっている。
  - 睾丸に触れてみて、大きさのちがいや、形にくずれがある場合。

3 子どもの疑問に答える

Q1 たんこぶと青あざの正体は？

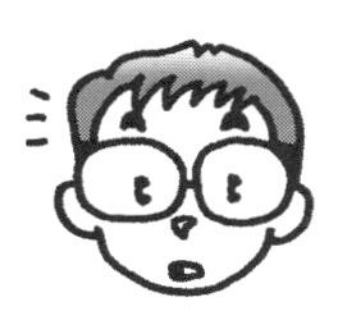

頭をどこかにぶつけると「たんこぶ」ができるけど、手や足には「青あざ」ができるよ。たんこぶと青あざの正体は何？

たんこぶも青あざも、その中身はどちらも血液やリンパ液です。

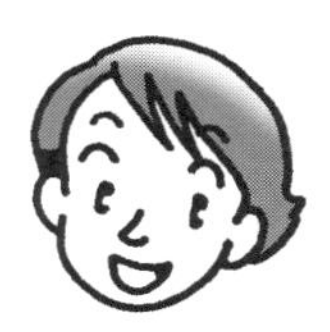

解説 たんこぶや青あざの中身は、血液やリンパ液です。

リンパ液とは、血液と同じように体中に流れている液体です。

頭やおでこをぶつけたとき、ぶつけた部分の皮膚が破れると、血液やリンパ液がからだの外に流れでてくるので「たんこぶ」はできません。しかし、皮膚に傷がないと、血液やリンパ液はからだの外に流れでることはできません。しかも、頭やおでこは皮膚の下に骨などの硬い組織があるため、破れた血管の近くに、流れでた血液やリンパ液が溜ってしまいます。そして、ポコッとふくれてくるのです。このポコッとふくれた部分が、「たんこぶ」なのです。頭や顔には、からだのほかの部分よりも、たくさんの血管が張りめぐらされています。ですから、ほかの部分より内出血が多くなり、たんこぶができやすいのです。

「たんこぶ」が時間とともに大きくなるときには、頭蓋骨の骨折が疑われるので、受診が必要です。

腕や足などをぶつけたときには、「青あざ」はできても「たんこぶ」のようにポコッとふくれることはありません。なぜでしょう？

腕や足などでは、皮膚の下に筋肉があるので、血管が破れて内出血が起こっても、皮下組織や筋肉の中に広がるため、「たんこぶ」にはならず、「青あざ」になるからです。

皮下組織がやわらかい眼の周りや陰部などでは、その皮下出血が広がりやすく、翌日になると目の周り全体がパンダのように青くなったりして、多量の出血かとビックリするようなこともあります。

ですから、ぶつけた場所による内出血などの特徴を、ケガをした子どもに伝えておくことが大事です。

Q2 おなかを打つとなぜ危険なの？

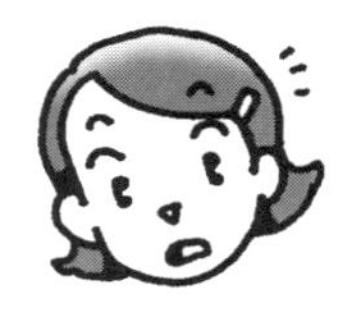

「おなかを打つと危険」と聞いたけど、どうして？

おなかは、頭や胸などのように骨で守られていません。そのため、外から加えられた力で内臓が傷つけられるので危険なのです。

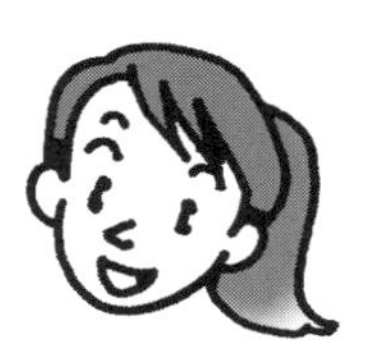

解説 おなかの中には、胃や腸や肝臓、腎臓など、生命維持に欠かせない臓器がたくさんあります。しかし、心臓や肺は肋骨で守られているのに対し、おなかは骨で守られていないので、おなかを打つと、臓器が傷つけられる危険性が高いのです。

おなかは、右の絵のように皮膚や脂肪、筋肉の下に臓器があります。

おなかの表面の断面

皮膚

脂肪

筋肉

腸

肝臓は大きな臓器で、腹部損傷で最も損傷を受けます。血流が豊富なため、損傷されると出血しやすいという特徴があります。脾臓（41ページ参照）は血液の貯蔵庫でもあり、損傷を受けると大量出血を起こします。肝臓・脾臓・腎臓などが損傷された場合は、腹痛とともに貧血症状が表れ、大量出血があれば腹部膨満が起き、やがてショック状態（頻脈、血圧低下、顔面蒼白、冷や汗、意識混濁）となります。

胃や小腸や大腸などが損傷され、管の壁が破れた場合（穿孔）は、内容物が腹腔に漏れることで、腹膜炎を起こします。その場合は腹部全体が板のように硬くなり、動くと痛みがいっそうひどくなるという特徴があります。おなかを押して離したときに痛みが強くなるブルンベルグ徴候が認められることもあります。

腸管損傷

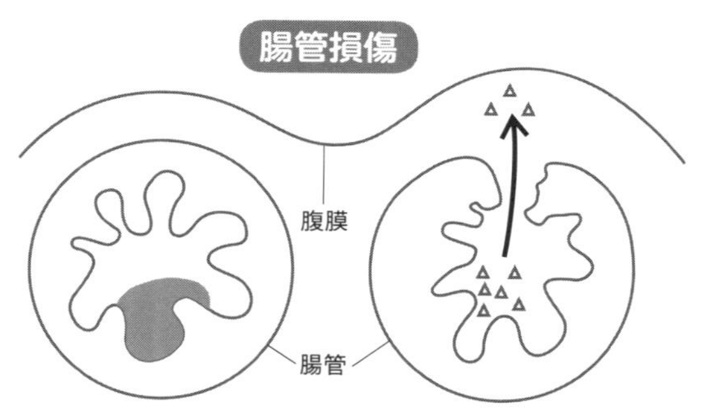

管の中に出血する。出血の刺激で嘔吐が起こる。

管が破れて内容物が腹腔に出る。腹膜が刺激され、腹膜炎を起こす。

腹部に棒や自転車のハンドルなどがドーンと入って、強打した場合、元気そうにみえても、1、2時間後から嘔吐がはじまることがあります。必ず経過観察を行い、異常があればすぐに受診する必要があります。

腹部の生体構造

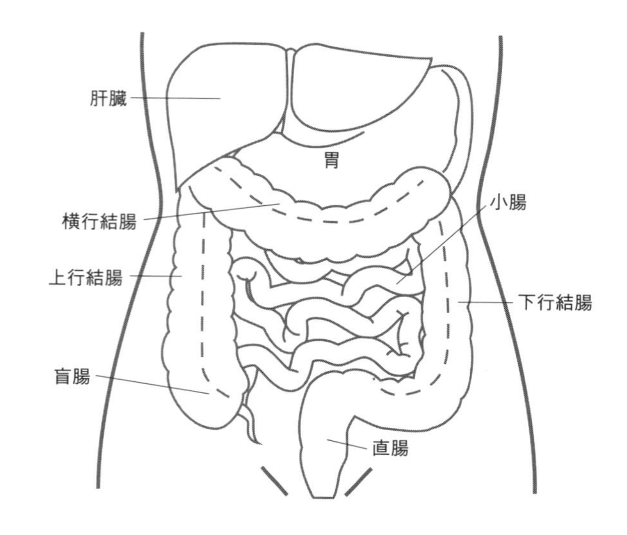

4 「ヒヤリ」「ハッ」とした事例から

●「眠い」―実は鉄棒から落ちていた

小学１年生男子。

１学期後半、１校時がはじまる前に、元気なく「眠いです」と来室しました。風邪気味か、何らかの事情で寝不足かも知れないと思い、ベッドに休ませて体温を計測している間、ほかの児童に対応していました。10分もたたないうちにベッドサイドに戻りましたが、すでに寝いっていました。

発熱していなかったので、教室に行き、登校後のようすをほかの子どもたちに聞いたところ、校庭で鉄棒をしていて、手を滑らして落ちたことがわかりました。

頭部を調べたところ打撲箇所がわかり、すぐに冷やしました。嘔吐やけいれんはなかったものの、家庭に連絡し、医師に受診。検査の結果、異常はなく回復しました。

●学んだこと

学校に少し慣れた１年生は、好奇心のかたまりなので、細心の注意を払わなければなりません。今回は、睡眠の異常に早く気づき、教室に行って同級生から話を聞いて原因がわかった事例です。

この機会にと思い、子どもたちに頭の大切さと、少しでも頭を打ったときは、すぐ先生たちに知らせるように指導しました。子どもたちの表情は真剣で、機会をとらえて指導することが有効であると感じました。

●濡れた廊下で転倒、けいれん

中学２年生男子。

昼休みに廊下でふざけあっていた男子生徒が、走って逃げようとした瞬間、滑って後頭部から廊下に激突する格好で転倒しました。リノリウム貼りの廊下が梅雨時の湿気で結露状態になっていたのです。

打撲直後に数分のけいれんがみられました。失禁などはありませんでしたが、意識混濁がみられたため、救急車を要請し、脳外科に搬送しました。

病院に到着するころには意識がはっきりしましたが、ケガをしたときの記憶はありませんでした。１日入院し、経過観察を行いました。その後は、後遺症も出ることなく、元気に学校生活に復帰することができました。

●学んだこと

子ども同士がふざけあって起きたケガと聞き、事故発生後すぐに、学年の先生方に応援を要請し、周囲の生徒への対応にあたってもらいました。

後に、管理職と担任から、状況を保護者に説明しましたが、周囲の生徒の動揺を避け、事故発生状況についての情報を丁寧に聴きとることの大切さを確認しました。

また、日常的に学校環境の点検を行うことと、安全指導の大切さを再確認しました。

●ボールが目にあたり網膜剥離に

中学２年生男子。

放課後、校庭で野球部とサッカー部が同時に部活をしていました。サッカー部の生徒がボールをドリブル中、野球部のボールが飛んできて左目にあたりました。痛みで目が開かない状態だったので、冷やしながら眼科を受診しました。左目打撲で視力が極端に落ち、網膜剥離を起こすおそれがあったため、経過観察が必要と診断されました。

その後、定期的に眼科に通院していましたが、高校卒業までの間に２回網膜剥離になりました。そのつど手術を行いましたが、視力は回復しませんでした。

●学んだこと

校庭は、野球部とサッカー部が同時に練習できるほどの広さがありました。しかし、野球の打球は飛距離があり、威力もあるので、フェンスなどの仕切りがない状態で、ほかの部と同時に活動することはたいへん危険です。

野球の打球が飛ぶ方向にはフェンスをつくるとか、ほかの部活と重ならないように日程を調整するなどの配慮が必要です。

豆知識　「首から上のケガ」に注意するわけ

「首から上のケガは、すべて病院に行くように」という声をよく聞きます。首から上のケガを重大にとらえている背景として、以下の点があげられます。

①脳と直結する事故が多いため、いのちにかかわったり、後遺症を残したりすることが多い。特に眼の場合は軽度であっても機能障害が起こることがある。

・頭部外傷による後遺症の例

頭痛、めまい、耳鳴り、イライラ、記憶力の低下、疲労感、人格障害（易怒性、易興奮性、暴力性）、記憶力障害、認知障害、妄想型精神病、神経症状、運動麻痺、脳脊髄液減少症（111ページ参照）など。

②大きな事故に結びつきやすいことから、ケガをした本人だけでなく、他者がかかわっていた場合、将来にわたって双方の人生に大きな影響を与えることがある。

③学校の対応に保護者からの疑問や不満が出やすく、納得が得られないと不信感がつのり、訴訟になることもある。

いずれの場合も、迅速、かつ適切な救急処置に加えて、ケガをした子どもの気持ちや保護者の気持ちに寄りそい、丁寧に対応することが重要です。この程度のケガでと思う前に、痛みを受けとめ、子どもや保護者の気持ちになって、納得のいくように、誠意をもって対応することが大切です。

●綱引きの練習で脾臓破裂

高校２年生男子。

午前中の体育の授業で体育祭の綱引きの練習の際、前の生徒の肘が、本人の左上腹部に勢いよくあたりました。その後も、授業を受けつづけ、放課後になって「おなかを打ったので、シップをください」と来室しました。

左上腹部と肋骨には腫れや皮膚の色の変化はなく、圧痛もありませんでした。呼吸のしにくさもなかったため、シップを貼り、時間の経過とともに呼吸が苦しくなったら病院に行くように伝え、帰宅させました。担任や保護者へは連絡しませんでした。

帰宅後、保護者と一緒に整形外科を受診し、骨折はなく腹部打撲と診断されました。しかし、夕食後、顔面が蒼白となり意識がもうろうとなったため、保護者は救急車を要請し、救急救命センターのある病院へ搬送されました。その結果、脾臓破裂と診断され、集中治療室での治療が行われ、その後２か月間の入院治療となりました。

●学んだこと

腹部打撲は内臓損傷の可能性があるため、担任・保護者への連絡はもちろん、予測される危険をふまえた見通しをたてて、経過をみるように生徒にも指導する必要があります。

負傷後も授業に出て、放課後になって保健室に訴えにきたことから、大丈夫だろうと判断した事例です。経過観察が必要とされる事故については、校内と保護者への連絡を怠ってはならないことを肝に銘じました。

●陰部を蹴られたといえなくて…

高校１年生男子。

体育の授業でバスケットボールのゲーム中に「ここを蹴られた」といって保健室に来ました。大腿部の付け根を指で指していたため、大腿部を打撲したと思い、アイシング用の氷のうを用意し、冷やしながらベッドで休むように指示しました。

しばらく休養した後、「大丈夫です」といって授業に戻りましたが、ほどなくして再来室しました。顔面が蒼白であったため、ベッドに寝かせて、もう一度ゆっくり問診したところ、「ここ」と指した場所は外陰部で、外陰部から出血していることがわかりました。すぐに保護者に連絡を取り、泌尿器科を受診しました。

●学んだこと

ケガの処置は、問診、視診、触診からはじまります。どのような場合であっても、丁寧に対応することが処置の基本です。

陰部は「ここ」「あそこ」ではなく、大事なからだの一部であることもあわせて伝えていくことが必要です。

男子生徒で、女性の養護教諭にいいにくい場合や、視診しにくい場合は、男性教員に協力を求めることもひとつの手です。

3 骨折・捻挫・突き指・脱臼

体育やクラブ活動、休み時間など、子どもたちが活動する場面で起こりやすい、大きな外傷です。痛み、腫れ、内出血、変形などの症状がみられ、「動かせない、歩けない」「動かすと痛い、触ると痛い」「ズキズキ痛む」などの訴えが特徴的です。

1 骨折

1）基本はRICE

基本はＲＩＣＥ処置（Rest ＝安静、Ice ＝アイシング、Compression ＝圧迫、Elevation ＝挙上）での対応になるが、血圧低下、冷や汗、顔面蒼白、貧脈など、全身のショック症状に注意する。

2）要受診のめやす

下記の項目のひとつでも該当する場合は、直ちに病院へ。

- 動かせない。
- 歩けない。
- 痛みが強い。
- ショック症状がある。
- しびれがある。
- 腫れがある。
- 変形がある。

RICE 処置をしても痛みがとれず、下記の項目に該当する場合は、受診。

- 動かすのが不自由。
- 腫れがひどくなった。
- 内出血がみられる。

骨折・捻挫・突き指・脱臼の病態比較

	骨折	捻挫	突き指	脱臼
変形	ある場合が多い	ない場合が多い	ある場合がある	ある場合が多い
腫れ	重度（まれになし*）	軽度〜中度	軽度〜中度	軽度〜中度
圧痛（健康な部位から軽く圧迫）	骨折部位付近に激痛	軽度、ある方向のみ激痛	ある場合がある	ある場合がある
介達痛	ある場合が多い	なし	ある場合がある	ある場合が多い
自動運動 他動運動	制限または不可能	可能、またはある方向のみ制限	ある方向のみ制限	制限または不可能
機能障害	あり	少しあり	少しあり	あり
ショック症状	ある場合が多い	なし	ほとんどなし	ほとんどなし

介達痛（かいたつつう）とは

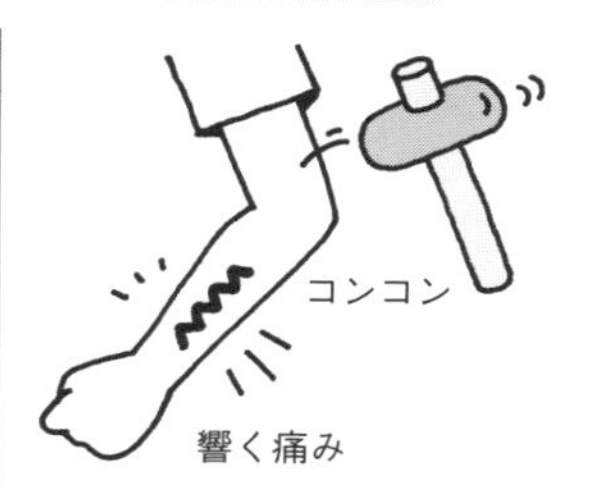

患部から離れた部位に、叩くなどの刺激を加えたとき、患部に生じる疼痛。

＊低学年での若木骨折では、変形や腫れがない場合も多いことに注意。

3）学校でよく起きる骨折

骨折とは骨が折れることだが、成長期の子どもの場合は、ポキリと折れるのではなく、グニャッと曲がった状態やヒビも多くみられる。

骨折の種類と特徴・起こりやすいケース

	種類	おもな特徴	学校などでのケース
完全骨折	単純骨折	・骨の断絶面が直線的で、骨だけが断絶している。血管や靭帯などの周りの組織は断絶していない。	・転倒、強打などが原因で起こる。 ・部位は上肢･下肢、指、鎖骨など。
	複雑骨折	・骨の断絶面にずれができ、血管、神経、筋肉、皮膚などに損傷がある。	・組体操、サッカー、ラグビー、柔道などで起こる。 ・上肢・下肢、肩、鎖骨など。
不完全骨折	剥離骨折	・筋、腱などの力により、付着した骨がはがされ、離断している。 ・発育期に起こりやすい。	・陸上競技、長距離走などで起こる。 ・肘、膝、足首などの関節部分など。
	若木骨折	・骨の片側は離断し、もう一方はつながって、湾曲している。骨には弾力性があるため、起こりやすい。 ・痛みを感じないこともある。 ・発育期に起こりやすい。	・転倒、強打などで起こる。 ・上肢・下肢など。
	骨端線離開	・骨端線（成長軟骨帯）が、外力により境界線からずれたり離れたりしている。 ・発育期に起こりやすい。	・球技などで起こる。 ・手足の指、肘・膝関節など。

4）部位別のおもな原因と基本的な固定方法

副木・包帯・三角巾・テープなどを使用し、**骨折部位の上下２か所の関節を固定する。** 出血している場合には、滅菌ガーゼをあてて止血し、骨折部位を圧迫しないようにして固定する。

①手指・腕

[原因]

ころんで強く手を着いたときや、指にものがあたった場合に起こりやすい。スポーツでは、バレーボールなどの球技のほか、すべての運動で起こりやすい。

上腕骨の骨折は、腕を伸ばしたままころんだときなどに起こる。強い痛みで、腕を上げることができない。前腕骨の骨折は、骨折の中で多くみられ、なかでも、手首に近いところは最も多く起こる。フォーク状に変形することもある。

指の場合は、腱と関節包の結合部分での剥離骨折が多い。腱が切れてしまい、変形が起きることがある。

[処置]

副木をあてて固定する。可能なら上から冷やし、三角巾でつるす。 ⊗：骨折部位

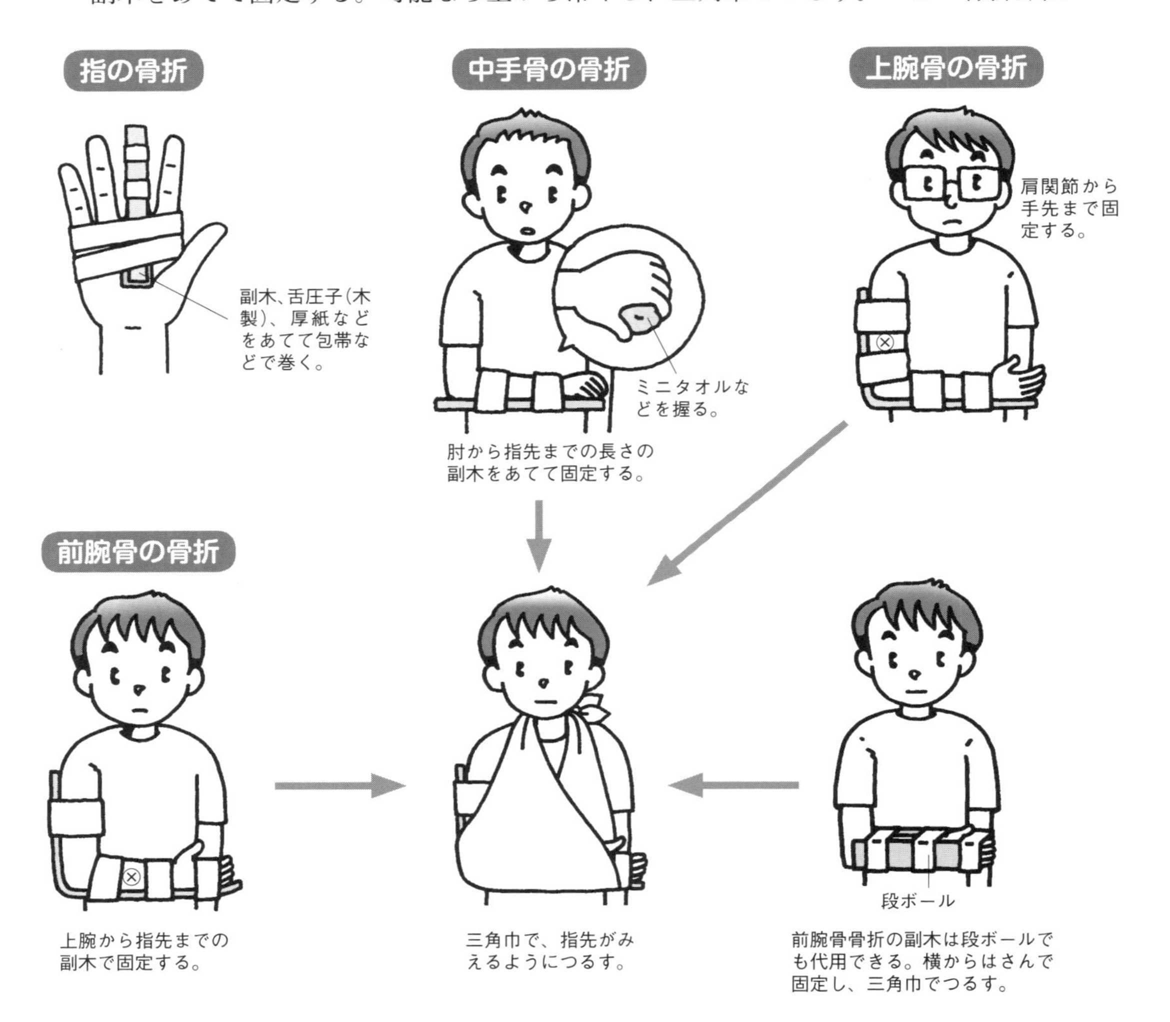

②肩・鎖骨

[原因]

肩の骨折には、鎖骨骨折、肩甲骨骨折などがある。

鎖骨骨折は、鉄棒や高所からの落下、柔道などでの肩の強打によって起きる。鎖骨は皮膚のすぐ下にあり、腫れや変形が目で確認しやすい。また、腕を上げたときの痛みが激しい。

[処置]

三角巾などで固定し、整形外科を受診する。

鎖骨骨折の三角巾固定

（三角巾３枚を使って固定する方法）

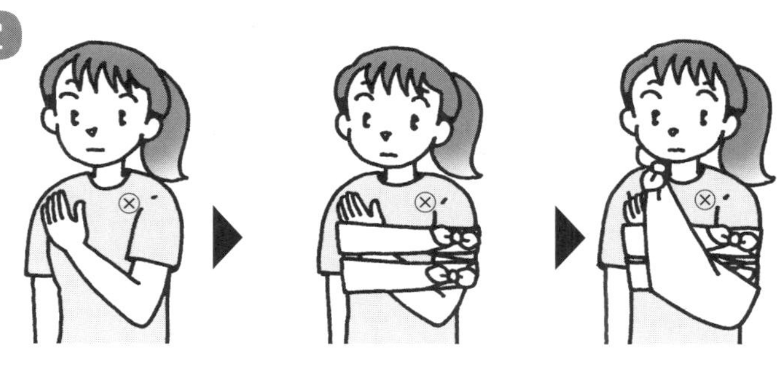

③肋骨

［原因］

肋骨は、背部では背骨、胸部では胸骨にくっついて胸部を守っている。胸部の肋骨は軟骨で構成されているため、あたりどころによっては骨折しやすい。机の角で胸を強打する、満員電車で強く押されるなどでも起こる。ごくまれに、骨折した肋骨が原因で、内臓損傷が起こっている場合があるので、注意が必要である。症状は、胸部と背部の痛みで、咳をしたとき、笑ったとき、深呼吸したときなどに強い痛みを感じる。

［処置］

骨折部位に厚地のタオルなどをあてて圧迫固定し、受診する。なるべく、呼吸しても胸が動きにくい姿勢をとる。

④大腿・下腿・膝・足首・足

［原因］

足の骨折は、ころんだり、ひねったり、硬いものにぶつけたりしたときに起こる。膝より上の大腿骨の骨折は、交通事故や高所からの転落などで起こる。膝骨、膝より下の下腿骨の骨折は、野球やサッカー、スキーなどのスポーツで起こりやすい。

膝の骨折は、強く前についたときに起こり、強い痛みと腫れが出てきて、膝をのばすことができなくなる。足首、足の骨折は、走ったり、ころんだりしたとき、足を内側か外側にひねった場合に起こることが多い。

［処置］

大腿骨の骨折の固定

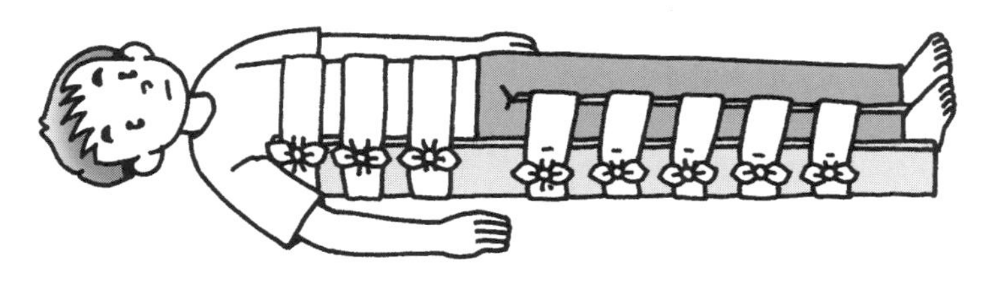

足首の骨折の固定

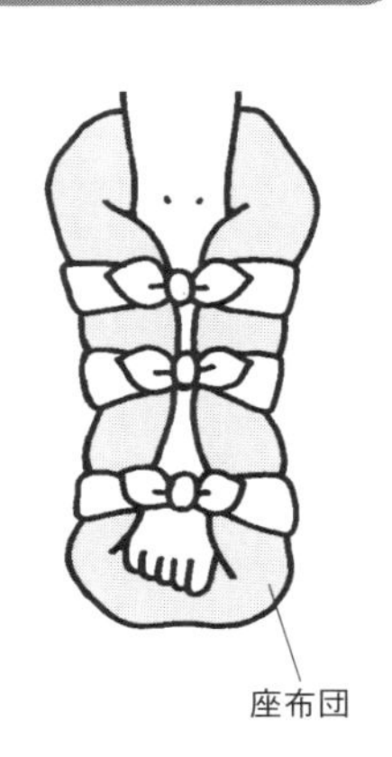

下腿骨の骨折の固定

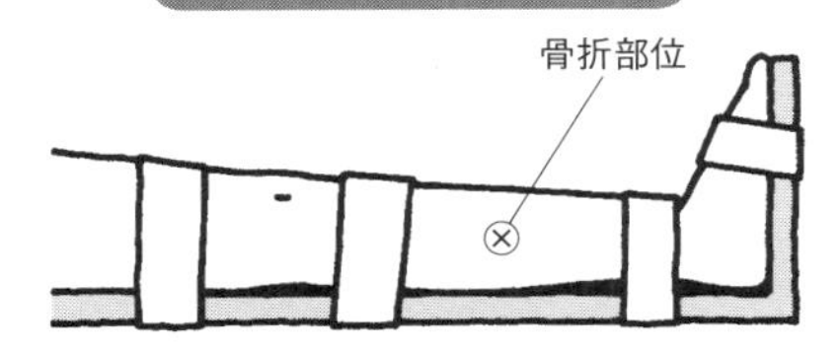

2 捻挫

捻挫は、関節が外力によりずれて、またもとにもどった状態をいう。走っているときや、ジャンプして着地したときなどに起こる。

捻挫は、足首で起こすことが多い。足首を内側に捻り、外くるぶしの前側や下側を痛める「内反捻挫」と、外側に捻り、内くるぶしの下側を痛める「外反捻挫」とがあるが、発生頻度は内反捻挫が多い。

1）基本はRICE

RICE処置（Rest＝安静、Ice＝アイシング、Compression＝圧迫、Elevation＝拳上）で対応する。詳しくは157･158ページ参照。的確な判断と迅速なRICE処置が求められる。

2）要受診のめやす

- ひどい痛みや腫れがある場合。
- 膝の後ろに痛みがある場合（靭帯損傷もありうるので、冷やして固定する）。
- 左右差が大きいとき（腫れ具合をみる）。

◎午前中に負傷したときは昼まで、午後に負傷したときは放課後をめやすに経過観察し、判断する。

3）捻挫の3段階

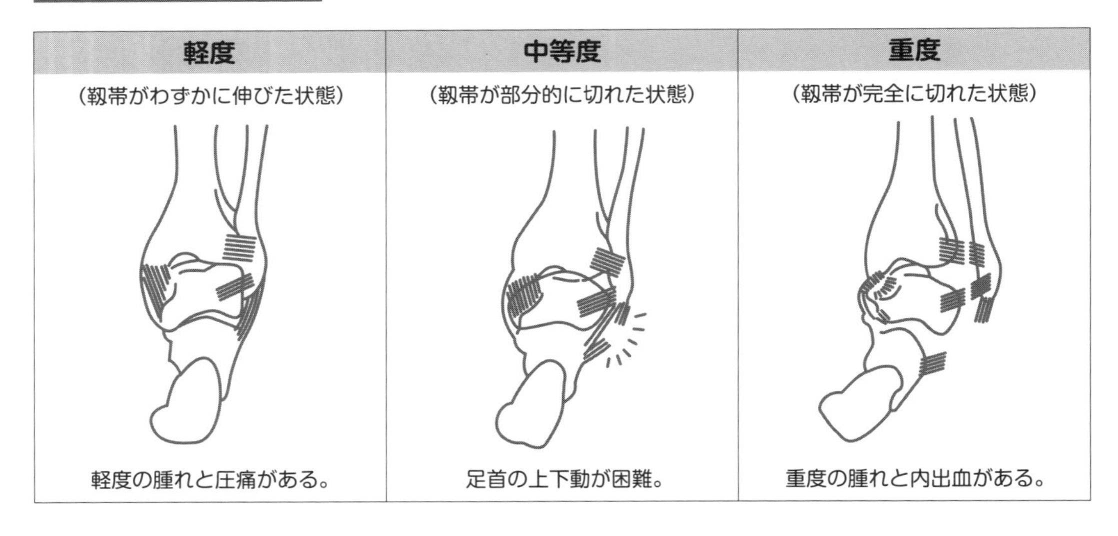

軽度	中等度	重度
（靭帯がわずかに伸びた状態）	（靭帯が部分的に切れた状態）	（靭帯が完全に切れた状態）
軽度の腫れと圧痛がある。	足首の上下動が困難。	重度の腫れと内出血がある。

4）足首を捻挫したときの固定

●包帯による固定

足首を90°くらいにし、つま先が下がりすぎないようにしてから、包帯を小指側から①～⑧のように巻いていく（亀甲帯169ページ参照）。

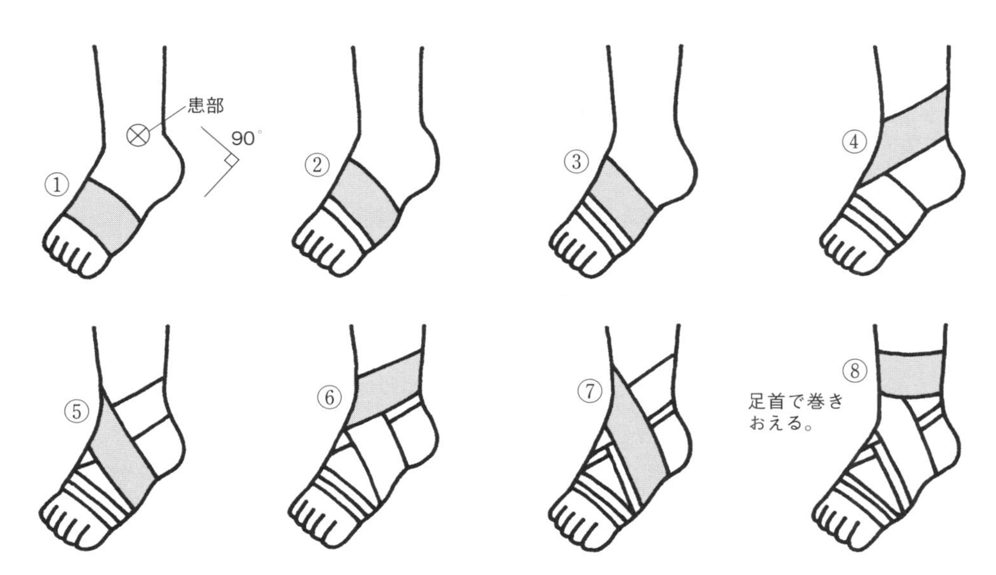

●三角巾による固定

どうしても歩かなければいけないときは、靴の上から、三角巾で①～⑤のように固定すると、歩きやすくなる。

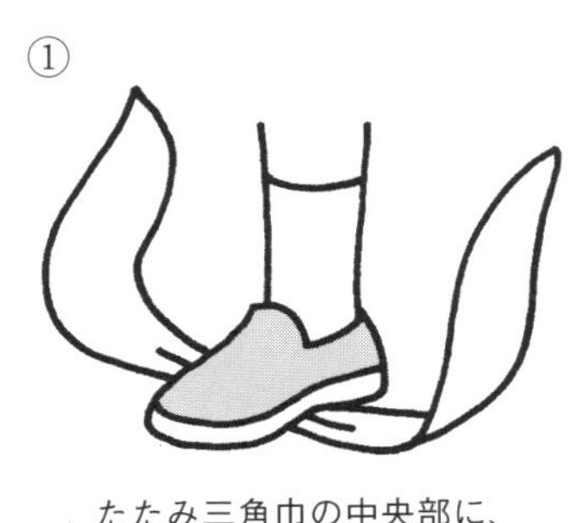

たたみ三角巾の中央部に、はきものの土ふまずの部分がくるようにのせる。

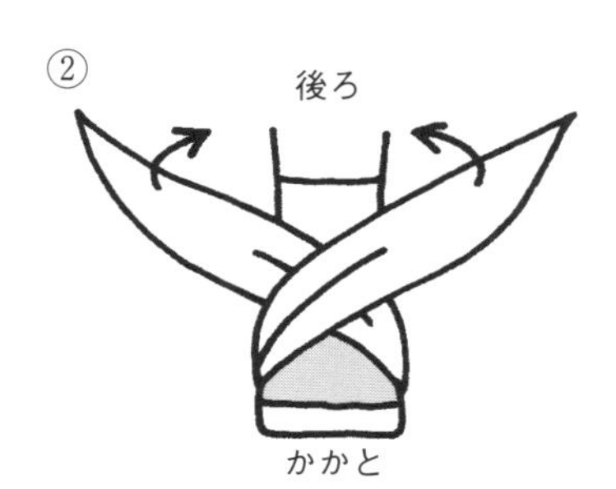

三角巾の両端を持ち、足首の後ろに回して交差させ、前に回す。

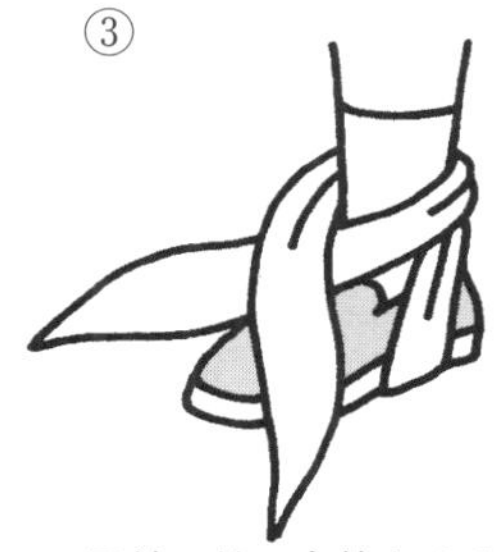

足首の前で交差させる。

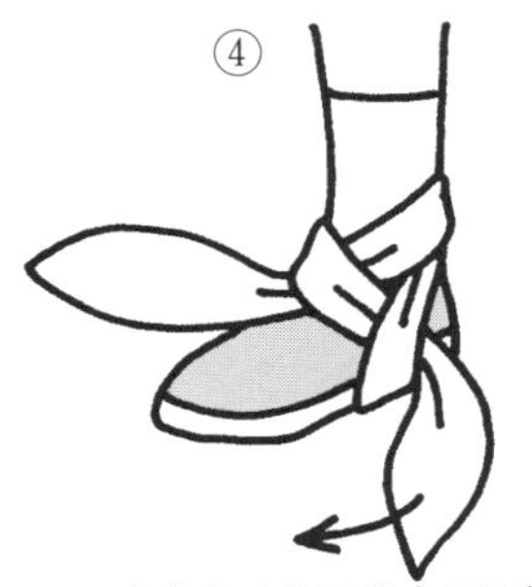

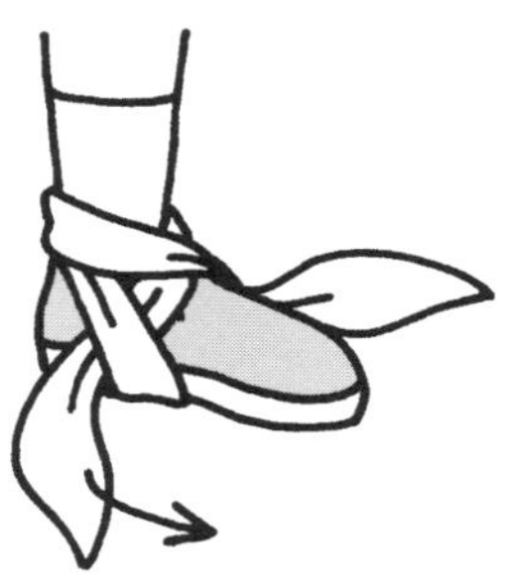
交差させた三角巾の両端を、土ふまずから足首の後ろ側に回した三角巾の内側に、それぞれ通す。

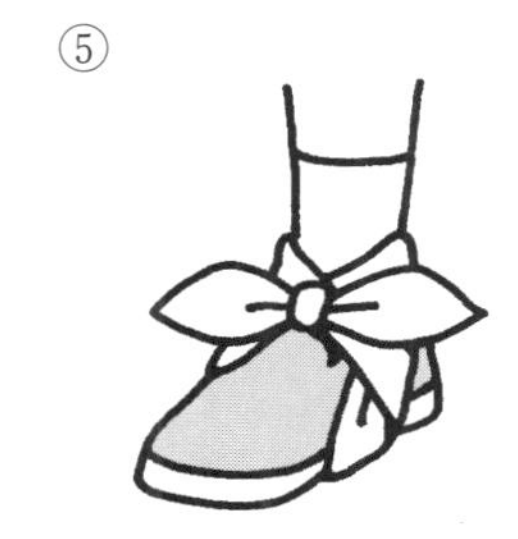

両端を引きしめながら、足首の前でしっかり結ぶ。三角巾の端があまったときは、足首に巻きつけて結ぶ。

3 突き指

ボールがあたったり、強く突いたりして、指の関節に起こる捻挫をいう。

たんなる関節の捻挫や打撲のときもあるが、激痛や変形を伴い、腫れがある場合は腱・筋断裂や骨折の場合もある。

1）おもな症状

痛みと腫れが症状として表れる。脱臼や骨折を伴えば、指が変形して曲がり、正常に動かない。関節の腫れに合わせて、内出血がみられることも多い。

2）基本はRICE

基本的な処置は、RICE処置（Rest＝安静、Ice＝アイシング、Compression＝圧迫、Elevation＝挙上）。詳しくは157・158ページ参照。

指を伸ばせない場合は、指を軽く曲げた状態にし、包帯などで固定する。

包帯固定による救急処置

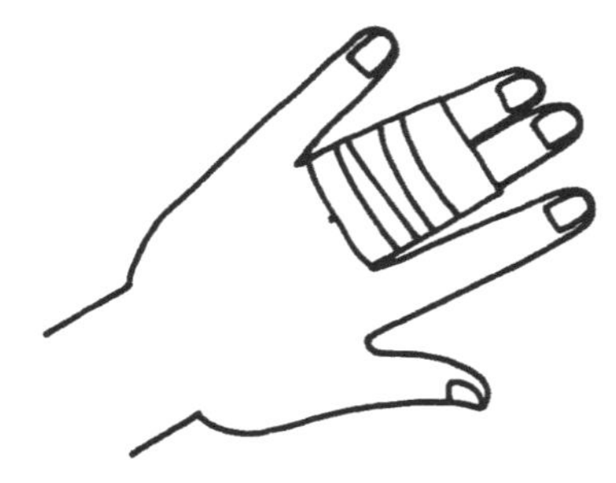

副木がない場合は、突き指をしていない指と一緒に包帯で巻き、固定する。

指先を丸めて固定する場合

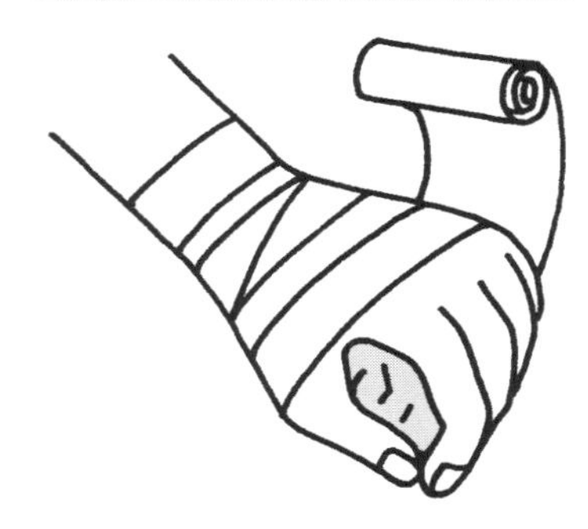

ミニタオルなどを握らせる。

3）要受診のめやす

- 強い痛みと腫れがみられるとき。
- 関節部に皮下出血がみられるとき。
- 知覚異常やしびれがあるとき。

◎処置が適切に行われなかった場合には、指の変形や機能障害が残ってしまうことがあるので、固定し、アイシングをしながら受診する。

[注意すること]

突き指した指を引っぱったり、無理に動かしたりすると、関節周囲の組織がさらに損傷する可能性があるので、絶対に引っぱったりしてはダメ！

4 脱臼

骨と骨が向かいあっている関節部位で、強い外力により本来の位置からずれて異常な位置で留まっている状態をいう。ガクッという音とともに関節が変形する。

関節部位の痛みや腫れ、関節の変形、関節から先を動かせない、しびれなどの症状がみられる。

1）もとに戻そうとしない

整復しようとしないで、脱臼した部位を固定し、動かさないようにして、すぐに整形外科を受診する。

はじめての脱臼のときは、特に再発するのを防ぐために、固定しての治療が必要といわれている。

学校では、柔道の投げ技や受け身、バスケットボール、野球などで起こる。

関節がずれかかってもとに戻った亜脱臼を治療しないで放置すると、反復性の亜脱臼になり、手術が必要になることがあるので注意が必要である。

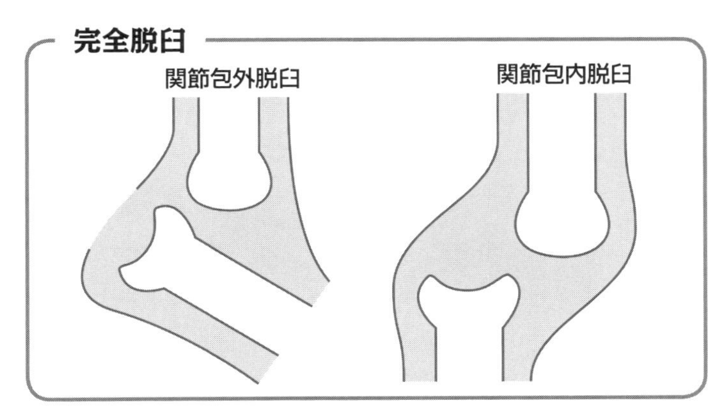

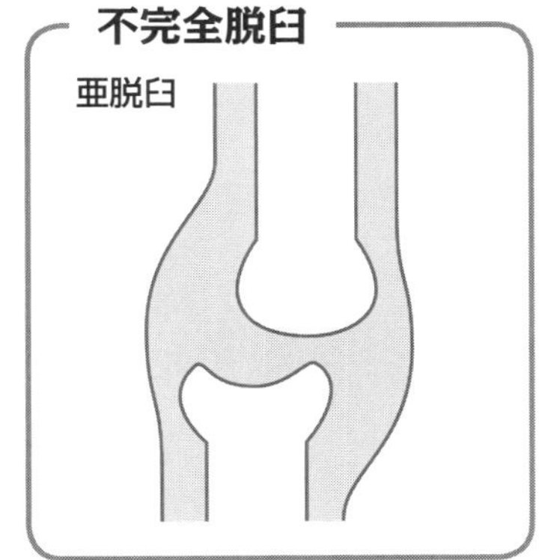

2）処置

脱臼は指のほか、肘や肩、あごでも起こりやすい。以下のような症状がみられるときは、無理に修復しようとせず、専門医を受診する。

・強い痛み　・腫脹　・皮下出血　・知覚障害やしびれ

3）肩関節・肘関節の固定

まず肘を90°に曲げて三角巾で固定する。次に腕が動かないように、もう1枚の三角巾でからだに固定する。

この部位には、太い血管や太い神経が走っているので、関節周囲の組織を損傷から守るためでもある。

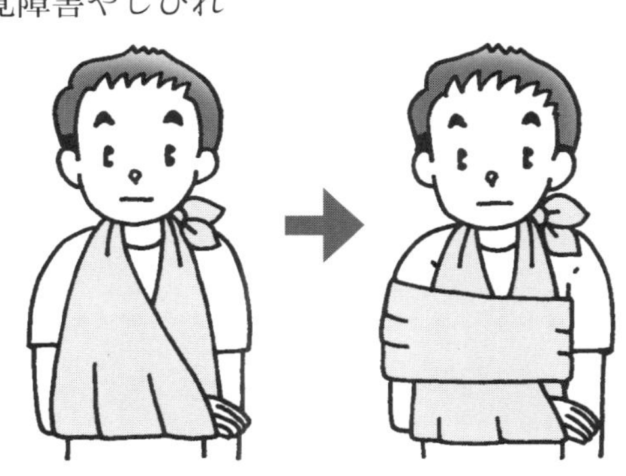

5 子どもの疑問に答える

Q1 骨折したとき、大人より子どものほうが治りが早いのは、なぜ？

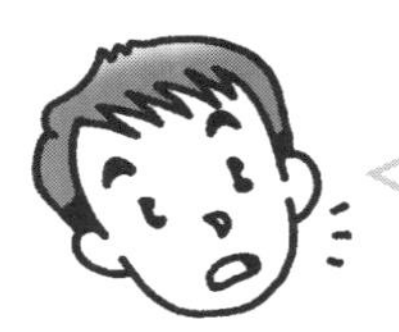

子どもと大人では、骨折したあとの治る早さがちがうと聞いたけど、骨に何かちがいがあるの？

骨の表面を覆う骨膜は、子どものほうが厚くて丈夫です。血流もよく、骨細胞の増え方も活発なので、大人より折れた骨を修復する力が強いのです。

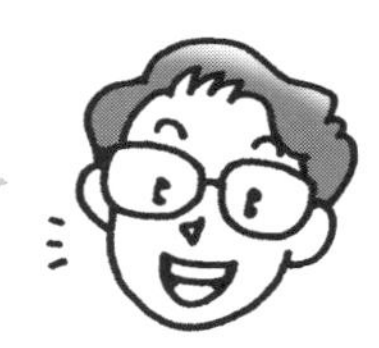

解説 私たちの骨は、表面が骨膜で覆われています。骨膜には数多くのリンパ管・血管・神経が張りめぐらされています。

子どもの骨膜は、血流がよいため、破損した骨を修復する力が強く、骨細胞の増殖も活発なので、骨折しても大人より早く治るのです。年をとると、子どもとは反対に血流が悪くなるため、骨折すると骨がくっつきにくくなり、治りが遅くなります。

子どもの骨は、柔軟性に富んでいるため、衝撃に耐え、骨折しにくく、また、骨膜も厚くて強靱なため、骨折によるズレを起こしにくいという特徴もあります。とはいえ、子どもの場合、下の絵のように手を着き、体重が手首に急激にのしかかると、骨端線離開を起こすことがあるので、注意が必要です。

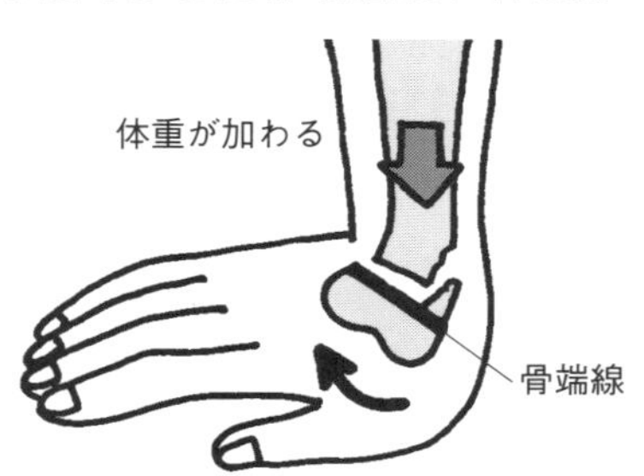

Q2 折れた骨は、どのようにくっつくの？

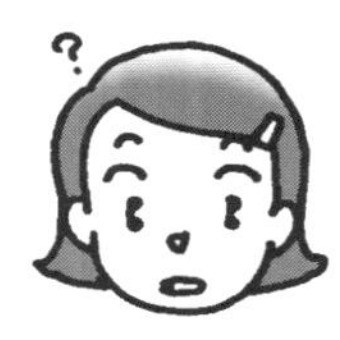

骨折して折れた骨が、またくっつくのは、どうして？

折れた骨と骨の間に血の塊ができ、そこに細胞が集まって増えつづけることで、骨同士をつなぐ新しい骨ができていくのです。

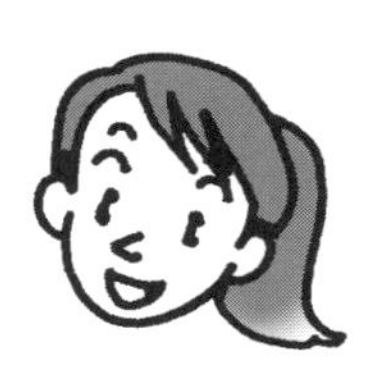

解説 57ページの上の図は、骨折が治る過程を示したものです。骨折が治るためには、骨膜に十分な血液が流れてくることが必要です。「仮骨」といって、折れた骨と骨の隙間を埋めるために新しくできる骨は、血液が運んできた栄養分をもとにしてできます。

骨が修復される間は、骨折部が動かないようにギプスなどで固定する必要があります。

1　折れた骨と骨の間に凝血ができる

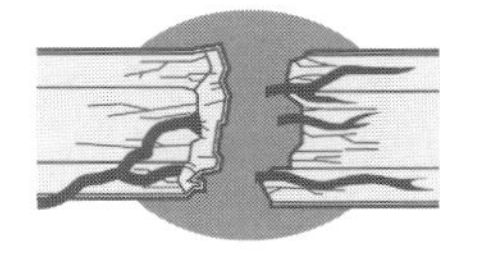

骨折すると、血管も切れて出血する。折れた骨と骨を近づけた状態で維持すると、骨と骨の隙間に出血した血液が集まり（凝血）、血の塊ができる。

2　肉芽組織が生じる

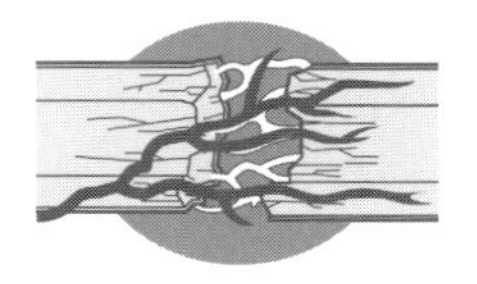

血の塊の部分に結合組織細胞が集まり、肉芽組織がつくられる。毛細血管が再生され、折れた骨の両端が固定されて「仮骨」ができる。

3　軟骨がつくられる

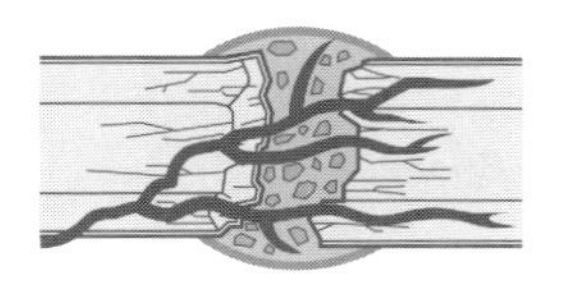

仮骨にスポンジ状の骨が沈着し、軟骨がつくられる。

4　骨が修復される

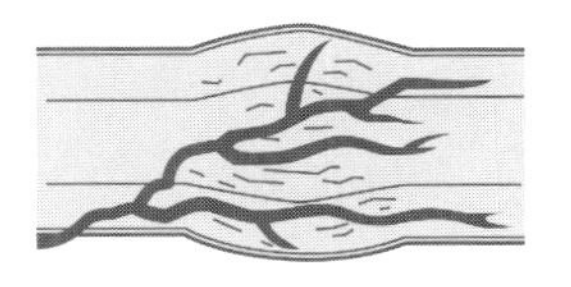

骨膜の内側の骨芽細胞が活発に増殖し、新しい骨が形成され、もとの形と強度に修復される。

Q3　骨にも血管が通っているの？

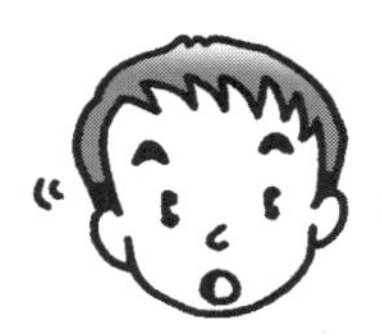

骨の中は、どうなっているの？　ただのかたい塊なの？

骨にも血管や神経が通っていて、骨の中にある細胞には、血液が栄養や酸素を運んできます。

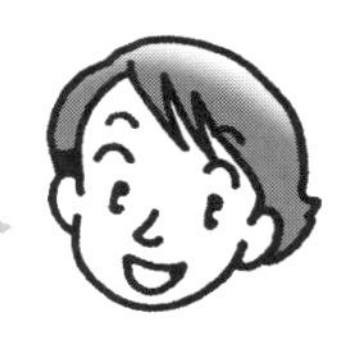

解説　骨は、とてもかたくて丈夫ですから、見た目には石のような塊に見えます。しかし、実際には、皮膚や筋肉と同じようにたくさんの細胞が集まってできています。しかも、その半分くらいは水分なのです。骨の細胞ひとつひとつに栄養や酸素を渡し、いらなくなったものを運びだすために、右の絵図のように血管や神経も通っているのです。

骨のいちばん外側は骨膜で覆われています。骨膜には新しい骨をつくる細胞（骨芽細胞）があり、骨を修理する働きや、骨を守る役目をしています。

骨折したときや骨を強くぶつけたとき、強い痛みを感じますが、痛みは骨膜にある神経（知覚神経）によって感じています。特に、スネ（脛）をぶつけると大人でも飛びあがるほどの痛みを感じます。これは、皮膚と脛骨の間にクッションのような働きをする筋肉がないため、外からの刺激が頸骨の骨膜に伝わり、強い痛みとして感じるからです。このことから、脛を「弁慶の泣き所」というのです。

骨のいちばん内側には骨髄といわれるところがあります。ここでは赤血球や白血球などの血液をつくっています。

強くてかたい骨も、毎日毎日、睡眠中につくりかえられています。特に成長期には盛んにつくられていることは、身長が伸びることでわかります。皆さんが生まれたときの骨も何年かで新しい骨につくりかえられていくのです。

骨のしくみ

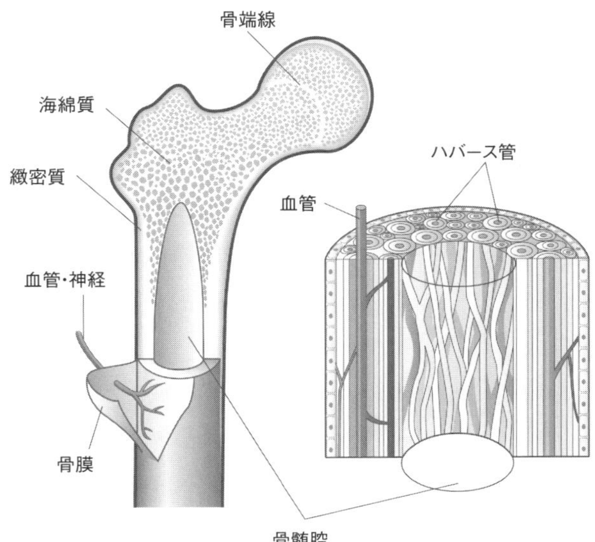

6 「ヒヤリ」「ハッ」とした事例から

●すぐには骨折とわからなかった、眼窩底骨折と手首の骨折

［事例1］ 小学6年生男子。

昼休みに廊下を走っていて、反対方向から走ってきた子どもと、廊下の角で出会い頭に正面衝突しました。相手の頭が右目にあたったため「目が痛い」といって、来室しました。

目を痛がり、開けることができなかったため、タオルで冷やし、保護者に連絡するとともに、おぶって近くの眼科学校医を受診したところ、「打撲」と診断されました。

帰宅後、吐き気を訴え嘔吐したので、保護者の判断でかかりつけの小児科を受診しました。医師のすすめで総合病院の眼科を受診すると、「眼窩底骨折」という診断で、大学病院に転医し、手術を受けました。

［事例2］ 中学2年生男子。

部活動の練習中にころび、手を強く地面に着いたとき、強い痛みがありました。顧問は、患部を冷やし、安静にしてようすをみるように指示しました。

まもなく練習が終わり、その時点で来室したので、応急手当てをして帰宅させました。

保護者に連絡し、帰宅後に整形外科を受診してもらったところ、骨折が判明しました。

●学んだこと

［事例1］ 眼の周りの骨折は診断がつきにくく、レントゲンでも骨折が発見できない場合もあります。眼や眼の周りを打ったときは、眼球だけでなく、眼窩底の損傷も考えて、専門医のいる総合病院を受診する必要があります。

地域によっては、眼科専門医のいる病院の数が少なくなっています。そのため、眼科専門医のいる医療機関がだれにでもわかるように、校内で周知しておくことが大事です。

［事例2］ 眼以外の場所であっても、痛みや腫れが軽度な場合は、骨折かどうかの判断がむずかしい場合もあります。このような場合は、骨折を疑って、慎重に対処することが大切です。

日頃から、骨折や捻挫などの処置はどのようにすればよいのかを、教員だけでなく、生徒にも指導しておく必要があります。

豆知識

関節内遊離体

関節の中に、軟骨や骨のカケラ（小骨片）がみられる病気です。少年野球のピッチャーの肘関節などのように、まだ発育途中の関節を酷使するスポーツ障害として、代表的なものです。よくみられるのは、膝や肘の関節ですが、まれに足首の関節にもみられます。

●一度目の受診ではわからなかった骨折

高校３年生男子。

体育の授業でバスケットボールをしていて、相手チームの生徒と接触して転倒。「右手を床に着き、手首を傷めた」と来室しました。受傷部を確認し、アイシングしながら経過観察を行いました。

放課後再来室し、「まだ痛い」というのでよくみると、手関節、特に舟状骨あたりに強い痛みを感じていることがわかりました。病院の受診をすすめたところ、「部活動の大会が近いので、練習を休めない」と受診をしぶりました。しかし、部活の顧問にもすすめられ、学校近くの医療機関を受診することになりました。

受診後、学校に戻った生徒は「骨折じゃなかった」と報告し、すぐに部活に戻りました。この時点では、保護者に連絡はしませんでした。

ところが、手の痛みがなかなか引かず、目標にしていた大会にも出場できませんでした。本人もおかしいと感じて、別の病院を受診したところ、骨折と診断され、ショックを受け、状況を受けいれることができませんでした。

●学んだこと

舟状骨の骨折は、１回のレントゲン撮影で異常がなくても、痛みが続くなどの疑わしい症状が出ていれば、１週間後に再受診をすすめる必要があります。

そのため、回復の見通しをたてながら、「経過観察のポイントと受診のめやす」や「注意点」などを伝えて、ケガへの不安を軽減することが大切です。

また「痛み」「部活ができない悔しさ」「なぜ、自分だけがこんな目に」といったケガへの思いを十分に聴きとって、受けとめることも重要です。

高校生の場合、ケガの程度によって、保護者への連絡が必要かどうか迷うケースもありますが、個々のケースにあわせて、電話や文書などで必ず保護者に伝えることが大切です。

豆知識 舟状骨の骨折

手関節の親指の付け根あたりにあるのが舟状骨です。骨折してもレントゲン撮影で折れた線の確認がむずかしく、また、この骨は血液の流れが悪いため、骨折が治りにくいといわれています。

症状は、手関節の痛みと腫れで、手のひらの親指側を押すと痛みます。

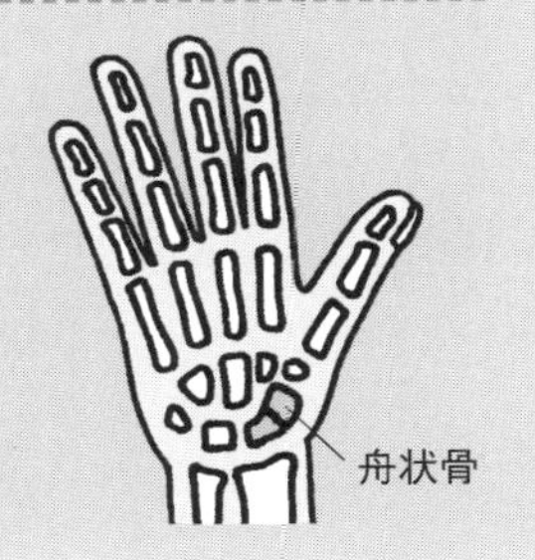

●ひとりで保健室に来たが、実は頭蓋骨陥没骨折だった

中学１年生男子。

野球部の練習で、バッターがスライディングして塁に入った際、守備をしていた生徒の膝にひたいが激突。「頭が痛い」といって、ひとりで保健室に来ました。

ひたいに腫れが認められたので、患部を冷やしてベッドに寝かせました。

経過観察中にけいれんを起こしたため、保護者に連絡するとともに、救急車を要請し、脳外科を受診しました。「前頭部頭蓋骨陥没骨折」と診断され、入院後に手術が行われました。術後の経過は良好で、後遺症もなく退院しました。

●学んだこと

頭部打撲後、「嘔吐」「発熱」「めまい」「頭痛が続く」「元気がない」「首を痛がる」「同じことを繰りかえしたずねる」「頭部から出血したが止まっている」などの症状がみられるときは、すぐに受診すべきです。

一度嘔吐したがその後は元気だったり、元気だが大きなたんこぶがあったりするときも要注意です。経過観察を続けて、上記のような症状のチェックも必要です。

●スローインで脱臼

高校１年生男子。

体育の授業でサッカーをしていて、スローインをした際、右肩がガクッとし、強い痛みが走りました。指導していた体育教諭がすぐ脱臼と判断。養護教諭が不在だったため、クラスの体育委員の生徒に教頭と担任を呼んでくるように指示しました。

担任が保護者に連絡したところ、できれば自宅近くの病院を受診したいとのことでしたが、午前中の受付には間にあわない状況でした。本人が強い痛みを訴えていたため、体育教諭より「近くの整骨院にて応急処置を行い、その後自宅近くの病院を受診しては？」と提案があり、保護者の承諾のもと学校近くの整骨院に搬送しました。応急処置を受け、しばらく安静にしていると、母親が整骨院に到着しました、その後、自宅近くの整形外科を受診しました。

●学んだこと

この体育教諭は柔道整復師の免許を持っており、以前より学校近くの整骨院とも懇意にしていました。そのため整骨院の受付時間は過ぎていたのですが、痛みが強いことを話すと快く対応してくれ、長い時間痛みを与えずにすみました。できるだけ痛みを軽減することも大切なことであると、学びました。

また、地域の医療機関とは日頃より連絡を取りあい、連携を深めておくことの大切さを、実感しました。

4 筋肉・腱・関節の痛み

筋肉・腱・関節は、骨との関連がとても深い部位です。運動をしたり、強い力を出したり、あるいは同じ部位を使いすぎたりして、痛みが起きる場合があります。

痛みの原因をはっきりさせてから処置を行うことが大事です。

1 基本的な処置

1）基本はRICE

RICE処置（Rest＝安静、Ice＝アイシング、Compression＝圧迫、Elevation＝挙上）で対応する。詳しくは157・158ページ参照。

◎ただし、「こむら返り」を除く（62・63ページ参照）。

2）要受診のめやす

- 動かすことができないくらい痛む。
- 押すと強く痛む。
- 筋肉の部分がだんだん腫れてきて、硬くなってきている。
- 筋肉にくぼみや内出血がある。
- 受傷した瞬間、激痛や断裂音があった。

2 筋肉の痛み

筋肉の痛みは、筋肉が強く引っぱられて傷ついたり切れたりした場合（筋損傷）や、筋肉が運動などで収縮し、疲労したとき（筋疲労）に起こる。また、筋肉の痛みの原因は、筋肉につながっている腱や腱が骨にくっついている部分の炎症の場合もある。

1）肉離れ（筋断裂）

①基本的な処置と要受診のめやす

［基本的な処置］　RICE処置

［要受診のめやす］

- 運動時に、筋肉がつれたように痛む。押すと強く痛む。

• その筋肉の部分が腫れて硬くなる。
• 筋肉のくぼみに触れる。内出血がある。
• 受傷した瞬間、激痛や断裂音があった。

②肉離れの程度（筋組織のようす）

筋繊維の傷害の度合いで、次の３段階に分類される。

肉離れの程度

程度	筋組織のようすと症状
第１度 （軽度）	• 筋肉そのものや筋周膜*1にはほとんど変化がなく、筋繊維束*2が引きのばされた状態。 • 局所の圧迫痛のみ。
第２度 （中程度）	• 筋周膜の断裂、ごく一部の筋繊維*3の断裂がある。 • 圧痛と軽い陥没がみられる。痛みのために動くことに支障がみられる。一般に肉離れといわれるのは、この状態を指す。
第３度 （重症）	• 筋周膜の断裂と筋の部分断裂がある。 • 圧痛とへこみを認め、また強い痛みがある。動かそうとしても動かせない。専門医の手術適応となる。

学校でよくみられる肉離れの部位

大腿四頭筋

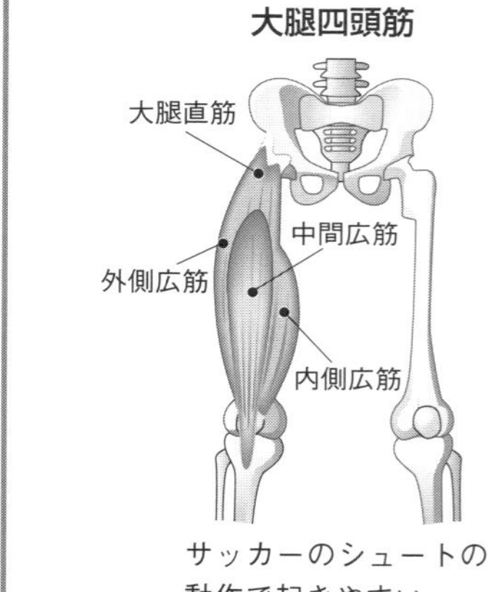

サッカーのシュートの動作で起きやすい。

ハムストリングス

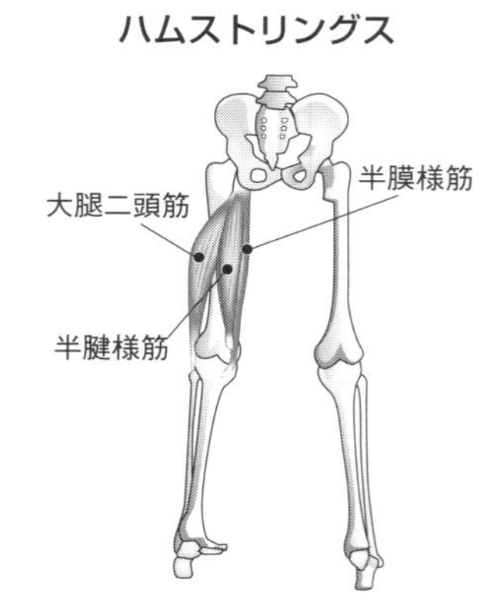

短距離走で起きやすい。

腓腹筋（内側頭）

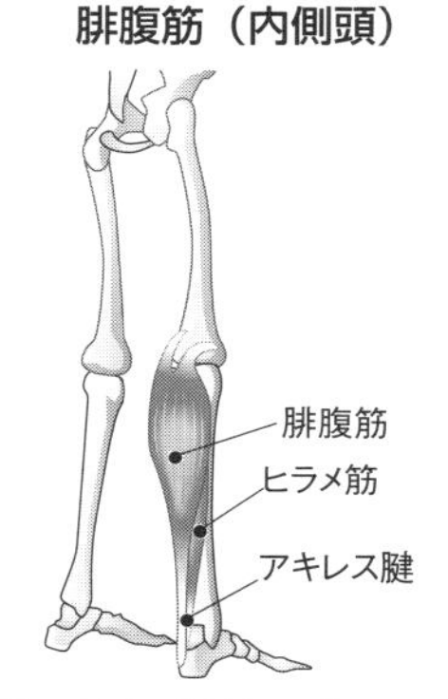

テニスやバドミントンの切り返しで起きやすい。

2）こむら返り

私たちがふだん「こむら返り」（こむら＝ふくらはぎ）といっている症状は、「腓腹筋痙攣」のことをいう。

こむら返りが起きたときの処置の例

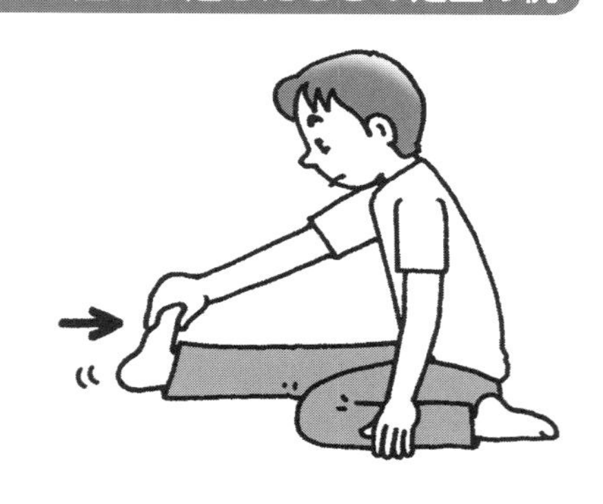

①血液の循環をよくする

• 足の親指、またはつま先を持ち、足を頭の方向へ近づけるようにする。
• 土ふまずを指で押す。
• つま先からもものほうに向かってマッサージする。

＊１〜３の「筋周膜」「筋繊維束」「筋繊維」は、74ページ「筋肉のつくりと腱」参照。

②やってはいけないこと

- 患部を冷やすこと。
- RICE 処置

[理由]

筋肉疲労・運動不足・突然の寒冷な環境における運動・水分不足などの原因で、筋肉がけいれんした状態になっている。改善させるためには血液の循環をよくする必要があるため、冷やしてはいけない。

③こむら返りの原因

からだの筋肉は、脳から信号（命令）が出され、運動神経に伝えられて動いている。こむら返り（筋けいれん）は、この信号を受ける筋肉が何らかの原因で過剰反応し、起きていると考えられている。

睡眠中は脚が伸びてふくらはぎの部分が収縮している状態のため、運動神経の誤動作によって、こむら返りが起きやすい状態になっている。

睡眠中に頻繁にこむら返りが起きる場合、甲状腺機能低下症や腎不全、電解質異常や糖尿病などの病気が関係していることがある。このほか、下半身への血流不足やふくらはぎの疲労、寒さや冷えなど、さまざまな要因も考えられる。

3）筋肉痛

学校では体育の授業後に訴えてくることが多い。

①まずアイシング

- 運動直後の痛みは炎症が考えられるのでアイシングを行う。
- 栄養と睡眠をとって、からだに筋肉のダメージを治す時間を与える。

②こんなときは注意

- 筋肉痛と肉離れの第1段階は見分けにくいので要注意（61･62 ページ「肉離れ」参照）。
- 筋肉痛は筋肉だけに原因があるわけではなく、筋肉につながっている腱や、腱が骨に付着している部分に炎症が起こっている場合でも痛みが出ることがある（64 ページ「腱の痛み」参照）。

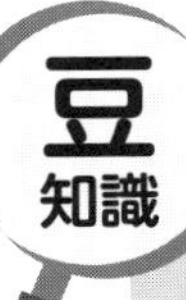

筋肉痛はなぜ起こる？

一般的な説明として多いのは、「運動で生じる疲労物質『乳酸』の一部が筋肉中の毛細血管に長時間残存し、これが筋肉への酸素供給を阻害して鈍痛を引きおこす（肩こりなどと同様の現象）」という仮説です。

しかし、運動によっては、運動した後、血液中の乳酸値がすみやかに下がるのに筋肉痛は起こるなどの矛盾が指摘されています。

現在最も有力なのは「筋繊維とその周りの結合組織の損傷により炎症を起こし、この際に発生した発痛物質が筋膜を刺激する」という説です。しかし、どのようなメカニズムで炎症を起こしているのかについては、詳しいことがわかっていません。

3 腱の痛み

腱は、筋肉を骨につなげる役割をしている。腱は結合組織だけでできているので、伸縮性はない。そのため、無理に引っぱってしまうと切れてしまう場合がある。その典型的な傷害が、アキレス腱断裂である。

1）アキレス腱断裂

アキレス腱を断裂した人は、「棒でなぐられたみたいだ」「人に蹴られたのかな？」「激痛がする」「断裂音が聞こえた」「痛みで歩けない」などと語っている。

基本的な処置は、RICE 処置と固定である。

アキレス腱断裂の検査法

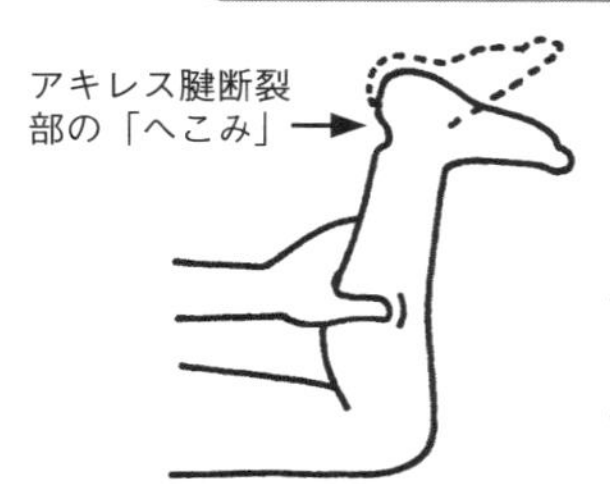

うつ伏せの状態で、膝を直角に曲げ、ふくらはぎを強く握る。アキレス腱断裂があると足関節が底屈（足底側に曲げること）しない。点線の状態は、底屈しているので正常。

つま先を伸ばして固定

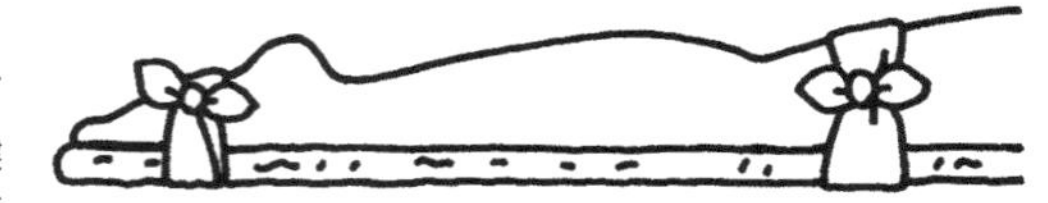

下向きに寝かせて、つま先を伸ばした状態で副子の上に固定する。
上向きのときも、つま先を伸ばした状態のままで、医療機関に搬送する。

2）アキレス腱炎・アキレス腱周囲炎

アキレス腱炎は使いすぎによるオーバーユース症候群のひとつであり、アキレス腱周囲炎は、アキレス腱を覆うパラテノンという薄い膜に炎症を起こした状態をいう。

基本的には使いすぎによる障害であるため、運動量を控えて局所の安静を保ち、腱が修復されるのを待つ。

3）腱鞘炎

腱を包む腱鞘に炎症が起きた状態をいう。腱鞘炎には、手指（バネ指）、手首（典型的な腱鞘炎）、肘（テニス肘）、肩（五十肩）、足首（アキレス腱炎）などがある。

[基本的な処置]

- 患部のアイシングで炎症を抑え、安静を保つ。
- 機械的反復刺激が原因の慢性炎症のため、患部を使わない。

腱のしくみ

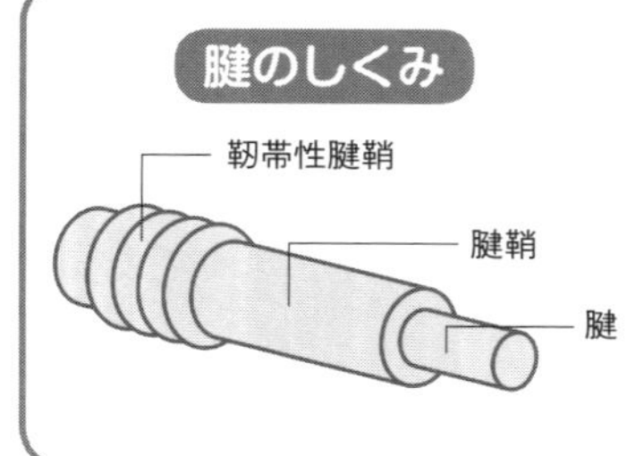

私たちは、筋肉を伸び縮みさせてからだを動かしている。このとき、筋肉が直接骨を引っぱる場合と、筋肉が紐状の丈夫な繊維の束（腱）につながって、遠くの骨を引っぱる場合とがある。

腱には、腱が滑らかに動くために腱を包むカバー（腱鞘）があり、腱鞘の内側には潤滑オイルにあたる滑液が分泌されている。関節などの曲がる部位では、腱が浮きだしてしまうため、靭帯性腱鞘という丈夫な繊維のトンネルがあり、腱はこの中を通っている。

4 関節の痛み

関節に外から強い力が加わったり、関節を無理に動かしたり、同じ動きを繰りかえしたりすることで起こる。スポーツによる関節の痛みは、足首の捻挫や肘の脱臼、突き指などが原因となる。捻挫や脱臼などの関節外傷の後遺症として、関節の痛みが残ることもある。

また、関節の痛みから、大腿骨頭すべり症や、ペルテス病、腰椎すべり症などの関節疾患が発見されることがある。

1）基本的な処置・要受診のめやす

[基本的な処置]

- 患部を安静に保つ。
- 痛みが強いときはRICE処置。

[要受診のめやす]

- 関節部の腫れ、出血がある。
- ぐらぐらと不安定な感じや違和感がある。
- 動かしにくく、動かすと強い痛みがある。

2）学校でみられる関節の痛み

①大腿骨頭すべり症

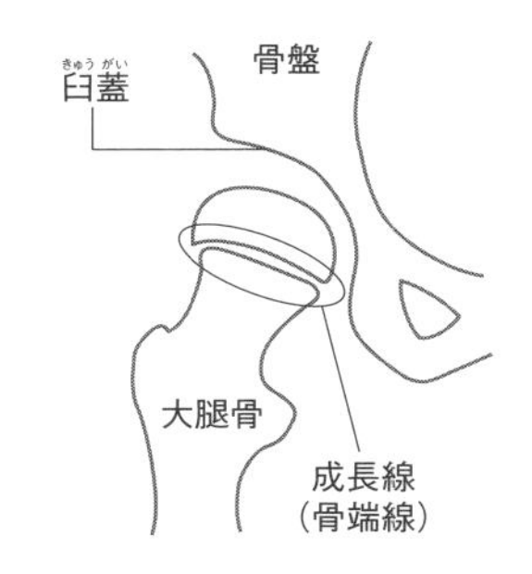

股関節の近くの骨端線がずれて変形するため、痛みや関節の動きの異常、跛行（歩行の障害）が現れる。何となく股関節や大腿部が重くだるい感じが続く「安定型」、ころんだあとから急激に痛みがあり動けなくなる「不安定型」がある。多くは、10代前半の男子に発生している。

②ペルテス病

5〜8歳ごろの男子の股関節に起こる。運動の後で足を引きずったり、股の付け根や太ももを痛がったりする。痛みや引きずりは少し休むととれるが、よくみると太腿の筋肉がやせていたり、あぐらがかけなかったりする。

何らかの原因により、股関節の血流不足によって大腿骨の頭が崩れてくるために起こる。一定期間体重を股関節にかけないでいることが必要となる。

③腰椎すべり症

上下の椎体が前後にずれしまう状態をいう。腰椎がずれることにより、特定の姿勢をとった際に腰椎が脊髄に触れるなどして神経痛が起こり、慢性的な「重だるさ」をもたらしたりするケースが多くみられる。

からだを酷使する機会の多いスポーツ選手によくみられる症状で、中・高生の運動部員にもみられる。

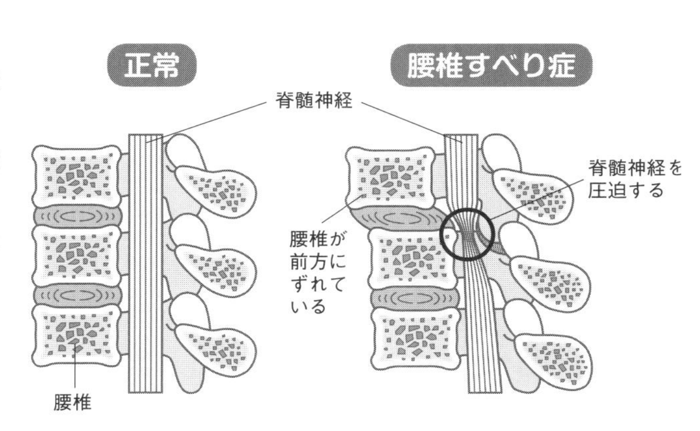

④その他

次の２つは先天性のもので、ある程度の年齢になって症状を自覚することが多い。

●臼蓋形成不全

骨盤骨にある大腿骨を支える臼蓋（大腿骨の頭を受けとめるところ）の形状が不完全なため、股関節痛が起きる。大腿骨と臼蓋がうまく噛みあわず、軟骨に負担をかけることで関節が消耗し、股関節に炎症が起き、関節の痛みを引きおこす。

●円盤状半月板

半月板は、大腿骨と脛骨の間にあり、クッションの役割を担っている。通常は、膝関節の内側（内側半月板）と外側（外側半月板）に、三日月形のへこんだほうを向きあわせて並んでいる。

円盤状半月板は、三日月形ではなく、「半月状」もしくは「満月状」になっている。円盤状半月板があるだけでは特に症状はない。しかし、正常の半月板より厚くて大きいため、半月板が切れたり、関節の中で折れ曲がってはさまったりすると、痛みが出る。

特に、成長期に激しいスポーツをすると、膝の伸展制限や運動後に膝に痛みが出ることで円盤状半月板とわかることが多い。

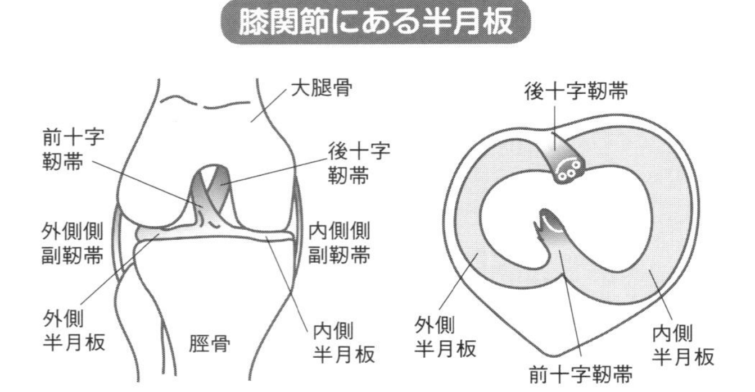

5 成長に伴い起こりやすい痛み

最近は、遊びの中でからだの諸機能を平均的に使いこなす機会が減り、おさないころからサッカーや野球、水泳など、限られたスポーツを専門的に続ける子どもが増えている。

子どもの成長には、骨が先に成長し、筋肉が遅れて成長するという特徴がある。そのため、成長期にからだの同じ部分を酷使すると、一定期間、特定の部位に痛みや変形が起こることがある。代表的なものにオスグッド、野球肘などがある。スポーツの種類により、テニス肘、ジャンパー膝など、痛める部位に特徴がみられる。

1）オスグッド

[症状・ようす]

- 膝の下が痛み、ポッコリと腫れてくる。
- 座ったり走ったりするときに、強い痛みを感じる。

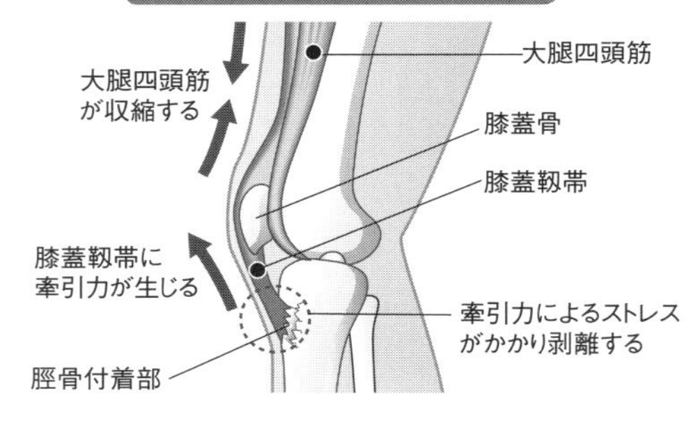

[原因]

成長期には、骨の伸びに筋肉や腱の伸びが追いつかないため、一時的に筋肉の張力が強くなっている。この時期にランニングやジャンプ運動などで、その筋肉がさらに強く縮む機会を繰りかえすと、脛骨付着部分の骨端軟骨が剥離するために起こる。

[基本的な処置]

- 安静第一。自発痛がある場合は、運動を中止する。
- 運動痛があっても運動ができる場合は、運動量を減らして痛みの出る動作を中止する。
- 運動後の痛みには患部をアイシングした後、大腿部・下腿部の筋肉をマッサージする。

2）野球肘

[症状・ようす]

肘のすぐ上の骨や関節、靭帯、肘の内側や外側が痛む。

野球肘が起きるしくみ

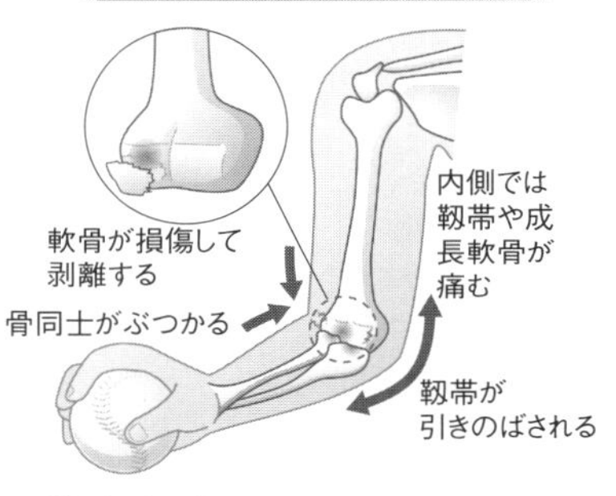

[原因]

ボールを投げる動作を繰りかえすことで起きる。投げすぎによるオーバーユース。

[基本的な処置]

- 安静第一（運動中止）。
- 患部のアイシング。
- 肘の痛み（肘を押すと痛いところがある、いつものようにボールが投げられないなど）が続く場合は、受診して検査を受ける。
- テーピングによって一時的に痛みをやわらげる方法もある。

◎成長期の肘痛は、痛みと重症度が一致しない。
◎痛みは軽いが、検査をすると離断性骨軟骨炎を起こしていることがある。離断性骨軟骨炎になると、1年以上野球ができなくなることもある。

3）ジャンパー膝

[症状・ようす]

膝が痛む。

ジャンパー膝が起きるしくみ

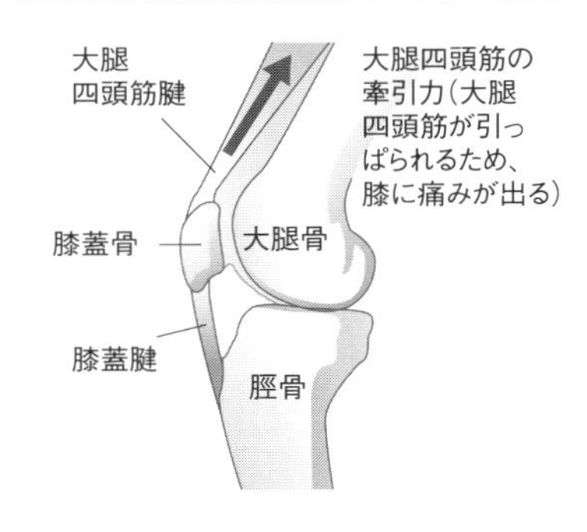

[原因]

- バレーボールやバスケットボールなどで、ジャンプや着地動作を頻繁にしたり、サッカーでキック動作やダッシュなどの走る動作を繰りかえしたりすることで起こる。
- 成長期は、骨の成長に筋肉の成長が追いつかず、一時的に筋肉の張力が強くなっている。そのため運動による筋肉の収縮ストレスが末梢の膝蓋骨周辺に蓄積するために起こる。

[基本的な処置]

- 安静第一（運動中止）。
- 患部のアイシング。
- 大腿前面のストレッチ。

4）シンスプリント

[症状・ようす]

おもな症状は脛の内側の痛みで、脛骨の下３分の１くらいの部位によくみられる。この部位は、筋肉の付着部のため、運動によって筋肉が収縮し脛の骨膜が引っぱられる。筋肉の収縮が続くと引っぱられている骨膜が耐えきれずに炎症が起こり、痛みはじめる。これを「シンスプリント」といい、正式には「脛骨過労性骨膜炎」という。ある一点に集中するような痛みがある場合、その部分での「疲労骨折」を疑う。

初期は、運動時のみ、脛骨にそって不快感や軽い鈍痛を感じる。多くの場合、不快感は運動開始時にあらわれ、そのあと消えて、運動が終了するとまた戻ってきたりする。進行すると、不快感はだんだんひどくなり、運動中はずっと持続するようになる。最終的には、日常生活の動作時も痛みが伴うようになる。

[原因]

- 悪いランニングフォーム。
- 足に合わない、クッション性のないシューズ。
- コンクリートでの走りこみやトレーニング。
- 筋肉の酷使。
- 筋力不足、柔軟性不足。
- 扁平足、回内足。
- Ｏ脚。

[基本的な処置]

- 安静：痛みが強いときは運動禁止。
- アイシング：筋肉に考慮して、痛い骨の部分を中心に冷やす。
  （アイシングについては賛否両論あり、海外では早期から積極的に温める方法も紹介されている。）

下腿骨の疲労骨折が起きやすい部位

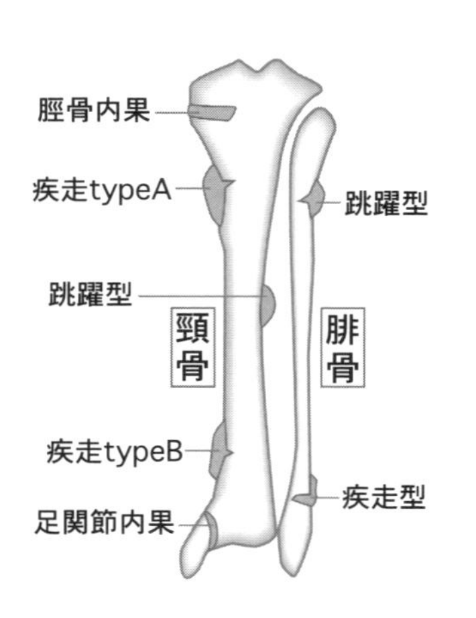

痛いのは骨膜

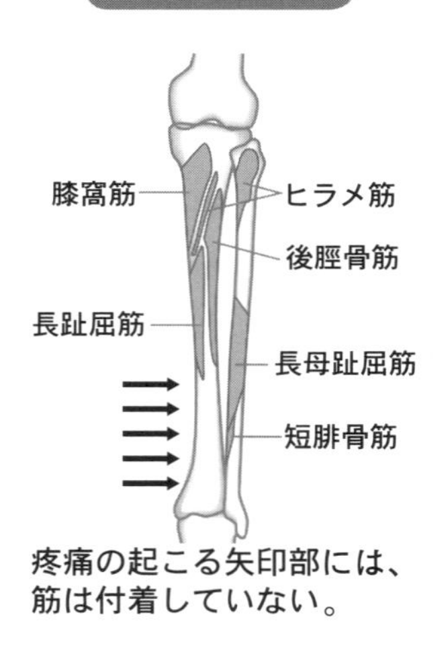

疼痛の起こる矢印部には、筋は付着していない。

骨自体には、痛みを感じる神経がない。骨膜（骨のまわりをおおっている膜）に痛みを感じる神経がある。
シンスプリントのとき、骨を強く押すと痛むので、骨の痛みと思うが、実は、骨のまわりをおおっている「骨膜」に炎症が起こっているため、痛みを発している。

6 子どもの疑問に答える

Q1 準備運動、整理運動はなぜするの？

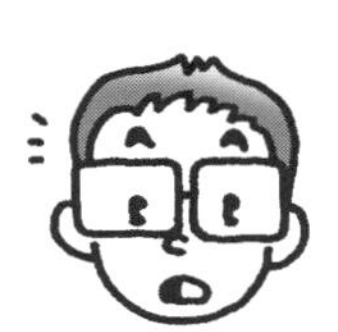

運動の前に準備運動をしたり、終わったときに整理運動をしたりするのは、なぜ？

プロの運動選手は、準備運動やクールダウンの整理運動を必ずやっています。これは、筋肉を守り、ベストコンディションを保つためでもあるのです。

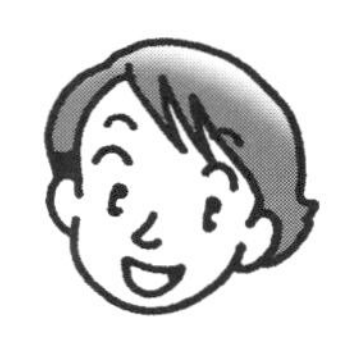

解説 準備運動をすると、体温が上がり、筋肉や関節が温まって、柔軟性が高まり、運動中のケガやスポーツ障害の予防に効果があります。

特に成長期の子どもの場合、筋肉の成長よりも、骨のほうが早く成長するため、筋肉の伸びが追いつかず、その状態で運動をすると、さらに筋肉が収縮して、筋肉を骨につなげている腱や骨の付着部に強い力がかかります。

骨が成長している時期に、運動を繰りかえし行っていると、付着部がはがれ、痛みが出るなどの症状を起こすことがあるため（66ページ「オスグッド」参照）、成長期には、準備運動をきちんと行い、前もって筋肉をしっかり伸ばしておくことが大切です。

準備運動で注意することは、**第一に、決まった型と回数を守り、丁寧に行うこと、第二は、力を入れすぎないことです。**

運動をした後に行う整理運動は、運動で体内に溜った乳酸を分解し、疲労をやわらげることがポイントです。軽いジョギングやウオーキングなどの有酸素運動をできるだけゆっくり行うことが有効です。氷などを使って筋肉の冷却を行うときは、長時間のアイシングで凍傷を起こすことがないように注意が必要です（野球のピッチャーなどが、試合後、酷使した肩をアイシングするのは、筋肉を冷却しているのです）。

有名なアスリートたちは、準備運動、整理運動をすることで、自分の身体のベストコンディションを保ち、ケガ防止に努めています。

Q2 肉離れを起こしたときは、粘着シップを貼ればいいの？

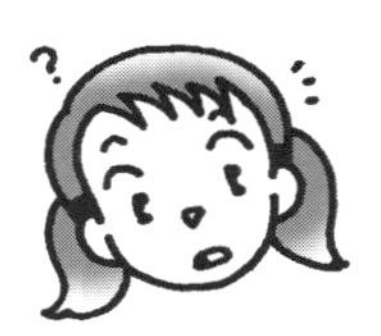

激しい運動をしていて、肉離れが起きたときは、粘着シップを貼ればいいの？

粘着シップを貼るより、いい方法がありますよ。それは、痛い場所を0℃で20分ほど冷やすこと。いちばん安全で効果的な方法が氷水による冷却です。

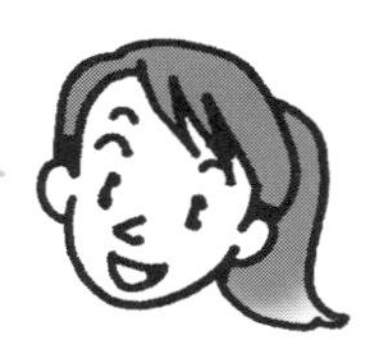

解説 肉離れや捻挫などで保健室に来た子どもたちが、「シップを貼ってくれないの？」「コールドスプレーはないの？」ということがあります。

肉離れや捻挫で痛みが起こるのは、患部の血管が広がって血管内から痛みを出す物質（発痛物質）や炎症を起こす物質（起炎物質）が出て患部に溜り、腫れて痛みが出るからです。ですから、肉離れや捻挫の救急処置は、患部を確実に冷やして血管を収縮させ、発痛物質や起炎物質が患部に溜らないようにすることが大事で、そのためには**「RICE処置」**（157・158ページ参照）を正しく早く行うことが必要です。

痛みを抑える塗り薬や湿布薬は経皮吸収剤と呼ばれるもので、有効成分が皮膚から血液に吸収されることで薬の効果が出るのです。これらの湿布薬は貼った瞬間はひんやりしますが、長時間貼ると患部が温まります。サリチル酸メチル、カンフル、ビタミンEなど血行をよくする物質が入っている商品もありますから、血管拡張によってかえって患部の皮下出血を助長し、痛みや腫れなどの症状を悪化させることもあるので、注意を要します。

インドメタシンを含んだ湿布薬は、血液の中に取りこまれた結果、ぜんそくの症状を悪化させることがあるため、注意が必要です。

コールドスプレーは、深部へのアイシング効果は氷水より低いため、深部を冷却しようとすると長時間至近距離からの吹きつけが必要になります。すると、凍傷を引きおこしたり、アルコールによるアレルギーを起こしたりすることがあります。

以上の理由から保健室では、打撲や捻挫の救急処置には最も安全で効果の高い氷水を使用したRICE処置を実施しているのです。

7 筋・腱を守り、痛みをやわらげるストレッチ

ストレッチは、スポーツや医療の分野において、からだのある筋肉を良好な状態にすることを目的に、その筋肉を引っぱって伸ばすことをいう。静的ストレッチ（伸ばしたままで止める）のほかに、筋肉の伸張・収縮を繰りかえす動的ストレッチ（屈伸をしたり、伸脚をしたり、肩をまわしたり、後ろにそらしたりなど、筋肉を大きく伸縮させること）などがある。

1）ストレッチの効果

動的ストレッチと静的ストレッチは、目的や効果、実施するタイミングなどにちがいがある。

動的ストレッチは、手足を動かし、動きの中で筋肉を伸ばしていくストレッチ方法で、代表例はラジオ体操。ラジオ体操は動きの中で反動をつけることで筋肉に刺激を与え、心拍数を上げて筋肉の可動性を高めることができる。

	動的ストレッチ	静的ストレッチ
目　的	筋肉をほぐし、可動域を広げる。	リンパの流れを良くして老廃物を流す。 筋肉を緩めて関節可動域を広げる。
効　果	ケガの予防・パフォーマンス向上 ・心拍数を上げる。 ・体温を上昇させる。 ・筋肉の可動範囲を広げる。 ・ケガの予防。 ・交感神経を優位にする（精神的にもアクティブになる）。 ・血行促進。	心身のリラックス・疲労回復 ・可動域ギリギリまで伸ばすことで、乳酸などの老廃物を流し、疲労を回復させる。 ・筋肉の可動性の向上・柔軟性の維持。 ・身体的・精神的にリラックスする（副交感神経が優位）。 ＊息を止めて行うと交感神経が働いてしまうので、注意が必要。
動　き	複数方向	単方向
強　度	高い	低い
実施時間	運動前	運動後・就寝前
運動内容	ラジオ体操など	各部位（関節・筋肉）（72・73ページ参照）
注意点 ・呼吸を止めない。　・痛みを我慢して無理に行わない。　・ストレッチしている部分を意識する		

[運動前に適した動的ストレッチ]

まず静的ストレッチで筋肉を柔軟にしてから、動的ストレッチで可動域をさらに広げ、心身のパフォーマンス力を上げていくのが理想的な準備運動だといわれている。

2）注意すること

①無理をしない

無理に筋肉を伸ばそうとすると、筋肉や腱を痛めるおそれがある。ともすれば他人と比較しがちであるが、柔軟性には個人差があり、男女の差もあることを考慮する必要がある。

②温まった状態で行う

筋肉は温度によって柔軟性が異なる。冷えた状態では硬く、適度に温まった状態のほうがやわらかい。筋肉が適度に温まった状態でストレッチを行うことが好ましい。

③リラックスして行う

精神的な緊張は筋肉も緊張させる。また、呼吸を止めると筋肉が緊張する。リラックスして呼吸を続けながら行うほうが効果的。

④ケガをしたときは行わない

たとえば、捻挫や骨折をしたときに行うと、損傷した筋や神経などの組織の炎症を広げる可能性が高いため、行わない。

3）各部位のストレッチ

目的の筋肉をゆっくりと伸ばし、適度に伸びたところでその姿勢を適当な時間保持する。10 ～ 20 秒くらい時間をかけて、ゆっくり伸ばすのがポイント。ストレッチは、筋肉を守り、運動後の痛みを軽減させる。

◎ストレッチは、運動で使用する筋肉を中心に行う。伸ばしているときに、細くゆっくりと息を吐くと、副交感神経による効果と相まって緊張緩和の効果が高まる。ただし、吐いたまま息を止めると交感神経が働いてしまい、よくないので注意が必要。

部位別ストレッチ　灰色の部分の筋肉が目的の筋肉。10～20秒くらい伸ばすことがポイント（呼吸は止めない）。

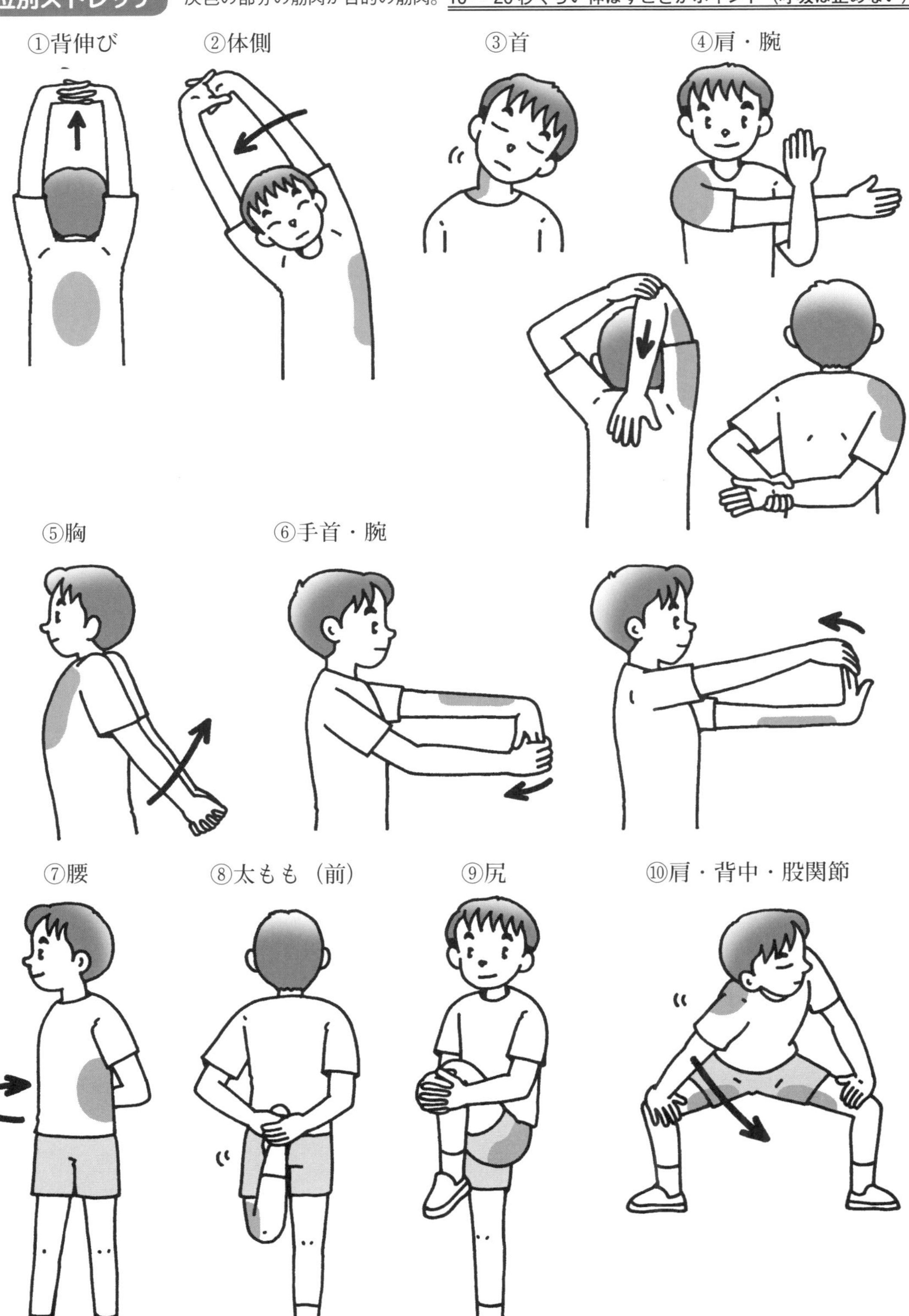

8 子どもの疑問に答える

Q1 筋肉と骨は、どうつながっているの？

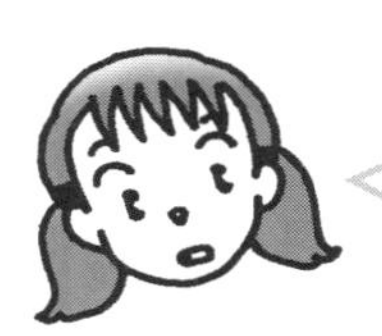

筋肉と骨には、からだを支える大事な働きがあるって聞いたけど、どんなふうになっているの？

骨には骨格筋という筋肉がくっついていて、両端は硬くて丈夫な腱になっています。複数の筋肉が伸びたり縮んだりすることで、からだは思うように動くようになっているのです。

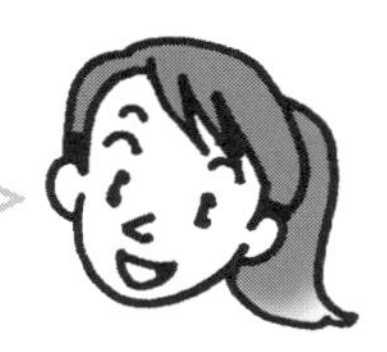

解説 筋肉には、からだを動かす骨格筋、内臓や血管をつくる平滑筋、心臓をつくる心筋の３種類があります。

運動や姿勢を保持する働きをする骨格筋は、紡錘状の形をしていて、両端の細い腱で骨にしっかりくっついています。骨と骨をつなぐ役目をしているのが関節です。筋肉･骨･関節が連携してからだを動かすと、筋肉の複数の筋繊維が伸びたり縮んだりするため、からだは思うように動くのです。

腕の筋肉と腱、関節

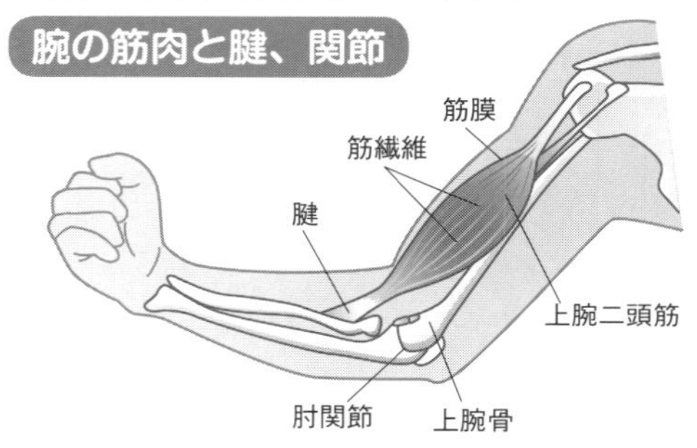

Q2 筋肉は、使うとどうして丈夫になるの？

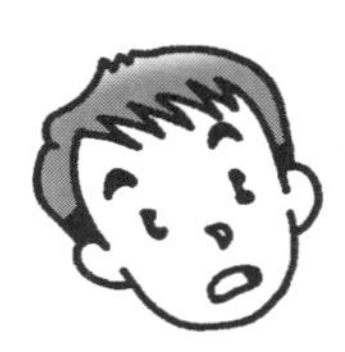

筋肉は使えば使うほど丈夫になるって本当？

「筋肉がつく」というのは筋繊維が強く太くなることをいいます。運動をすると筋繊維が一時傷つきますが、修復過程で強くなり、結果的に筋繊維が太くなるのです。

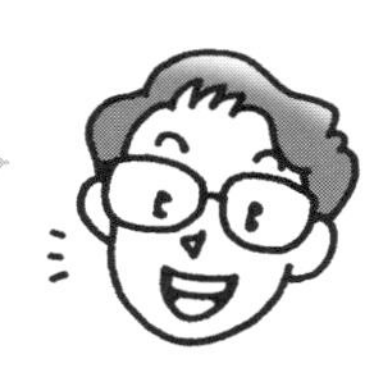

解説 筋肉は直径約 10 分の１mm という細い筋繊維が寄りあつまって、束になっています。筋繊維の間には血管が通っていて、栄養を届けています。

筋繊維は運動することで太く強くなります。つまり、からだを鍛えることで筋肉は太く丈夫になるのです。

運動で筋肉は丈夫になりますが、食事や休養が必要なのはいうまでもありません。食事では、たんぱく質をしっかりとることが、筋肉を丈夫にするうえで大切です。

筋肉のつくりと腱

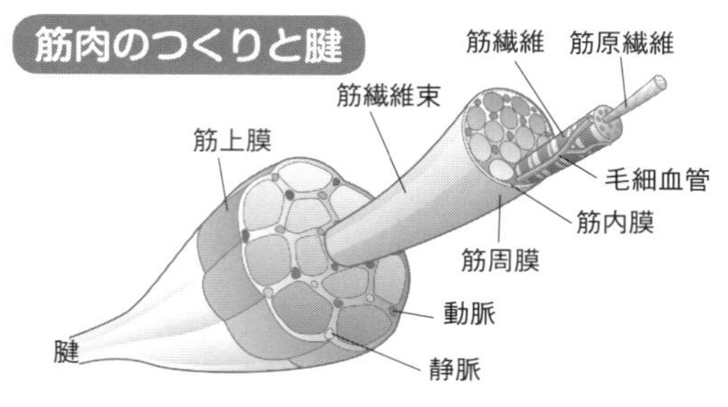

9 「ヒヤリ」「ハッ」とした事例から

●小学生で疲労骨折が起きる

小学6年生女子。

本人は陸上部で、短距離走の選手として、陸上記録会のために、1日に20回以上にもおよぶダッシュ練習を連日繰りかえし行っていました。そのうち、左膝下から足首にかけて痛むようになってきました。

本人は「連日の練習で筋肉痛になったかな？」「オスグッド？」と思っていましたが、痛む部位が今までとちがっていることや、繰りかえし痛むことが気になり、受診しました。受診の結果、担当医から疲労骨折と診断されました。

●学んだこと

痛みは、「ちょっとやりすぎていますよ」「やり方に無理がありますよ」という警告です。しばらくようすをみてもいい痛みなのか、練習を短くすべき痛みなのか、練習方法を見直したほうがよいのか、一定期間休養をとったほうがよいのか、という専門的な判断が必要とされます。

海外での指導にみられるように、しっかり休む日をもうけたり、やりすぎたりしないように、指導者も配慮することが必要です。

●高校入学後、久しぶりの運動でシンスプリントに

高校1年生女子。

中学3年の夏にバスケット部を引退し、その後は高校受験のため、あまり運動をしていませんでした。高校に入学し、あこがれていたチアリーディング部に入部し、張りきっていましたが、しばらくして、脛のあたりが痛くなりはじめました。慣れないダンスのせいかもと、少しガマンして運動していましたが、その後ふくらはぎの内側も強く痛むようになり、受診したところ、シンスプリントと判明しました。

●学んだこと

シンスプリントとは、正式名称を「脛骨過労性骨膜炎」といい、骨膜の炎症により、痛みが生じます。ダンス競技や陸上競技などの、ジャンプ動作の繰りかえしや、マラソンなどの長距離ランニングなどにより引きおこされます。ガマンをして続けていると疲労骨折になったり、別の場所を傷めたりすることもあります。再発も多いため、無理せずに、練習を休んで、治療に専念できる環境を整えることが大切です。

●変則シューズがまねいた足の痛み

小学生男子。

靴が原因とみられる頻繁な靴ずれや、かかと、足首などの痛みを訴える子ども、また、登校後すぐに足の痛みを訴える子どもが多いことに「なぜだろう？　何かあるのかな？」と、ふだんから気になっていました。

そのようなおり、ある研修会において皮膚科の医師から、靴底の厚さが内側と外側でちがっていて、カーブが速く走れるという変則シューズがもたらす、足への負担についての講義がありました。そして、「変則シューズは、長距離歩行や、直線走行時にかかと周辺や足首に負担がかかって疲れやすく、靴ずれや膝下外側の筋の痛みを訴えることもある」との指摘がありました。

研修会で学んだ内容から、子どもたちの訴えに変則シューズが関係あるのではないかと考え、校内で子どもたちの靴の調査をしてみました。その結果、変則ラバーの靴を多数の児童が履いていることと、このタイプの靴を履いていた子どものなかに、痛みを訴えている児童が多くみられたことがわかり、関連性を強く感じました。

●学んだこと

痛みの訴えをそのままにせず、おかしさはどこからきているのか、訴えを丁寧に聴きとり、原因を考えることが大切です。

また、子どもたちの実態を保護者に伝え、一緒に取り組んでいくことも大切なことです。

学校生活では、校舎内は上履きを使用するため、痛みは出にくいという特徴があり、見過ごされやすいという一面もあります。

子どもたちの実態を生活指導部で話し合い、日常生活での靴の問題点について、「ほけんだより」や「生活指導だより」で注意を呼びかけることにしました。

そして、目的に応じた靴を履くことや、複数の靴を取りかえて履くことをすすめ、保護者に子どもの靴の大切さを考えてもらう機会としました。

5 鼻出血

鼻出血の大部分は、鼻中隔の前方にあるキーゼルバッハ部位からです。キーゼルバッハ部位には毛細血管がたくさんあり、表面は薄い粘膜に覆われています。鼻の入り口にあるため、指でひっかいたり、ものがあたったりすると、傷つきやすく、出血することが多いのです。

1 鼻出血の止め方

1）鼻出血を止める手順

①楽な姿勢で椅子に座る。顔はやや下向きにし、あごをひき、自分の親指と人さし指で小鼻をしっかりつまむ。息は口でするように声をかける。ティッシュペーパーやハンカチなどをあてながら、小鼻をつまんでもよい。

②どちらの鼻から出血しているかを確かめてから、出ているほうの小鼻を鼻の骨にあて、押しつける。

③ 10 ～ 15 分ほど押しつづける。このとき、喉に流れこんだ血液は飲みこまないように、ティッシュペーパーなどに吐きだす。首すじをしめつけるような服を着ているときには、ゆるめる。

◎血液によって病気が感染することがあるので、鼻出血の救急処置や血の始末は本人が行うことが原則。

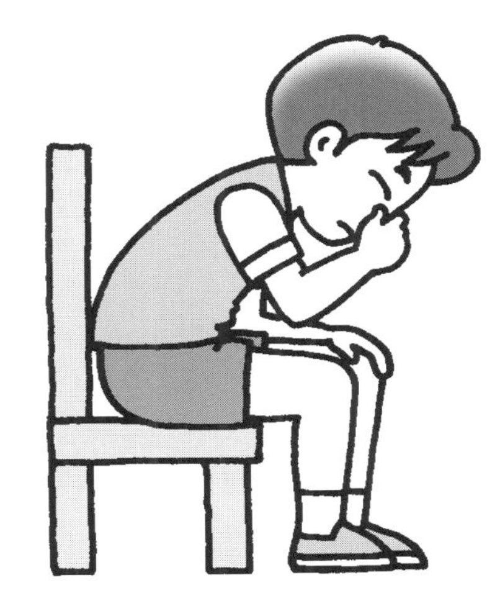

顔を下向きにし、
自分で鼻をつまむ。

豆知識

鼻出血の原因

キーゼルバッハ部位（78 ページ参照）からの出血のほか、頭部外傷、副鼻腔炎、アレルギー性鼻炎、鼻腔内の腫瘍、動脈硬化、高血圧、肝機能障害、血友病、白血病、自律神経の失調などの内科的な病気、月経代償性などで起きることがあります。

2）なかなか止まらないときは

①冷たいタオルや氷のうなどで鼻と、両側の頸動脈を冷やす。

②氷を口にふくむ。

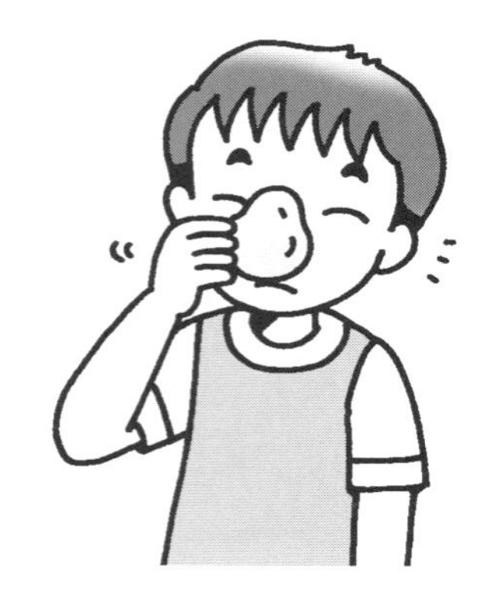
冷やすと、鼻の周りの血管が収縮するので、効果的。

3）やってはいけないこと

①首を後ろにそらさない。首を後ろにそらすと、鼻血を飲みこんでしまい、気分が悪くなって吐いてしまうことがある。

②ティッシュペーパーを鼻につめて、鼻栓にしない。取るときに鼻を傷つけてしまうことがある。つめる場合は、鼻栓の先にワセリンを塗り、まわしながらつめるとよい。ワセリンは鼻栓の表面を滑らかにするので、鼻に入れやすく､取りやすい。鼻粘膜にもやさしい。

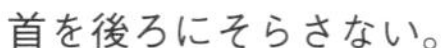
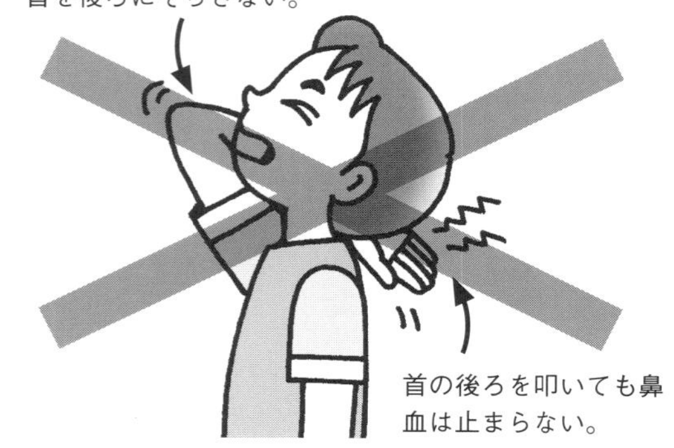
首を後ろにそらさない。
首の後ろを叩いても鼻血は止まらない。

2　要受診のめやす

- 救急処置をしても、30 分以上鼻出血が止まらないとき。
- 鼻出血が大量のとき。
- 目から出血したり、耳が痛くなったりしたとき（79、81 ページ参照）。
- 鼻出血に加えて、頭痛や吐き気、気分の悪さ、ショック症状など、一般状態がよくないとき。

◎頭を強く打った後に、鼻や耳から出血することがある。サラサラした鼻血は頭蓋底骨折の疑いがあるので、至急救急車を要請する。

キーゼルバッハ部位

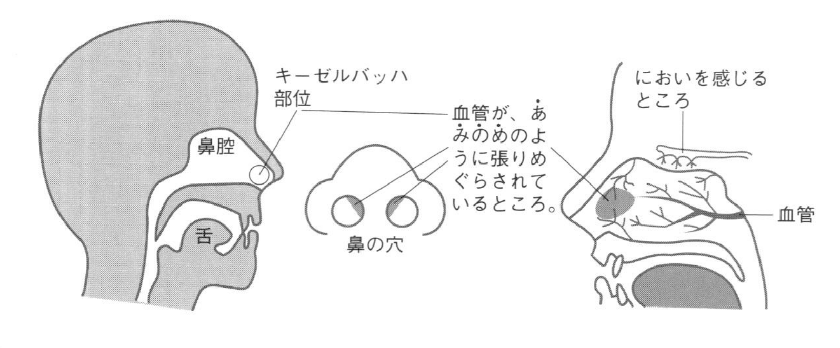

鼻中隔の前方にあり、鼻に指を少し入れたとき（1㎝くらい）、指先で触れることのできる中央の硬い部分である（鼻翼の下から触って鼻骨の触れるあたり）。

子どもの鼻出血の大部分は、キーゼルバッハ部位からの出血である。

3 子どもの疑問に答える

Q 鼻血がたくさん出ると、涙も赤くなるって本当？

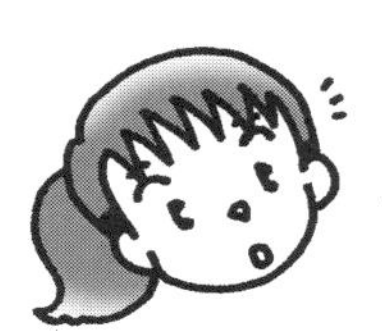

鼻血がたくさん出ると、赤い涙が出るって聞いたけど、本当なの？

鼻と目は細い管でつながっています。だから、涙ではなく鼻血がその管を通って目からあふれでることがあるのですよ。

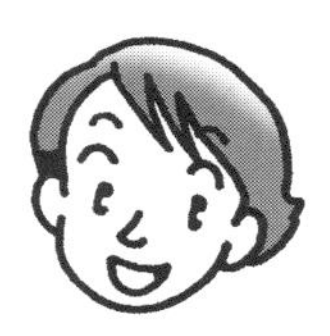

解説 目と鼻は、鼻涙管、涙小管という細い管でつながっています。ふだん、目では常に涙が涙腺から分泌されています。泣いて涙がたくさん出ると、まぶたからあふれでますが、涙小管、鼻涙管を通って鼻腔にも流れこんできます。

鼻血がたくさん出ると、ごくまれにですが、涙とは逆の流れで、鼻涙管、涙小管を通って目にあふれでることがあるのです。また、鼻と耳も耳管でつながっているので、鼻血がたくさん出ると、耳管を通って中耳に達して耳が痛くなることもあるのです（81ページ参照）。

鼻と目は鼻涙管・涙小管でつながっている

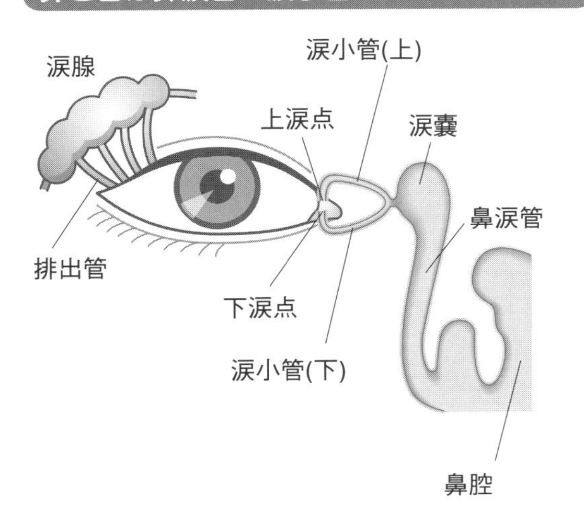

鼻と耳は耳管でつながっている

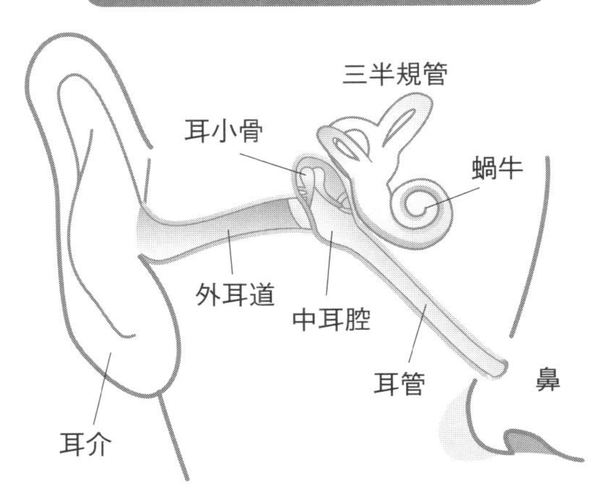

4 「ヒヤリ」「ハッ」とした事例から

①よくある事例

●鼻血を繰りかえす

小学３年生男子。

家では起きたときによく鼻血が出るとのことでした。学校でもときどき出ますが、出血量も少なく応急手当てをすると、ほどなく止まっていました。しかし、あまり繰りかえすので、耳鼻科の受診をすすめました。

その結果、鼻炎があって鼻血が出やすくなっていたことと、鼻が気になり、すぐ鼻をいじるくせがあったことがわかりました。耳鼻科に通って治療をすることで、鼻炎がよくなるとともに、鼻もいじらなくなり、鼻血を出すことがなくなりました。

●学んだこと

鼻血を繰りかえす場合は、子どももつらいので、原因を子どもや保護者とともに考えて、対策を講じることが必要です。

鼻炎のせいで鼻血が出やすくなっているうえに、鼻をいじって鼻血を繰りかえすことがあるので、鼻炎の治療をしっかりすることが大事です。

●鼻血がなかなか止まらない

中学１年生男子。

陸上記録会で競技場に行き、短距離走、リレーに出場しました。昼食も終わり、帰り仕度をしていたときに鼻血を出したので、救護室で応急手当てをしました。なかなか止まらず、冷たいタオルで鼻を冷やすなどして、15分くらいしてからようやく止まりました。

止まるのに時間がかかったため、帰宅後受診をすすめました。ふだんから特に鼻血を出しやすい生徒ではなかったものの、今回はなかなか止まらなかったので、鼻の疾患だけでなく他の疾患も考えました。

結果は鼻の粘膜がうすくなっていて鼻血が出やすくなっていたからで、特にほかの病気のおそれはないということでした。

●学んだこと

特別な疾患がなくても、運動などをした後には、鼻血が止まりにくい生徒がいます。校外での活動の場合には、そういったことも想定し、救急用品を準備しておく必要があります。

落ち着いて手当てをするとともに、ほかの病気がないかどうかを確かめるために、本人への丁寧な指導と事後の家庭連絡が欠かせません。

②特殊な事例

●大量の鼻血は月経の代償

高校２年生女子。

授業中に鼻血が出て保健室に来ましたが、なかなか止まらず、洗面器で受けるくらい多量に出ました。鼻血が治まったのち、安静にして、体温・脈拍・血圧測定などを行い、睡眠・食事・排便・体調などを尋ねました。特に具合が悪いところはなく、とても落ち着いていました。ただ、月経の時期だが、出血は少量だという話がありました。

内科的な疾患を考え、受診をすすめ、医療機関でいろいろ検査を受けましたが、これといった病気はみあたりませんでした。ちょうど月経の時期だったので、非常にまれではあるが月経代償性の鼻血ではないかということでした。

●学んだこと

原因がわからない大量の鼻血にはめったに遭遇しません。月経代償性の鼻血があるとは本で読んだことはありましたが、実際に遭遇すると驚きます。

本人の状態がよければ、あわてずに落ち着いて救急処置をしながら、バイタルサインをしっかりつかむこと、生活のようすを聞くときには、月経の周期や特徴についても聞くと、参考になります。

●大量の鼻血と耳の痛み

小学２年生女子。

ある日、日頃から鼻血を出しやすい子が、「また、鼻血が出た！」と来室しました。いつものように小鼻を圧迫し、同時に眉間部から鼻部を冷却し、止血を行いました。

10分経過しても止血せず、急に「耳が痛い！」と泣きだしました。そのとき、目からあふれる涙が血液の色に変わってきました。出血量が多いため耳管に逆流して中耳を刺激し痛みが出ている、同時に鼻涙管から出血液が逆流したと判断。直ちに、耳鼻科を受診し、鼻腔タンポンによる止血処置を受けました。

●学んだこと

大量の鼻出血の場合、鼻は耳や目とつながっているために、耳が痛くなったり、目から血が出たりすることがあるということを、この事例で再確認できました。このような場合、今、起こっていることはどういう状況なのかを伝え、不要な不安を取りのぞきながら受診させることが大事です。

6 熱傷（やけど）

やけどは、火や熱湯などの高温の気体や液体によって、皮膚の組織が壊され、本来もっている防御機能が失われてしまった状態をいいます。

手当ては、やけどの程度によって異なってくるので、程度を見分けることが大切です。

1 基本的な処置

- １秒でも早く、水で冷やす。
- 水疱（水ぶくれ）は破らない。
- 衣服や靴下は脱がさないで、そのまま、水で冷やす。
- 冷やしたのち、清潔なガーゼやタオルで患部を保護する。

◎やけどは、時間がたっても皮膚の組織の破壊は進行する。患部を水で冷やすと痛みが軽くなるばかりでなく、進行が止まり、治りもよくなる。１秒でも早く、長く、水で冷やすことが大事。

◎水で冷やすめやすは、水道水を出しっぱなしにして５分以上、15 ～ 20 分程度。

◎水ぶくれを破ると、細菌感染を起こしやすくなる。水ぶくれの中の液体は滲出液で、傷を治すために大事なものがたくさん集まっている（29 ページ参照）。

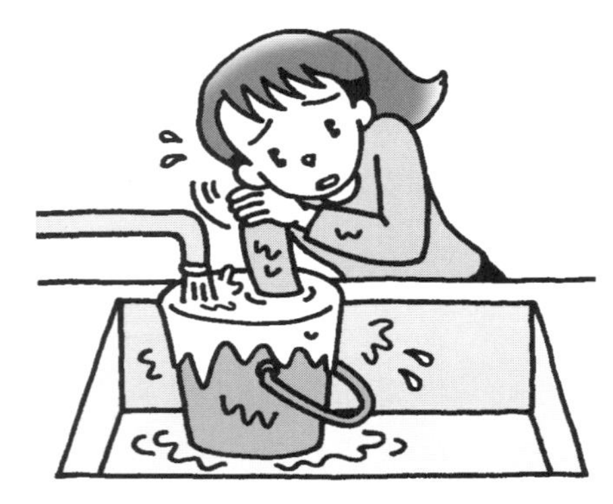

やけどをしたら、すぐ、水で冷やす。

2 要受診のめやす

やけどが軽いか重いかは、やけどの広さと深さで決まる。水で冷やしながら、やけどの部位、皮膚の状態、範囲を素早くチェックする。

次の①～⑥の観点からチェックし、ひとつでも該当すれば受診する。

①やけどの範囲が大人の手のひらより広い。

②水ぶくれがある。

③痛みが強い。

④皮膚が白くなっていたり、黒くなっていたりする。

⑤やけどの部位が、顔、手、指、足首から下、性器の場合。

⑥低温やけどのとき。

3 こんなときは要注意

- 顔、手、指、足首から下、性器のやけどの場合は、後遺症につながるおそれがあるので専門医（皮膚科、形成外科）を受診。
- 低温やけどは、見た目は大丈夫そうでも、深いやけどの場合が多いので、必ず受診する。
- 広範囲のやけどは、救急車を要請し、感染を防ぐために清潔なシーツや清潔なビニール袋、市販のレスキューシートやラップなどで覆い、救急車の到着を待つ。

4 熱傷（やけど）の程度と皮膚のようす

第Ⅰ度	第Ⅱ度	第Ⅲ度
皮膚が赤くなり、ヒリヒリ痛む。	水ぶくれができ、痛みが強い。	皮膚が白くなったり、焦げて黒くなったりしている。痛みは少ない。
• 表皮のやけどで、赤くなり、ヒリヒリ痛む。 • 熱感はあるが、水ぶくれはない。 • 数日で治る。 • 跡は残らない。 • 日焼けもここに含まれるものが多い。	• 表皮から真皮にかけてのやけどで、焼けるような痛みと灼熱感がある。 • 知覚が鈍ることもある。 • 赤く腫れるだけでなく、水ぶくれができたり、皮膚がただれたりすることもある。 • 真皮までやけどしていると、水ぶくれの下が白くなっていることがあり、跡が残りやすい。	• 真皮やその下の皮下組織までやけどしている状態。 • 皮下組織まで進んでいると皮膚が白くなったり、炭のように焦げて黒くなったりしている。 • 神経が損傷しているので、痛みは少ないが、重傷である。

5 熱傷面積と重症度

1）重症度の把握は成人と幼小児で異なる

成人の場合、第Ⅱ度以上の熱傷面積（やけどで損傷した体表面積）が40％以上で生命の危機があり、20％以上で重症化する。しかし、幼小児の場合は、第Ⅱ度以上の熱傷面積が30％以上で生命の危機があり、10％を超えると重症化するため、すみやかに医師の手当てを受ける必要がある。

2）計測の方法

第Ⅱ度、第Ⅲ度の場合は、熱傷面積を計測し、重症度を把握する。熱傷面積を大まかに計測する方法は、手掌法、９の法則、５の法則がよく知られている。

①手掌法

- 成人に適用する。
- 手のひらの面積を全身の面積の１％として計算する。

②９の法則

- 成人に適用する。
- 各部に割りあてられている％をもとに計算する。

頭部		9％
体幹	前面（胸・腹部）	18％
	後面（背・臀部）	18％
腕	右腕	9％
	左腕	9％
脚	右脚	18％
	左脚	18％
陰部		1％

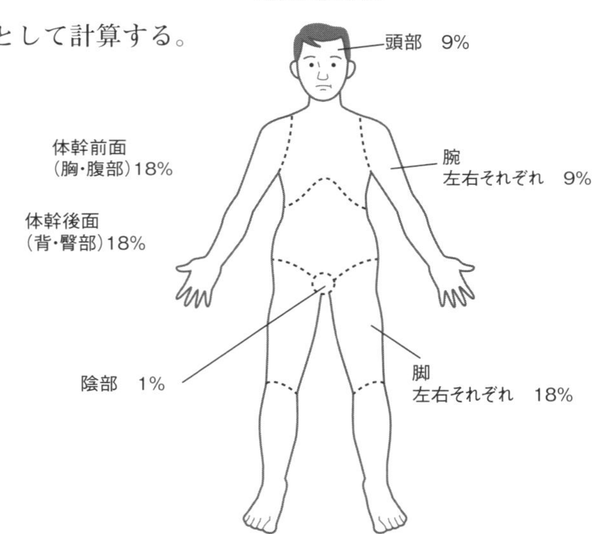

③５の法則

- 幼児・小児に適用する。
- 各部に割りあてられている％をもとに計算する。

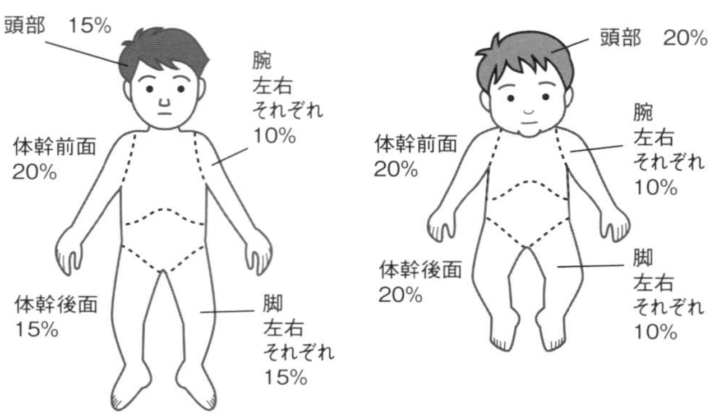

6 熱傷（やけど）の分類

分類		原因・傷害の程度・処置
温熱熱傷	高温によるもの	[原因] ・火や蒸気、熱湯など。 [傷害の程度] ・皮膚に受けた熱の温度と、熱を受けた時間によって決まる。 ・45℃以上の温度で熱傷になる。45℃の場合は1時間、70℃の場合は1秒で組織の破壊がはじまる。 [処置] ・82ページ「基本的な処置」参照。
	低温によるもの（低温熱傷・低温やけど）	[原因] ・湯たんぽ、携帯カイロ、電気カーペット、こたつ、あんか、パソコンのキーボードなど、熱源になるものに長時間接触して起きる。 ・44℃以下の熱源でも起きる。 [傷害の程度] ・発赤や水ぶくれの形成だけにみえても、深部に深い損傷をおっていることが多い。 [処置] ・重症になりやすいので、必ず受診する。
	気道熱傷	[原因] ・火災などで高温の気体やススを吸いこみ、上気道や気管に損傷を受けて起きる。 [傷害の程度] ・熱傷をおった気道は、徐々に浮腫を起こして狭くなり、呼吸ができなくなるため、非常に危険である。 [処置] ・外見からはわかりにくいので、直ちに医療機関を受診する。
化学熱傷		[原因] ・酸、アルカリなどの化学薬品による損傷。 ・化学物質にさらされて、体表の細胞の機能が失われる。 [傷害の程度] ・数時間にわたり徐々に組織が壊死する。 [処置] ・できるだけ早く、15～20分以上水で洗いながし、すぐ受診する。 ・水溶性が低い薬品でも、洗いながすと付着物の濃度が下がるので、傷害の拡大を防ぐことができる。 ・呼吸器がおかされたときは、直後に症状があらわれなくても、数時間後に肺水腫となり、致命的になることがあるので、軽度でも医療機関を受診する。
日光による熱傷（日焼け）		[原因] ・太陽光線に含まれる紫外線をあびることで起きる損傷。 [傷害の程度] ・皮膚細胞が炎症を起こしたり、破壊されたりする。 ・多くは第Ⅰ度の熱傷程度で、赤くなってヒリヒリ痛む。 ・あびた時間が長かったり、範囲が広かったりすると、第Ⅱ度の熱傷になり、

分　類	原因・傷害の程度・処置
	重症になることもある。 [処置] ・冷水シャワーをあびたり、保冷剤や氷などで冷やしたりする。 ・日焼けした部分のほてりがおさまるまで冷やしつづける。 ・日焼け後、いつまでも痛んだり、水ぶくれができたり、頭痛や吐き気などの全身症状が出たりしたときは、皮膚科などの専門医を受診する。 ・極度に日焼けすると、衰弱し、入院することもあるので、注意が必要。
電撃傷	[原因] ・雷や電流による損傷。 ・交流電源（一般の電源）は、直流電源（バッテリーなど）より危険度が高い。 [傷害の程度] ・重症度は、電圧、電流、伝導体への接触時間によって決まる。 ・筋や血管の損傷、心停止のおそれがある。 ・絶縁後も進行性壊死を起こす。 [処置] ・おもに深部の組織を損傷するため、外見から重症度を判定するのは困難なので、直ちに医療機関を受診する。
放射線熱傷	[原因] ・放射線による損傷。 [傷害の程度] ・高線量の放射線を受け、皮膚の細胞や血管が傷害され、熱傷に似た症状になる。通常の熱傷とは異なり、皮膚組織の深部の細胞まで損傷する。また、細胞の DNA 障害が起きるので、長期にわたって炎症や壊死を起こす。 ・1986 年に旧ソ連（現在のウクライナ）で起きたチェルノブイリ原発事故では、消火活動を行った消防士にみられた。 ・2011 年に起きた福島原発事故では、作業員が高線量の放射性物質が含まれた水に足をつけ、損傷を受けている。 [処置] ・直ちに総合病院を受診する。

豆知識　雷が鳴りはじめたら

校外や野外で活動するときは、落雷の被害にあわないように、事前に退避する場所（建物やバスなど）を確認し、緊急時に参加者全員がすみやかに行動できるようにしておきます。

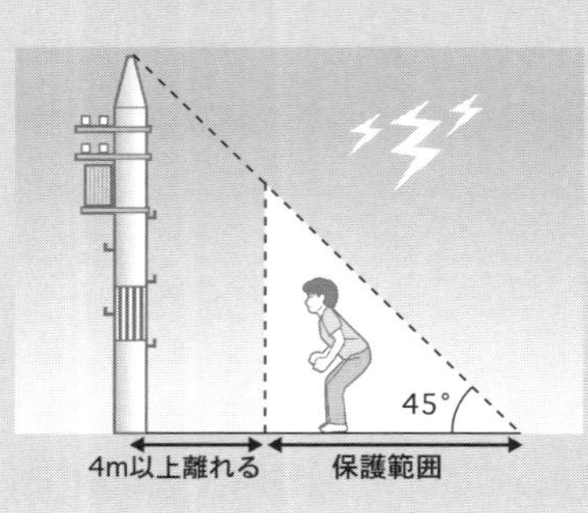

近くに安全な空間がないときは、電柱などの高い物体のてっぺんを 45° 以上の角度でみあげる範囲内で、その物体から 4 m 以上離れたところ（保護範囲）に退避する。そして、姿勢を低くする。

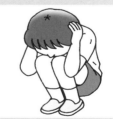

逃げこむところがないときは、両足をそろえてしゃがみ、前かがみになって耳の穴を親指でふさぎ、残りの指で頭をかかえてさげ、雷雨の通過を待つ。

参考資料：「安全対策 Q&A」（日本大気電気学会）

7 子どもの疑問に答える

Q1 水ぶくれの正体は、何？

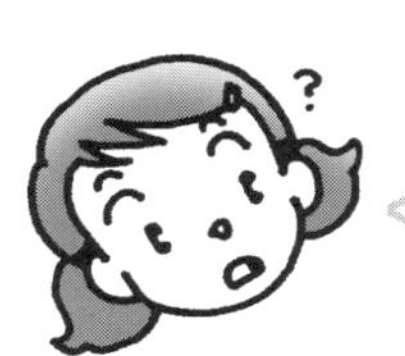

やけどをして、水ぶくれができた！
つぶしたほうがいいの？

水ぶくれの中の液体は、傷を治すための大切なものです。つぶしたり、破ったりしないように、ガーゼなどで保護しておきましょう。

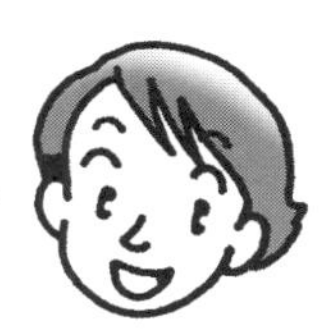

解説 水ぶくれは、やけどによる損傷が、真皮まで達した状態のときに起こります。 真皮には、表皮にはない毛細血管が通っています。やけどをすると、この毛細血管の一部が傷つけられ、滲出液が出てきて、傷つけられた真皮の中に入りこみ、水ぶくれをつくるのです。

滲出液には、細菌をやっつけるマクロファージや好中球、皮膚を修復する役目の繊維芽細胞などが入っています（29ページ参照)。やけどで傷つき、細菌に対して無抵抗になった皮膚を修復するために、水ぶくれをつくり、からだを守っているのです。ですから、水ぶくれをつぶしたり、破ったりして、滲出液を出してしまうと、細菌の感染が起こったり、皮膚の再生が妨げられたりします。

水ぶくれは、やけどが治るにしたがい、だんだん小さくなり、やがてからだに吸収されてなくなってしまいます。もしつぶれてしまったら、受診が必要です。

大きな水ぶくれが破れた場合、破れた皮膚をそのままにしておくと、化膿のもとになるため、できるだけ除去する必要があります。

Q2 酸やアルカリでやけどをしたときは、どうすればいいの？

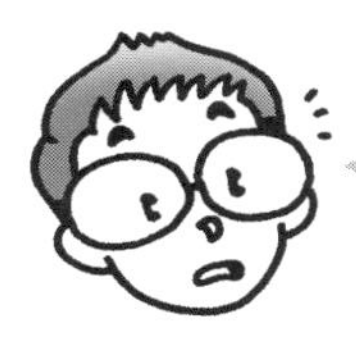

理科の実験中、薬品が手にかかったけど、大丈夫かな？

化学薬品は、数時間後に症状が出ることがあるから、水でよく洗いながした後、受診してくださいね。

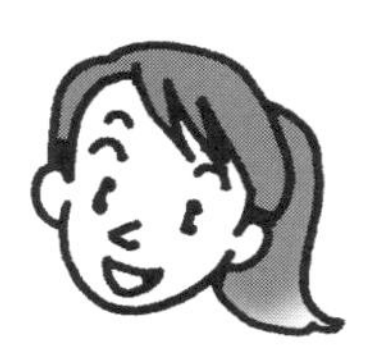

解説 酸やアルカリなどの化学薬品による傷害は、重症度がわかりにくく、見た目で判断するのは危険です。理科の実験で化学薬品が皮膚にかかったときは、直ちに流水で15～20分以上丁寧に洗ってから、受診する必要があります。

酸とアルカリでは、一般的にアルカリのほうが重症化しやすいとされています。それは、アルカリが脂肪を酸化させたり、たんぱく質の溶解を起こしたりして、皮膚の深部まで入りこむためです。

Q3 紫外線はからだにどんな影響を与えるの？

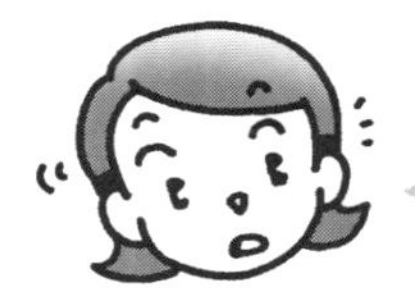

紫外線をあびすぎると、からだによくないの？

紫外線は、日焼けを起こしたり、がんや目の病気を引きおこしたりすることがあるので、あびすぎないようにすることが大切です。

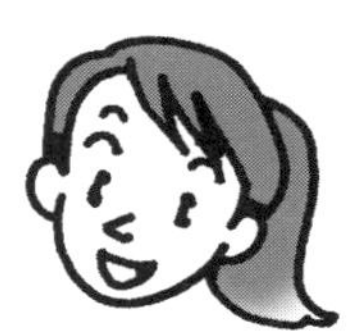

解説 紫外線は太陽から地球に届く光の中に含まれ、見ることも感じることもできない光線です。太陽の光の中に含まれる紫外線は、わずか5～6％に過ぎません。しかし、体内でビタミンDをつくりだしたり、ふとんや洗濯物などに付着した微生物をやっつけ、殺菌したりしてくれる有益な働きもある一方で、この光をあびることで、私たちの身体にさまざまな変化を引きおこすので、注意が喚起されています。

いちばんよく知られているのは、海水浴や登山で皮膚が真っ赤になり、ヒリヒリする日焼けです。また、一部は皮膚の奥深くまで入りこんで皮膚のDNAに傷をつけ、その結果皮膚がんを起こすと危惧されていたり、皮膚の老化を早めたり、目の奥に入りこんで白内障を引きおこしたり、免疫力を低下させたりするなどのデメリットもわかってきたのです。

近年、フロンの一種のクロロフルオロカーボンなどによりオゾン層の破壊が起きています。特に南半球で破壊が増大しています。オゾン層の破壊でオゾンホールが発生し、紫外線がとても高いレベルで地上に届くため、人体におよぼす危険性が懸念されています。

現在、世界保健機関（WHO）では、次のように示し、子どもが紫外線をあびすぎないようにと訴えています。

1. 子ども時代は細胞分裂も激しく、成長が盛んな時期であり、大人よりも環境に対して敏感である。
2. 子ども時代（18歳未満）の日焼けは、後年の皮膚がんや眼のダメージ（特に白内障）発症のリスクを高める。
3. 生涯にあびる紫外線量の大半は18歳までにあびる。
4. 紫外線被ばくは、免疫系の機能低下を引きおこす。
5. 子どもたちは室外で過ごす時間が多いため、太陽光をあびる機会が多い。

子どもたちを、紫外線から守るために、日差しの強いときには首筋まで覆うような帽子や長袖の着用、UVカットクリームなどの有効活用、プールサイドでは、日よけテントを用意するなどの対策が必要になるのです。

紫外線が影響していると考えられている病気

急性のもの
- 日焼け
- 雪目（紫外線角膜炎）
- 免疫機能の低下

慢性のもの

●皮膚への影響
- しわ
- しみ、日光黒子
- 日光角化症、悪性黒子
- 皮膚がん

●目への影響
- 白内障
- 翼状片

首筋まで覆う帽子の例

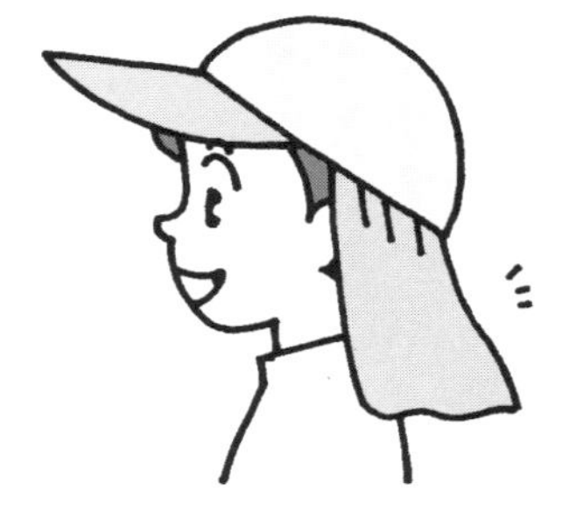

8 「ヒヤリ」「ハッ」とした事例から

●身近なもので起きるやけど

①冷めていないアイロンに触って

小学６年生女子。

家庭科でエプロンをつくっていて、仕上げで使ったアイロンを冷ましていたとき、「もういいかな」と触ってしまい、人さし指と中指にやけどをしました。

すぐに水道水で 15 分くらい冷やしました。水ぶくれはなかったのですが、まだ痛みがあったので、その後も保冷剤でしばらく冷やし、痛みが軽減してから保湿剤を塗り、バンソウコウで保護しました。翌日にはほぼ治っていました。

②お椀にもったみそ汁をこぼして

小学５年生男子。

家庭科の調理実習のとき、できたてのみそ汁を飲もうとして手がすべってお椀を落とし、左手にやけどをおいました。

すぐに流水で痛みがとれるまで 20 分近く冷やしたので、少し赤くはなっていましたがほどなく治りました。

汁ものは塩分を含んでいるので冷めにくく、器にもったあとでも皮膚にかかればやけどをします。「みそ汁の扱いには十分注意するように、授業のはじめに指導をしてあったが、直前に再度注意しておけばよかった」と、後で担任の先生から聞かされました。

③理科の実験でやけど

小学５年生男子。

理科の実験で、アルコールランプを使って試薬の入った試験管を熱していたとき、よそ見をしていて、アルコールランプの火に一瞬触れてしまい、親指にやけどをおいました。

すぐに流水で冷やしましたが、皮膚が白くなっていたので、ビニール袋に入れた氷水で冷やしながら皮膚科を受診しました。

「火を扱うときはよそ見などしないように、十分注意しておいたつもりだったのだけれど……。もっと子どもが真剣に集中できるような工夫をしなくてはいけないんだね」と、担任は反省しきりでした。

●３つの事例から学んだこと

事前に「危険なこと」と教えられていても、事例のようなことが起きることがあります。日常の経験不足から実感がわかないために、実際の場面で危険と認識できない子どもが増えているのではないかと思われます。

やけどをして、痛い、いやだという気持ちを受けとめながら、火や高温のものは短時間でも触れば皮膚に大きな損傷を与えることや、救急処置のしかたなど、からだや身の周りのことをひとつひとつ学ぶ大切な機会ととらえ、子どもの体験として今後に生かせるようにすることが大事なことだと思います。

●炎天下の校庭でやけど

6年生男女数名。

5月末の午後、運動会の組体操の練習が終わってから、男女数人が、足の裏が痛いと訴えて来室しました。

どの子も足裏の親指の付け根あたりが発赤していました。小さな水疱ができている子や、膝のあたりがヒリヒリするという子もいました。

炎天下の特殊舗装された校庭で、組体操の練習を素足でしていたので、やけどをしたのではないかと判断しました。校庭の表面温度を測ってみたところ、47～48℃にもなっていました。

痛みが治まるまで1時間ほど冷湿布をし、経過をみました。水疱のできた子には、患部を保護し、水疱を破らないようにと話し、家庭にも連絡して経過観察をお願いしました。

校庭での活動で、やけどが発生したことを教職員全員に知らせるとともに、校庭で素足で活動するときには、事前に表面温度を測り、45℃を超えた場合には、校庭に水をまいて表面温度を下げてから行うことを、共通理解としました。

また、教師も子どもと同様に素足で確認し、表面温度の変化に気づき、素早く対応できるようにすることも、申しあわせました。

●学んだこと

特殊舗装されている校庭は、炎天下では高温になります（特に古くなり、表面がかたくなると、温度が高くなる）。そこに素肌が触れると、やけどをする危険性があることがわかりました。

また、現在の子どもたちは家庭でも素足で過ごすことが少なく、常に靴下やスリッパなどで足裏の皮膚を覆っていることが多くなっています。

そのため、表皮の角質層が薄くなり、外傷を受けやすくなっていることも、今回の事故につながったのではないかと思われます。特殊舗装の校庭は、古くなると弾力性もなくなり、弊害も起こりやすくなります。

舗装状態の点検や補修工事の必要性についてなど、定期的な点検や検討が必要です。

●低温やけどから手術にいたる

高校２年生女子。

金曜日、雪で路面が凍結していたため、転倒によるケガなどで来室が非常に多く、保健室はごったがえしていました。

そのようななか、「やけどをしたのでみてください」と来室してきました。ほかの生徒の擦過傷の救急処置を行いながら、やけどをした下腿部（脛）を目で確認。どうしてやけどをしたのか、いつやけどをしたのかを聞きました。

「夜、湯たんぽを使っていたのですが、朝起きたら赤くなっていました」と答えたので、「まずはアイシングしましょう」とアイシング用の袋を渡しました。そのとき、再来室の指示（経過観察）を怠ってしまいました。

翌週の月曜日の放課後、「先生、やけどをしたところのようすがおかしいので、みてもらえますか？」と再度来室。患部を確認すると、水ぶくれが破れた状態で、周囲が赤く腫れていました。

やけどの状況をもう一度確認し、低温やけどであり、化膿していること、医療機関への受診が必要であることを本人に説明し、保健室から担任とともに保護者へ電話連絡しました。病院を受診したところ、形成外科での手術となりました。

●学んだこと

低温やけどは、皮下組織まで損傷している場合もあり、感染症を引きおこす危険性があるので、冷やすだけではなく、直ちに受診の必要がありました。

保健室が多くの生徒でごったがえしていたとはいえ、少なくとも再来室の指示をして、後でしっかり確認することと、低温やけどの危険性をはじめにきちんと生徒に話しておくべきでした。

国民生活センターによると、低温やけどを発症した人の約８割が、通院や入院が必要だったというデータもあります。

冬場のカイロや湯たんぽなどの使用がはじまる前に、こういった情報を生徒全員に伝え、注意を呼びかけることも大事なことだと思います。

7 異物混入

目や鼻、耳、口などに異物が入ると、小さなものでも痛みや不快感、ときには苦痛を伴います。また、呼吸器への異物は、一刻を争う救急処置が求められます。誤飲などで薬品や化学物質が体内に入ったときは、異物を早く特定し、その特質にあった適切な処置を行うことが大切です。

1 基本的な処置

異物が入ったからだの部位により、処置のしかたは異なる。

1）目に入ったとき

①異物を次の手順で取りのぞく。

- 角膜を傷つけるおそれがあるので、絶対に目をこすらない。
- 何が入ったか、確認する（異物の確認）。
- 異物を取りのぞく。

◎小さなゴミなどの場合は、目を閉じていると、しぜんに涙とともに出てくることが多い。
◎上まぶたをつまんで下まぶたにかぶせるように引っぱり、ゆっくり放すと取れることが多い。
◎洗面器に入れた水の中で、目をまばたきすると、洗いながせることもある（洗眼器で洗いながしてもよい）。
◎まぶたを裏返し、ゴミがみえるときは、湿らせた清潔なガーゼや綿棒でふきとる。目線は、ゴミのないほうを向かせる。

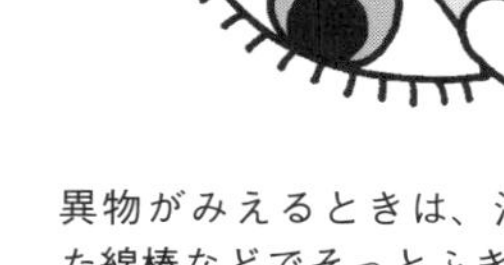

異物がみえるときは、湿らせた綿棒などでそっとふきとる。

②要受診のめやす

- とげなどの異物が刺さったとき

◎刺さっているものを無理に抜かない。
◎目を強く洗わない。
◎清潔なガーゼなどで目を保護し、すぐに受診する（なるべく両目を覆う）。
◎金属やガラスの粒などが入った場合は、完全に除去することが困難なことが多い。無理に取ろうとしないで受診する。

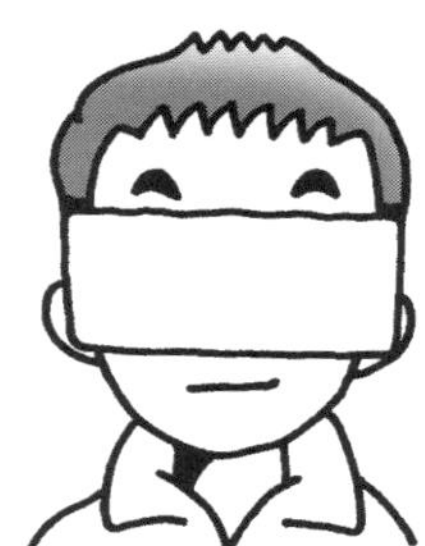

両目を覆って受診する。

- 薬品が目に入ったとき

◎薬品が入ったほうの目を下にし、水道の蛇口の下に顔をさしいれて洗う*。
◎水圧がまともにかからないように調整し、流水で少なくとも10分以上は洗いながす。
◎洗いながしたあと、必ず受診する。

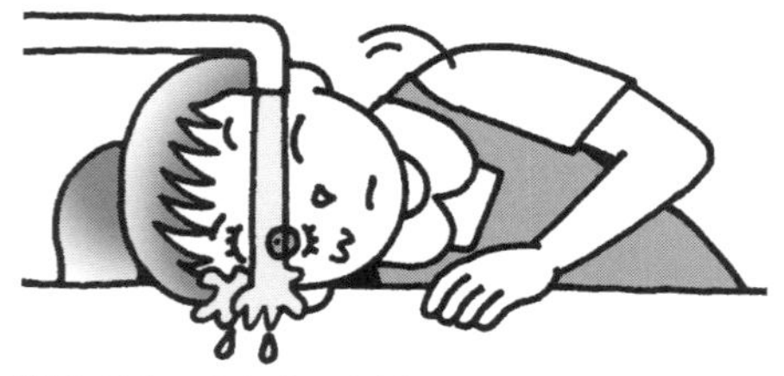

薬品が入ったほうの目を下にし、大量の流水で洗いながす。

＊最近では、目の洗浄には生理食塩水を使う方向に変わってきている。

2）耳に入ったとき

入った異物により、次の手順で取りのぞく。

●虫が入ったとき

- 懐中電灯で耳の穴を照らす（光に誘われてはいだすことが多い）。
- 無理に取ろうとすると、さらに中に押しこんでしまうおそれがあるので、早急に耳鼻科を受診する。

●豆や球状のものが入ったとき

- まず、異物が入ったほうの耳を下にして、ぴょんぴょんと片足ではねる（こうすることで取れることが多い）。
- それでも取れないときは、すみやかに耳鼻科を受診する。
  ◎無理に取ろうとすると、さらに奥に押しこむことになりかねないので注意。

●水が入って取れないとき

- 水が入ったほうの耳を下にして、ぴょんぴょんと片足ではねる（こうすることで水が取れることが多い）。
- それでも取れないときは、水の入っているほうの耳を下にして寝る。

3）鼻に入ったとき

- 異物が入っていないほうの小鼻を押さえ、息を強く吹きだす。
- 鼻腔の奥深くに入りこんでいるときは耳鼻科を受診する。

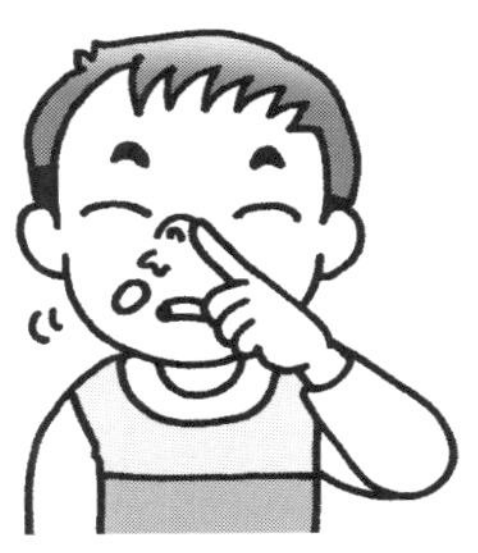
反対側の小鼻を押さえ、強く息を吹きださせると、取れることが多い。

4）咽頭・口腔や、気道に入ったとき

①呼吸ができる、できないをみきわめて処置をする。

●呼吸ができるとき

- 強く咳をする（呼吸ができるときは、強く咳こませると、その力でたいていの異物は取りのぞける）。
- 指でかきだす（喉の奥に異物がみえているときは、人さし指でかきだす）。

●呼吸ができないときや、呼吸困難があるとき

- 救急車を要請し、背部叩打法などで異物を取りのぞく。乳児の場合は、背部叩打法５回ごとに口腔内を観察する。

②代表的な異物除去法

●背部叩打法

意識がある場合

前胸壁を後ろから片方の手、あるいは椅子で支える。もう一方の手で、肩甲骨の間を強く４～５回ほど連続して叩く。可能ならあごをあげると、気道が確保されて異物が出やすい。

意識がない場合

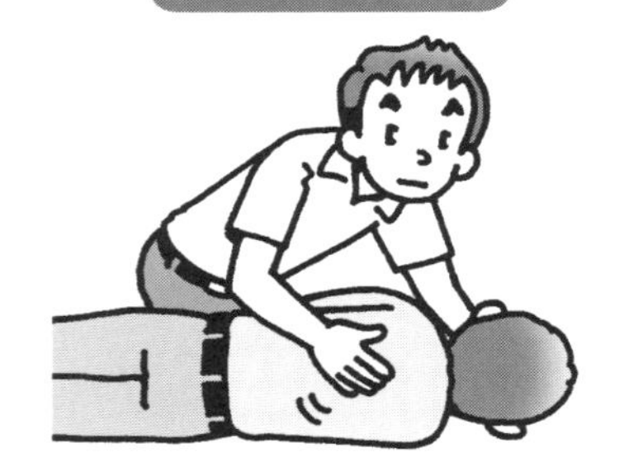

自分のほうに向けて側臥位にし、背中を強く素早く叩く。

③緊急時の処置の手順

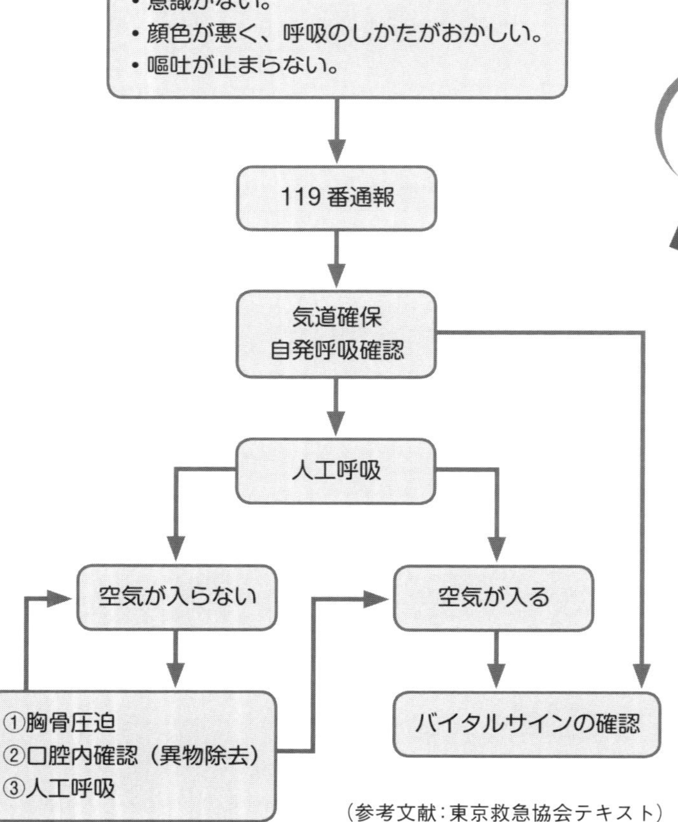

（参考文献：東京救急協会テキスト）

豆知識

窒息時のサイン（チョークサイン）

窒息を起こして呼吸ができなくなったときに、他人に知らせる共通のサインとして提案されています。

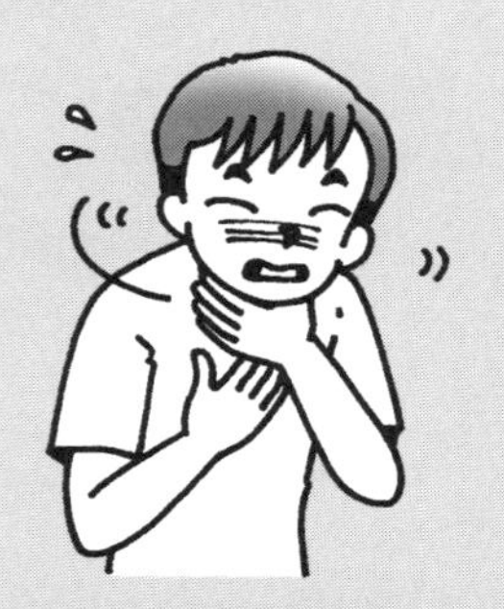

親指と人さし指で喉頭部のあたりをつかんで、呼吸ができなくなっていることを周囲の人に知らせる。

2 誤飲

1）まず確認、次に救急処置

①はじめに、誤飲したものを確認する。
　誤飲したものによって処置が異なるので、むやみに吐かせたり、水を飲ませたりしてはいけない。

②液状のものは、皮膚や目についていないか調べ、ついていれば流水で15分以上洗う。

③判断に迷うときは、中毒110番（96ページ参照）へ連絡し、指示をもらう。

2）誤飲物質とその対応

誤飲したもの	救急処置	配慮事項
たばこ	•すぐに吐かせる。 •水や牛乳は、ニコチンが体内へ吸収されやすくなるため、飲ませない。	•飲んでしまったものがわかるように、容器や包装、吐いたものを持って受診する。
大部分の医薬品	•吐かせる。 •吐かせやすくするために、水や牛乳を体重1kgあたり10～15ミリリットル飲ませてもよい。	
パラジクロルベンゼン、ナフタリン、防虫剤など	•水を飲ませて吐かせる。 •牛乳は飲ませない。	
除光液、灯油、ガソリン、ベンジンなどの揮発性物質	•吐かせてはいけない。 •何も飲ませない。	•揮発性のものが食道を逆流して肺に入り、障害を起こす危険性があるので吐かせない。
トイレ用洗剤、漂白剤などの強酸、強アルカリ	•牛乳、卵白を飲ませる。 •吐かせてはいけない。	•無理に吐かせると食道などの粘膜を傷つけるため、吐かせない。
硬貨、針状の異物など	•吐かせてはいけない。	•食道の異物は穿孔（せんこう）の危険性があるので、内視鏡で取る必要がある。
ボタン電池	•吐かせてはいけない。	•ボタン電池は、長時間胃の中にあると粘膜に穴があくこともあるので、受診する。

3）要受診のめやす

- 意識障害、けいれんがある。
- 長い時間が経過しても、中毒症状がある。
- 血を吐く。
- バイタルサインに異常がみられたときは、至急救急車を要請する。

中毒110番・電話サービス	■大阪中毒 110 番（365 日 24 時間対応） 072-727-2499（情報提供料：無料） ■つくば中毒 110 番（365 日 9時～ 21 時対応） 029-852-9999（情報提供料：無料） ■たばこ専用電話（365 日 24 時間対応） 072-726-9922（情報提供料：無料）

3 「ヒヤリ」「ハッ」とした事例から

●餅が喉につまり、窒息状態。「できる限りのことを」がつないだいのち

特別支援小学２年生男子。

学校での餅つき大会の後、特別支援教室から「子どもが喉に餅をつめた！」と緊迫したようすのインターホン連絡がありました。保健室から少し離れている教室に急いで駆けつけると、男性教員がその子を逆さに抱いて口に指を入れ、餅を取りだそうとしていました。ほかの教員が背中を叩いたり声をかけたりしていましたが、顔色が土色でぐったりしていて、危機感をもちました。

救急車要請を指示する一方、掃除機を持ってきてもらいました。筒の部分を児童の口に入れ、「弱」のスイッチを入れると、顔色がもとに戻りました。掃除機の刺激で喉の隙間から空気が入ったと思われます。

本人の咳こみと同時に、餅が指で取れました。救急車が到着したのは、子どもがふだんどおりのようすに戻り、一段落したときでした。

●学んだこと

すべての人、特に老人や幼児、咀嚼力の弱い子どもにとって、餅を食べるときには細心の注意が必要であることを、改めて思い知らされました。特に特別支援の子どもの中には、嚥下機能などが弱い子も多いので、日常の危機意識を高くもつ必要があります。

掃除機はとっさの判断でしたが、事例を読んだことがあり、頭の片隅に残っていました。体験していなくても、さまざまなケースを知っておくことは大切だと思いました。一瞬、もうだめかと思いましたが、できる限りのことをと掃除機を取りだし、よかったです。

豆知識 掃除機を活用した異物除去の方法

窒息の原因で非常に多いのが、餅です。異物を喉につまらせたとき、どの家庭にもある掃除機で吸引する方法も、ひとつの有用な方法とされ、現に、一部の消防本部や医師による救急処置の指導においても、この方法が取りあげられています。

また、異物除去に用いる専用ノズルも市販されています。このノズルは、市販されている家庭用掃除機のほとんどのものに接続できます。

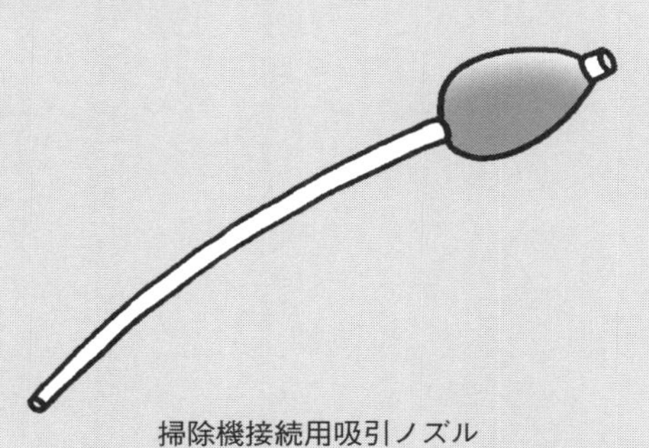
掃除機接続用吸引ノズル

●耳から消しゴムが！

小学５年生男子。

耳鼻科の健康診断の最中に、学校医より「あら、なんだか不思議なものが入っていますよ」と、耳の中からピンセットでつまみだされたのは、小さな消しゴムのかけらでした。

本人が、授業中に何気なく入れてしまったそうです。痛みも違和感もなかったことから、そのまま２週間くらいほっておいたようでした。

●鼻にビーズが入っちゃった！

保育園年長女子。

「先生、○○ちゃんが、お鼻が痛いって」と、年長さんたちが呼びにきたので、駆けよると、「鼻が痛いよ」と泣きだしてしまい、状況がよくわかりませんでした。

そこで、周りにいた子どもたちに聞くと、偶然、鼻の中にビーズが入ってしまい、ふっと鼻から息を吹いたら、ビーズが飛んでいったこと。それがおもしろくて、自分で鼻にビーズを入れて、息を吹いて飛ばしていたところ、鼻の奥にビーズが入りこんでしまい、取れなくなってしまったということでした。

●２つの事例から学んだこと

子どもはいろいろなことに興味があり、思いもかけないことを行います。

異物を取りのぞく際は、異物がよけいに奥へ入ることはないか、深く刺さることはないかなど、処置が逆効果にならないように十分注意しながら行うことが大切です。

また、決して無理をすることなく、受診することも必要です。

8 その他（野外学習での救急処置）

野外学習では、日常とは異なるケガの発生が考えられます。また、救急車も到着までに時間がかかり、現場まで入れないこともあります。そんなときこそ、迅速かつ適切な救急処置が求められます。養護教諭はもちろん、引率する教職員がその方法をしっかりマスターしておくことが、安全な野外学習を支えます。

1 蛇に咬まれたとき

1）咬み跡から、基本的な処置を決める

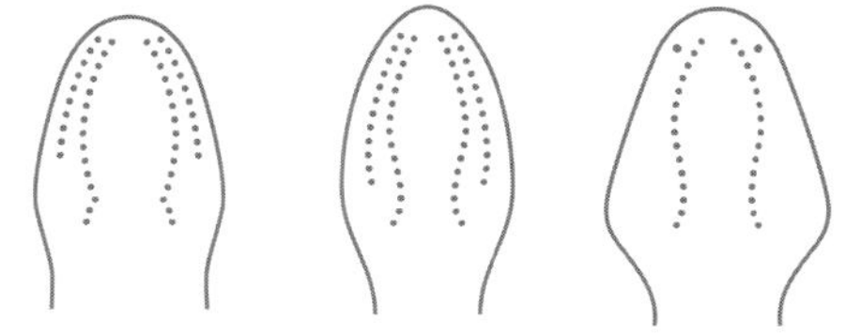

マムシとハブは２つの牙をもつ有毒蛇。

蛇に咬まれたところに残っている咬み跡をみて、無毒蛇（毒蛇ではない）か、有毒蛇（毒蛇）かを判断し、基本的な処置を行う。

- ２つの牙の跡がないとき　→　無毒蛇と判断。傷口を水などで丁寧に洗う。
- ２つの牙の跡があるとき　→　有毒蛇と判断。毒を絞りだし、できるだけ早く医療機関へ。

2）毒蛇に咬まれたときの症状と処置

①からだに残った咬み跡から有毒蛇だと判断したときは、咬み跡から分泌物を絞りだし、周囲を水などで洗浄する。
　◎できるだけ、どんな蛇だったかを確認する。
②清潔なガーゼで傷口を保護する。
③有毒蛇の場合、20 ～ 30 分すると激痛とともに腫れてくる。
④患部を心臓より低い位置に保つ。縛るのは厳禁。
⑤患部は腫れるが、打ち身や捻挫とはちがい、冷やしても効果はない。むしろ、冷やしすぎると患部が壊死する危険性が高まる。
⑥できるだけ早く受診させる（下肢を咬まれた場合は、本人を歩かせてはいけない。動けばそれだけ毒のまわりが早くなる）。
⑦ショックの予防に気を配る。常に励ましの言葉をかけ、勇気づける。
⑧水を、どんどん与えて肝臓の解毒作用を助け、早く尿として体外へ排泄させる。

3）予防的なことがら

毒蛇がいることが予想される場所に行く場合、きちんとした服装で行動することが予防法になる。特に足元を防備することが重要。

- 裸足やサンダルなどで歩かない。

- 登山靴や長靴に、長ズボンをはく。
- 草むらに入ったりしない。また、茂みを避け、歩道を歩く。
- 蛇をみてもいたずらに手を出さないように気をつける。
- 事前に、病院を確認しておく（血清を置いてある病院は、限られている）。

2 クラゲに刺されたとき

1）クラゲの特徴

クラゲの触手には小動物を捕食したり身を守ったりするために毒針を撃ちだす刺胞がある。カツオノエボシ（デンキクラゲとも呼ばれる）やアンドンクラゲ、アカクラゲなどによる被害が多くみられる。沖縄県海域に分布する「ハブクラゲ」はその名のとおりハブ（毒蛇）にも匹敵する毒性を有するといわれ、刺されると激痛に襲われ、ショック状態に陥る。最悪のときには、呼吸や心臓が停止し、死に至る事故になる。

2）おもな症状

- 刺された部分が赤く腫れ、ミミズ腫れになる。
- 水疱が生じることもある。
- ハブクラゲ、カツオノエボシなどに刺された場合、アナフィラキシーショックとよばれる重いアレルギー反応を引きおこすことがある。

3）処置の基本は「海水で洗う」「クラゲ毒の除去」

- 手袋やピンセットなどを使ってクラゲの触手を取りのぞく。このとき、素手で取りのぞかない。触れた手も刺され、被害が拡大する。
- 刺された部位を海水で洗う。真水で洗うと、表皮についたクラゲ細胞から毒針が発射される。
- ハブクラゲの場合は刺された部位を食酢で洗う。カツオノエボシは、酢にも反応するので、食酢で洗わない。
- 氷や水で冷やす。
- 腫れがひどいときや、全身症状がみられるときは、医療機関を受診する。

4）絶対にしてはいけないこと

- 真水をかける（刺胞を刺激し、発射するおそれがある。患部は海水で洗う）。
- タオルでふく、こする、はたく（皮膚に残っている刺胞をすりこんでしまう危険性がある）。
- 素手で触る（触手を取るときは、手袋や、ピンセットを使う）。
- 酢をかけて悪影響が出るものや、効果が認められていないものに、酢をかける（酢酸が刺激となって刺胞を発射してしまう種類のクラゲもいる）。
- 口で毒を吸いだす（毒を吸いこむと、二次災害の危険性がある）。

3 毒蛾に触れたとき

1）毒蛾の特徴

チャドクガ、モンシロドクガなどの毒蛾の毒針毛が皮膚に刺さって、発疹やかゆみが生じる。

毒蛾は卵、幼虫から成虫になるまで、毒針毛をもっていて、誕生から死ぬまで、人に害をおよぼすことができる。被害が増加するのは、幼虫が大きくなる5月から9月、成虫になった7月から10月にかけてである。

2）おもな症状と基本的な処置

[症状]

- 触れた部位に赤い発疹が出る。
- 我慢できないほどのかゆみがあり、その激しいかゆみが10日以上続くこともある。

[基本的な処置]

- 粘着テープを患部周辺に貼り、毒針毛を取りのぞく。
- シャワーなどで洗いながし、かゆみ止めの軟膏（抗ヒスタミン薬や副腎皮質ホルモン配合軟膏）を塗布する。
- 我慢のできないかゆみに対しては、冷却すると効果がある。
- かゆみが治まらないときは、すみやかに皮膚科を受診する。

3）生息する場所

- チャドクガの幼虫はツバキ科のツバキ、サザンカ、茶に生息する。
- モンシロドクガはウメ、サクラ、バラ、クワ、カキなどに寄生する。

◎これらの樹木付近で、被害にあうケースが多くみられる。

4 ハチに刺されたとき

1）種類別症状

ミツバチ
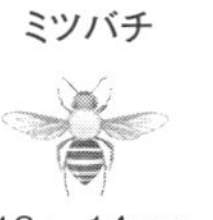
12～14mm

アシナガバチ
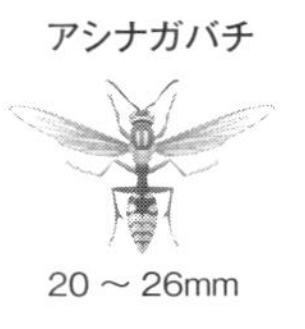
20～26mm

スズメバチ
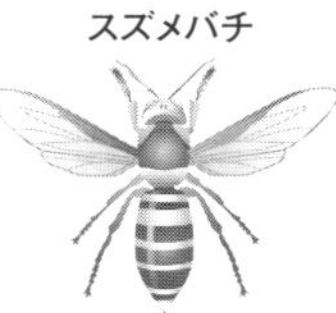
27～40mm

日本にいるハチは、大きくわけると、ミツバチ・アシナガバチ・スズメバチの3種類にわけられる。

●ミツバチ

- 刺されたときは痛みがあるが、痛みそのものはすぐに治まる。
- 刺されたところは若干赤く腫れる。
- 患部に針が刺さって残っているときは、抜去する。ハンカチや布などでこすると、針はしぜんに抜ける。

●アシナガバチ

- ミツバチに刺されたときよりも痛みが強い。
- 赤く大きな腫れが残る。
- じんま疹・発熱・嘔吐などの症状がみられることもある。

●スズメバチ

- 激痛が走る。
- 広範囲に赤く腫れる。
- 重症の場合、発熱、嘔吐、呼吸困難、肝機能障害が起こることもある。
- アナフィラキシーショック症状に陥ると、いのちにかかわる危険性もある。

2）処置の基本は毒を出すこと

- 刺された箇所の周囲を強くつまんで毒を出すか、吸いだす。吸いだした毒は吐きだし、飲みこまないこと。口の中に傷があるときは、吸いださない。
- 刺された部位を水で洗い、冷やす。洗う水は、流水がよい。
- 抗ヒスタミン軟膏かステロイド軟膏を塗る。アンモニアは効果がない。

3）こんなときは、すぐ受診

- 30 分ほど経過観察し、発疹、吐き気、呼吸困難などの症状が出た場合。
- 目を刺されたとき。
- 以前、刺されたとき、発疹や吐き気などの症状が出た人が、再度刺されたとき。この場合、アナフィラキシーショック症状を起こす可能性があるため、緊急を要する。救急車やドクターヘリを要請する。
- 一度に何か所も刺されたとき。特に、首・頭・顔・心臓に近いところは要注意。

4）予防的なことがら

- むやみに草むらや木の茂みに近づかない。
- ハチをみかけたら、その場から、身を低くして離れる（ハチが興奮すると攻撃するなかまが増える）。
- スズメバチは、黒いものにもっとも激しく反応し、攻撃を加える。衣類だけでなく、黒い長靴、カメラなども攻撃する。野外活動の際は黒いものは避ける。
- ミツバチは、色にはあまり反応しない。
- ハチは、ヘアスプレー、ヘアトニック、香水などの化粧品、体臭などに対して、敏感に反応するので、気をつける。特にミツバチは、巣の近くに関係なく、各種化粧品のにおいに興奮することがある。
- 野外でジュースを飲むときは、ハチに注意する（飲んでいるとき、近寄ってきて缶の中にもぐりこみ、口や唇を刺されることがある）。
- ジュースや飲料水の残りの液を餌にしているスズメバチを多く見受けるとの報告がある。飲み残しが入った飲料の缶などは、持ちかえる。

5　マダニに刺されたとき

1）マダニの特徴

日本全国に分布し、山林や藪に生息している。春から秋にかけて、活動が活発になり、四国では冬でも活動がみられる。

動物の熱や振動、二酸化炭素を感知するセンサーを持っているので、人間や動物が近づくと素早く飛びつく。唾液には、かゆみや痛みを抑える物質を含んでいるため、吸血していることに気づかれないまま、長時間にわたり吸血することができる。雌成虫の場合は、6～10日間にもおよぶ。

衣服に付着すると繊維の奥に入りこみ、膝の裏側や腋の下などの、皮膚がやわらかく、汗をかきやすい場所で吸血する。

2）おもな症状と救急処置

［症状］

- 少しのかゆみと痛みを起こす。
- ときに、マダニが媒介する感染症（ライム病、ツツガムシ病、日本紅斑熱、重症熱性血小板減少症候群）を引きおこす。

［刺されたときの救急処置］

- あわてて引きぬかないで、マダニが食いついた周辺部をきれいに洗う。
- マダニは吸血すると絵のように、ふくれあがる。無理に引きぬこうとすると、マダニの体の一部が皮膚内に残ったり、マダニの体が破れて、ウイルスの感染を引きおこしたりする可能性があるので、必ず受診する。

マダニ
2～3mm

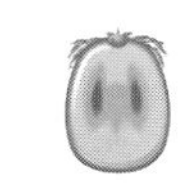

吸血したマダニ
最大10mm

- 受診し、適切な処置を受ければ、ほとんどの場合、感染症を発症することなく治癒する。

3）予防的なことがら

- 森林・野山、河原に行くときは、長袖・長ズボン、足を完全に覆う靴を着用し、襟元にはタオルを巻くなど、肌を出さないようにする（マダニは、木から落ちて首や肩などに付着することもある）。
- 草むらにむやみに座りこまない。
- マダニが衣服に付着した疑いがあるときは、衣服を乾燥機にかける（マダニは熱と乾燥に弱い）。
- 屋外活動から戻ったときに、刺されていないかしっかり確認する。

6 ウルシにかぶれたとき

1）症状と基本的な処置

[症状]

- 触れたところに赤い発疹が出て、かゆくなる。

◎触れるとかぶれを起こす植物は、ウルシ以外にもある。注意が必要な植物は、ウルシ、ツタウルシ・ヤマハゼ・ハゼノキ（リュウキュウハゼ）・ヤマウルシ・ヌルデ（フシノキ）。

[基本的な処置]

- 患部をよく水洗いして清潔にし、抗ヒスタミン成分を含むステロイド系軟膏を塗る。
- こすったりかいたりしない。こすると広がるので、注意する。

2）予防的なことがら

- 夏のキャンプや秋のハイキングなどでは、植物に触れることを考慮し、長袖･長ズボン･軍手を着用して、肌を出さないようにする。

校外学習時に確認しておくべきポイント

校外学習の事前の下見は、チェックリストをもとに複数の視点で行います。そして、活動中に問題が発生した場合の具体策を、明確にしておきます。

●外的要因と人的要因が重なったときに事故が起こりやすいことを理解しておく

外的要因
・天候　・フィールド
・道具　・施設　・動植物　など

人的要因
・体力、筋力　・動作、疲労
・集団、感情　・年齢、経験
・集中力、意欲、意識　など

・すべての感覚を駆使して情報を収集する（目・耳・肌・鼻・舌・第六感）

（国立青少年教育振興機構「学校で自然体験をすすめるために」より）

●対応の具体策作成時の観点

- 下見や計画立案、事前指導について
- 事故発生時の救急医療機関について（搬送方法を含む）
- 情報（気象など）収集方法や通信手段について
- 緊急避難場所について（第一次、第二次避難場所）
- 児童生徒の健康管理、食物アレルギー、その他のアレルギー対策について
- 交通機関（鉄道、バス、タクシー）の利用や施設・設備について
- 各活動プログラムについて
  野外炊飯、ウォークラリー、キャンプファイヤー、遠泳、登山、分散学習、農業体験、酪農体験、自然体験活動など
- 緊急時のトイレについて

救急処置の実際（内科的なもの）

第3部

1 共通する救急処置

頭痛や腹痛、気分が悪いなどの内科的な不調は、まず本人の訴えを丁寧に聴きとり、問診、バイタルサインのチェックなどを正確に行うことが重要なポイントになります。あてはまる疾病がみつからない場合は、他の原因（心因性など）も考える必要があります。

1 基本的な対応

まず、来室した子どもを温かく受けいれる。

次に、苦痛や不安を感じていることなどについての訴えをしっかり聴きとり、子どもが安心して保健室にいられるように対応する。

2 対応の流れ

次のステップを踏んで対応したうえで、どのような処置をとればよいかを判断する。

ステップ1　子どものようすをつかむ

- 来室時のようす
- 顔つき、目つきなど、全体のようす

- 歩き方は？
- 何をしていたのかな？
- いつもとちがうな？

ステップ2　問診を通じて訴えを聴きとる／同時に体温・脈拍を測る／場合により他のバイタルサインのチェックや、視診・触診を行う

- いつから（発症時刻）
- どのように（症状）
- どの部位（症状のある場所）
- どんな強さ（症状の程度）
- 今までにも同じようなことがあったか

ステップ3　必要な情報を得る

- 睡眠のようす
- 食事のようす
- 昨日からの生活のようす
- 困っていること、悩み
- その他

- 友だち関係は？
- 家庭でのようすは？
- 忘れ物をしたのかも……
- 授業中に何かあったかな？

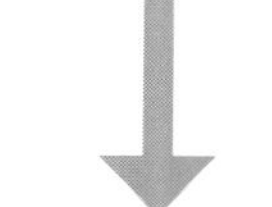

これまでの記録や、担任などからの情報、既往歴などをもとに、総合的に判断し、処置をする。

2　頭痛・発熱

頭が痛い、熱っぽいと来室する子どもは日常的にみられます。低学年の子どもでは、頭を打ったときも「頭が痛い」と訴えることがあるので、外傷性ではないことを確認後、バイタルサインのチェックと丁寧な問診・視診・触診で該当する疾病を判断します（外傷性の場合は、34 ～ 36 ページ「頭部打撲」参照）。

1　対応の流れ

①問診・視診・触診・バイタルサインのチェック

◇バイタルサインチェック
体温・脈拍・呼吸の確認

◇問診
- **いつから・どのように・どの部位・生活のようす・嫌なことや心配なこと・外傷の有無　など。**

◇視診
- **皮膚に発疹や腫れがあるか？**
- **喉の腫れや発赤があるか？**
- **充血や涙目か？　など。**

◇触診
- **リンパ腺・耳下腺の腫れがあるか？　など。**

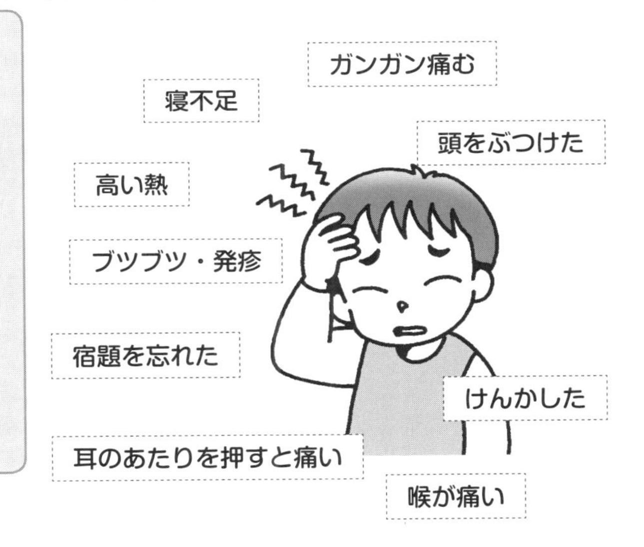
ガンガン痛む
寝不足
頭をぶつけた
高い熱
ブツブツ・発疹
宿題を忘れた
けんかした
耳のあたりを押すと痛い
喉が痛い

②感染性の疾患の有無

◇地域・学校で流行している疾患がある
インフルエンザ・耳下腺炎・水痘・風疹など。

◇バイタルサインの異常
高熱・速脈など。

◇視診の異常

◇触診の異常

あり →

○保護者へ連絡（早退・受診）
学校や保健室でのようすを詳しく伝えるとともに、家庭でのようすや既往歴などの情報を得る。

○学級担任へ連絡
学級での健康観察を依頼する。

③生活習慣や器質的な疾患の有無

◇生活の乱れ・睡眠不足・過労
問診で、家庭でのようす、帰宅後の習い事や運動のようすなどの情報を聴きとる。
◇バイタルサインの異常
意識・発熱・脈拍・呼吸
◇視診の異常
扁桃炎などの兆候
◇触診の異常
副鼻腔炎・中耳炎などの兆候

あり →

○救急搬送（救急車要請）
- 意識障害やけいれんなどがみられる（脳出血・脳炎の疑い）。
- 突然の激しい痛み・嘔吐・めまいがみられる（クモ膜下出血などの疑い）。

○保護者へ連絡（早退・受診）
- 発熱がみられ、苦痛の訴えが強く、学習に集中できない。
- 発熱や痛みが継続し、症状の改善がみられない。
- 学校や保健室でのようすを詳しく伝えるとともに、家庭でのようすや既往歴などの情報を得る。

○保健室で経過観察（経過良好であれば教室へ）
- 症状は軽いが、まだ持続しており、ふだんの活気がないとき。
- 軽い発熱がみられ、やや脈拍が速いとき。

○教室へ
- 体温・脈拍とも正常で、症状が極めて軽いとき。
- 症状が再発した場合は、保健室へ来るように本人に伝えておく。
- 必要に応じて、運動などは制限する。
- 担任、あるいは教科担当に、経過観察を依頼する。

④心因性や対人関係、その他の有無

◇気になること、困っていることなどがある
問診で家庭でのようす、学級や友だち関係、学習のようすなどの情報を聴きとる。
◇何となく、話を聞いてもらいたいと来室

あり →

○保健室で経過観察（経過良好であれば教室へ）
- 症状は軽いが、まだ持続しており、ふだんの活気がないとき。
- 気持ちを安定させる必要があると判断したとき。

○教室へ
- 体温・脈拍とも正常で、症状も心も安定しているとき。
- 担任、あるいは教科担当に、経過観察を依頼する。

2 子どもの疑問に答える

Q1 寝不足のとき、頭が痛くなるのはどうして？

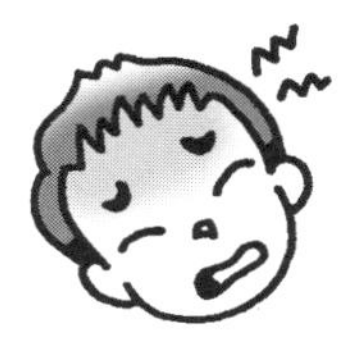

寝不足になると、頭が痛くなるけど、どうして？

寝不足のときは、脳の血流が悪くなるため、頭痛が起こることが多いようです。

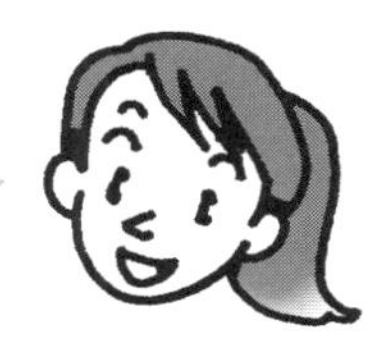

解説 頭痛がなぜ起きるのか、これは現代の医学では原因不明な部分が多いとされています。現在、有力な説として代表的なものが、血管収縮説です。

自律神経には、交感神経と副交感神経の2種類があり、ほとんどの血管は、交感神経によってコントロールされています。

寝不足になると、交感神経が緊張した状態になります。すると、交感神経からノルアドレナリンが分泌されて、脳の血管が収縮し、脳の血流が悪くなります。血流が悪くなると、栄養や酸素をもらっている細胞に酸欠が起こり、その細胞から痛みを起こす物質がうみだされて、痛みが起きるというわけです。

Q2 風邪をひくと熱が出るのはなぜ？

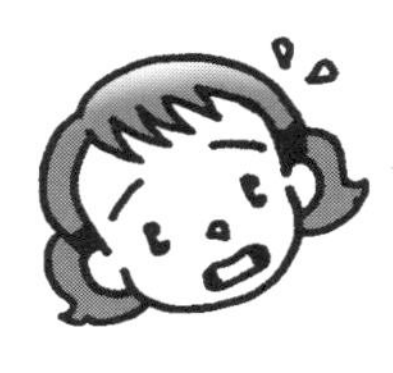

風邪をひいたとき、熱が出たけど、どうして？

風邪は、ウイルスなどがからだに入って、かかります。このとき、ウイルスが増えるのを抑えるためと、からだがウイルスとたたかって勝てるようにするために、熱を出すのです。

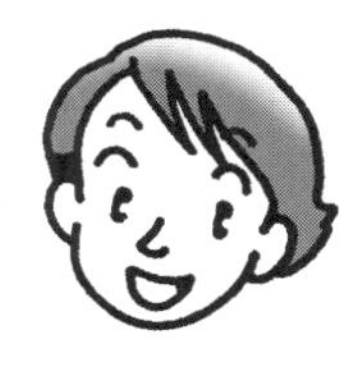

解説 18～19 世紀のころ、発熱したら、早く熱を下げることがからだによいと考えられ、解熱剤が開発されました。しかし、現在では、発熱は生体防御機能のひとつということがわかってきました。

ウイルスや細菌などの外敵が体内に入ると、白血球がこれらを発見して攻撃をはじめ、外敵の種類や強さなどの情報を、脳の中枢神経に伝えます。中枢神経は、免疫細胞（白血球やリンパ球など）のパワーをより強くするために、視床下部に発熱の指令を出し、視床下部の温熱中枢は、高温になるように体温をセットします。また、からだは熱が逃げるのを防ぐために皮膚の血管を縮めたり、熱を上げるために筋肉を震わせたりします。このとき、悪寒や震えが起きるのです。

一方、ウイルスや細菌は、低温のほうが、なかまを増やして活動しやすく、高温は苦手です。

免疫細胞の働きで外敵を退治すると、温熱中枢が設定温度を平熱にセットしなおします。すると、汗が出て体温が下がるのです。

このように、発熱は、からだを守るための働きなのです。

3 頭痛の原因として考えられるもの

	病名など	痛む部位と特徴	おもな症状やそのようす	学校での頻度
内科的なもの	高熱時、炎症に伴うもの	・頭全体または片側。ただし頭痛は一時的	・風邪、インフルエンザ、扁桃炎などの熱性疾患による発熱の結果としてみられる。	多くみられる。
	筋緊張性	・両側性で後頭部が多い。 ・多くは鈍痛で慢性的	・頭全体が締めつけられる感じで、首を動かすと少し楽になる。 ・熱はない。 ・ストレスとの関連が深い。 ・緊張性・心因性・神経性頭痛とも呼ばれる。	小中学生でもよくみられる。
	片（偏）頭痛	・片側性または両側性 ・ズキンズキンと拍動性の痛み	・視力障害などの前兆がみられることがある。 ・発作的で嘔吐がみられる。 ・熱はない。	小学校高学年以上にみられる。家族性の場合もある。
	てんかん	・部位はさまざま	・発作的、持続時間は短いが反復する。けいれんを伴うこともある。 ・熱はない。 ・脳波に異常がみられる。	まれにみられる。
	低酸素症	・頭全体、特にこめかみ部分 ・血管性の頭痛	・熱を伴わない。 ・一酸化炭素中毒、空腹、けいれん後、高山病などの場合にみられる。 ・ときに、頭重、羞明（しゅうめい）（光に対して不快感や痛み、過剰なまぶしさを感じること）、意識障害もみられる。	まれにみられる。
	脳炎、髄膜炎	・頭全体 ・急性の激痛	・拍動性の頭痛、吐き気、嘔吐、発熱、けいれん、意識障害。	極めてまれ。
	脳腫瘍	・深部に頑固な鈍痛	・しばしば嘔吐を伴う。 ・熱はない。 ・部位によっては、視覚異常などを伴う。	極めてまれ。
	脳血管からの出血	・頭全体、後頭部など ・急性の激痛	・突然意識がなくなることもあるが、多くはその前に激しい頭痛があり、脳炎などと同じ症状を示す。	非常にまれだが、小学校高学年以上で、ときにみられる。

	病名など	痛む部位と特徴	おもな症状やそのようす	学校での頻度
内科的なもの以外	目・耳・鼻・歯に原因するもの	• 目・鼻は前頭部痛 • 耳は耳の前方や後方部など、耳の周辺部の痛みが多い。 • 歯ははじめ局所的、その後、顔から頭全体	• 目では、屈折異常（近視・遠視・乱視など）、視力矯正児では矯正不適合によるもの、眼精疲労などのときにみられる。 • 耳鼻科疾患としては、副鼻腔炎、中耳炎、鼻炎が原因となる。 • 歯ではおもにむし歯が原因。 • 原因疾患次第で熱を伴わないこともある。	しばしばみられる。
	外傷性	• 外傷直後の一過性と慢性型とがある。 • 慢性型では後頭部が多い。	• 外力の加わった部位に炎症があって、一時的に痛む。 • 熱を伴わない。 • 意識障害を伴うこともある。 • 慢性型はめまいを伴いやすく、体調、天候、本人の気分により左右されやすい。 • 詳しくは、34 ページからの「頭部打撲」参照。 • 頭部外傷後の脳脊髄液減少症も考慮する（豆知識参照）。	一過性はしばしばみられる。慢性型はそれほどみられない。

豆知識　脳脊髄液減少症（低髄液圧症候群、脳脊髄液減少症候群ともいう）

○どんな病気か

交通事故やスポーツでの事故などで、からだに衝撃を受け、脳や脊髄を覆っている硬膜が破れると、中から脳脊髄液が漏れだし、減少します。

その結果、脳が浮力を失い、垂れさがってくるため、神経や血管が引っぱられたり、すれたりして、頭痛をはじめ、さまざまな症状を引きおこす疾患です。

事故による外傷だけでなく、くしゃみや、出産後にも起こることがあります。

脳脊髄液減少症のしくみ

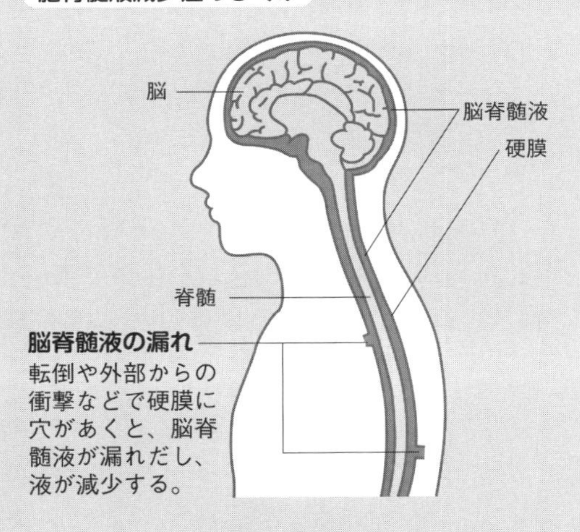

○おもな症状

初期の痛みを伴う症状で特徴的なものに、起きていると痛みが強まり、横になると治まる「起立性頭痛」があげられます。慢性期になると、横になっても頭痛が続くことがあります。

4 「ヒヤリ」「ハッ」とした事例から

●ふだん元気な子が、朝から頭痛の訴え。実は脳動脈解離だった

中学１年生女子。

１学期の中間テストの１時間目がはじまって間もなく、学級担任から「Ｓ子が頭痛を訴えているので、これから保健室に行かせます。よろしく」と校内電話がありました。すぐにＳ子が来室したので、ベッドに休ませて、症状などを確認したところ、頭が痛くて吐き気があると訴えました。

表情からは、頭痛がそれほど強いとも思えませんでした。吐き気を訴えましたが、吐くこともありませんでした。体温は37.2℃、脈は正常。顔色に問題なし。ふだんの活気はないものの、食事、睡眠、排便にも特に問題はみあたりませんでした。

しかし、ふだんは元気で学校の活動や学習にしっかり取りくみ、ほとんど保健室に来ることのないＳ子が、１時間目から試験を受けられないほどつらい症状を訴えているため、家に帰してようすをみてもらったほうがよいと判断しました。すぐ母親に連絡し、迎えに来てもらいました。

ところが、家に帰って間もなく意識をなくし、救急車で大学病院に運ばれ、その日のうちに手術をしたのです。脳動脈に奇形（こぶ）があり、そこから徐々に血液が漏れだしていたため、手術でこぶと漏れた血液を取りのぞいたのです。

脳幹部に近いところで、むずかしい手術ということでしたが、手術は無事成功して事なきを得ました。

●続く発熱と頭痛の訴えは、髄膜炎だった

高校２年生男子。

４、５日前から熱と頭痛が続いていました。風邪だと思い、ようすをみていましたが、いっこうによくなりませんでした。

その日は朝からひどい頭痛と吐き気がありました。通学途中の駅のトイレで嘔吐し、登校後直ちに保健室に来ました。体温を測定すると、38℃ありました。頭痛がひどくなっていること、熱が続いていることに加えて、話しぶり、顔つきにいつもとちがう感じを受けたため、保護者に連絡し、近所の学校医を受診することを伝えました。

学校医から髄膜炎の可能性を伝えられたため、再度保護者に連絡し、自宅付近の総合病院を緊急受診したところ、髄膜炎と診断され、すぐに入院となりました。

●２つの事例から学んだこと

頭痛、吐き気、微熱は、子どもがよく訴える症状ですが、それらの症状から早退もしくは受診させようと判断したのは、訴えてきた時刻や期間、つらいようす、ふだんの子どものようすなどから「いつもとちがう」という感触を得たからです。

子どものふだんのようすをいかにつかんでおくかが、内科の疾患の判断をするときには重要になってきます。

ふだんのようすをあまり知らない子どものときは、担任に聞いたり、保護者から情報を収集したりして、「いつもとちがう」と感じたら、決してそのままにしないことが大切です。

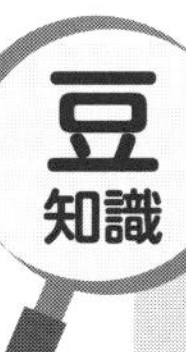

頭痛の訴えに、大切な問診

頭痛を訴えてきたとき、丁寧に聴きとることで、おおよその原因や種類を判断することができます（110～111ページ参照）。

[問診内容]

①外傷の有無（頭をぶつけていないか？）
②頭痛はいつごろからはじまったのか？
③どういう痛み方か？（ズキンズキンと痛むのか。割れるように痛むのか。圧迫されるような痛みなのか）
④痛むところはどこか？（部位）
⑤頭痛ははじめてか？　今まで同じような痛みがあったか？
⑥頭痛が起きるときは、どの時間帯が多いか？　どのくらい痛みが続くのか？
⑦頭痛が起こる前に前触れはあったか？（例　頭が痛くなる前に、目がチカチカしたなど）
⑧月経やストレスなどと関係があるか？
⑨食べ物に関係があるか？（カカオなど頭痛の原因となるものを食べていないか）
⑩血縁者に頭痛持ちがいるか？

3 腹痛・下痢

腹痛や下痢を起こす疾患の多くは、消化管疾患によるものです。しかし、アレルギー性疾患や急性虫垂炎のときも、腹痛や下痢の症状がみられ、泌尿器や生殖器の疾患が原因で腹痛を訴えることもあります。そのため、丁寧な問診とバイタルサインチェック、触診、視診を行い、的確に判断する必要があります。

1 対応の流れ

①問診・視診・触診・バイタルサインのチェック

◇バイタルサインチェック
意識・体温・脈拍・呼吸の確認

◇問診
☆ **115ページ「押さえておきたい問診項目」参照。**
- **いつから・どのように・どの部位・吐き気や嘔吐は・生活のようす・嫌なことや心配なこと・排便のようす　など。**

◇視診
- **全身のようす、発疹、皮膚の色、口の中のようす　など**（164ページ「膝立体位」参照）。

◇触診（191ページ参照）
- **熱感や冷感、腹壁の硬さ、圧痛の部位　など。**

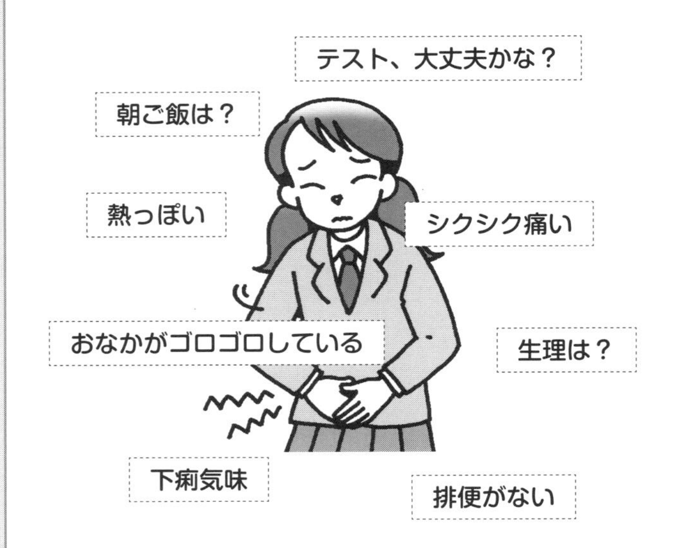

テスト、大丈夫かな？
朝ご飯は？
熱っぽい
シクシク痛い
おなかがゴロゴロしている
生理は？
下痢気味
排便がない

②急性腹症*の有無

◇限局した強烈な痛み
◇触診の異常
圧痛・筋性防御・反跳痛
◇ショック症状（162・163ページ参照）
顔色不良・冷や汗・冷感・弱く速い脈・浅い呼吸・意識障害

あり →

○緊急搬送（救急車要請）
急性腹症は、急な激しい腹痛を発症し、ときに緊急手術を必要とする、さまざまな病気が含まれる。一刻も早く、適切な処置を行う。

＊急性腹症には、子宮外妊娠、卵巣嚢腫茎捻転、急性虫垂炎穿孔、腹膜炎を併発した急性虫垂炎、腸閉塞、ヘルニアのかんとんなどが含まれる。

③生活習慣や器質的な疾患の有無

◇食生活の乱れ・睡眠不足・過労
問診で、家庭でのようす、帰宅後の習い事や運動のようすなどを聴きとる。
◇バイタルサインの異常
意識・体温・脈拍・呼吸
◇視診の異常
脱水の兆候
◇触診の異常
虫垂炎などの兆候

あり →

○教室へ
- 体温・脈拍とも正常で、症状が極めて軽いとき。
- 症状が再発した場合は、保健室へ来るように本人に伝えておく。
- 必要に応じて、運動などは制限する。
- 担任、あるいは教科担当に、経過観察を依頼する。

○保健室で経過観察（経過良好であれば教室へ）
- 症状は軽いが、まだ持続しており、ふだんの活気がないとき。
- 軽い発熱がみられ、やや脈拍が速いとき。

○保護者へ連絡（早退・受診）
- 発熱がみられ、苦痛の訴えが強く、学習に集中できない。
- 下痢や痛みが継続し、症状の改善がみられない。
- 学校や保健室でのようすを詳しく伝えるとともに、家庭でのようすや既往歴などの情報を得る。

◎腹痛と同時に発熱があるときは、虫垂炎、膵炎、腎盂炎、細菌性食中毒、大腸炎などの炎症性疾患の兆候。

④心因性や対人関係、その他の有無

◇気になること、困っていることなどがある
問診で家庭でのようす、学級や友だち関係、学習のようすなどを聴きとる。
◇何となく、話を聞いてもらいたいと来室

あり →

○保健室で経過観察（経過良好であれば教室へ）
- 症状は軽いが、まだ持続しており、ふだんの活気がないとき。
- 気持ちを安定させる必要があると判断したとき。

○教室へ
- 体温・脈拍とも正常で、症状も心も安定しているとき。
- 担任、あるいは教科担当に、経過観察を依頼する。

2 押さえておきたい問診項目

①食事のようす（食べてきたかどうか、腹痛が起きはじめたのは食前か食後か）
②排便について（排便の回数、性状、便秘、下痢）。
③吐き気、嘔吐の有無。
④排尿について（排尿痛、回数、色）。
⑤月経について（月経の有無、経血量、周期、疼痛）。
⑥咳をするとおなかに響くか。
⑦おなかの手術をしたことがあるか。
⑧前にも今回のような腹痛があったか。
⑨心配ごと、悩みなど、気になることがあるか。

3 こんな腹痛に注意！

①虫垂炎・虫垂炎の穿孔(せんこう)を疑う腹痛

顔面は蒼白となり、冷や汗、脈も微弱・頻脈でショック症状を示す。また、上体をまっすぐに伸ばすことが困難になり、「前傾のくの字」に曲がり、右側を下にしてあえぐような格好になることが多い。

虫垂炎は年齢が低いほど進行が早く、穿孔しやすい特徴がある。虫垂炎の痛みは、初期のころには臍の周りに痛みを訴えることが多い。そして次第に、右下腹部（マックバーネーの圧痛点部）に限局した鋭い痛みとなる。痛みが移動することが特徴である。猛烈な腹痛を訴えて苦しむときは、虫垂炎の穿孔を考える。

［注意］ **患部の温め絶対禁止！**

虫垂炎の疑いがある場合は、温めることで炎症症状を促進させ、穿孔を誘発するので、絶対に温めてはいけない。

マックバーネーの圧痛点

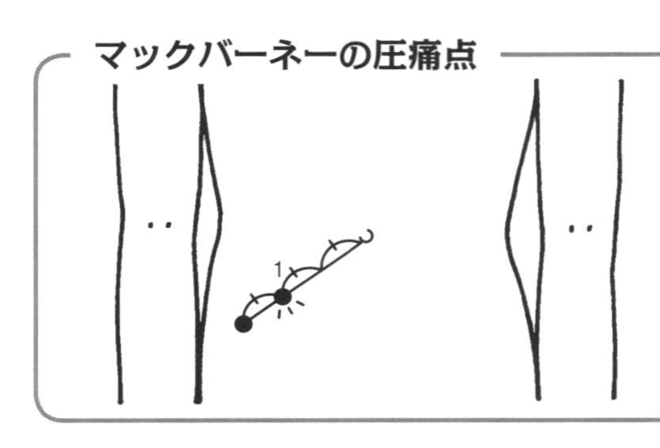

1の部分をいい、マックバーニーとも呼ばれる。たいへん有名な圧痛点である。右下腹部（右上前腸骨棘と臍を結ぶ線を3等分し、右から3分の1の点）にあり、虫垂炎の診断には不可欠である。

②食中毒を疑う腹痛

腹痛と同時に、頻回の嘔吐と下痢がみられる。急激に発症し、集団発生がみられることが多い。摂取した食品や時期など、問診・記録を、確実にしておく。教職員を含め、子どもの健康状態把握を迅速・正確に行う必要がある。校内での排泄物・嘔吐物の処理は、確認後迅速・確実に行う。

食中毒の原因となる病原菌の分類

細菌性			ウイルス性
感染型	腸炎ビブリオ、コレラ、サルモネラ属菌、カンピロバクター、エルシニア菌	消化管に入りこみ、腸管上皮細胞を攻撃することで発症する。	ノロウイルス ロタウイルス A型肝炎ウイルス
毒素型	黄色ブドウ球菌、ボツリヌス菌	病原菌が食品内でつくりだした毒素に汚染された食品を食べ発症する。	
中間型	ウェルシュ菌、腸管出血性大腸菌O157、セレウス菌、赤痢	病原菌が腸管の中で毒素を出し、この毒素が腸管上皮細胞を攻撃することで発症する。	

③虫垂炎以外の腹痛

- 急性膵炎（子どもの場合、流行性耳下腺炎に随伴して起こることもある）。
- 卵巣嚢腫茎捻転（小学校高学年での事例もある）。
- 子宮外妊娠破裂（急激なショック状態に陥るので、極めて危険。女子の場合には、念頭に置いておくこと。122ページ参照）。
- 女子の場合は、妊娠の可能性を念頭に置いておくこと。

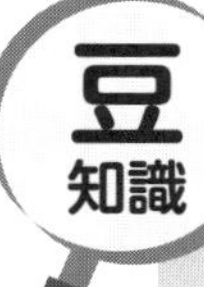

卵巣嚢腫茎捻転（のうしゅけいねんてん）とは

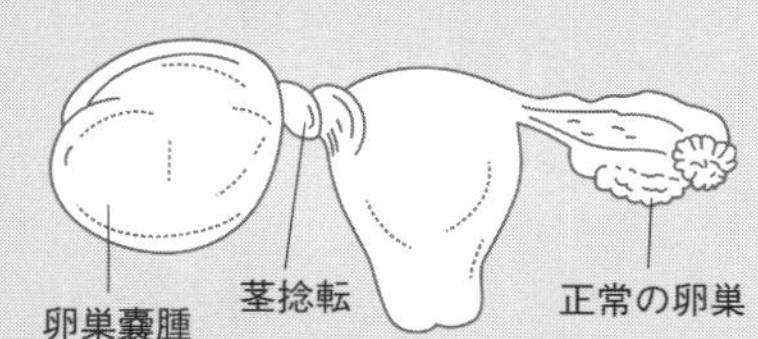

卵巣腫瘍茎捻転とも呼ばれます。卵巣に大きな嚢腫があり、茎の部分が急にねじれることにより起こります。大人の女性だけでなく、若い女子にもみられます。

卵巣嚢腫茎捻転になると、突然、下腹部の右または左（捻転が起きた側）に激痛が起こり、その部分が膨隆します。その後、やや痛みは軽減しますが、持続します。

一般に虚脱は起こらず、全身状態は良好です。学校で発症したときは、家に帰らせてから医療機関を受診する余裕がある場合もあります。

4 要受診のめやす

1）腹痛が主症状の場合

①腹痛と同時に発熱があるとき

- 熱があることは炎症性の疾患（虫垂炎、膵炎、腎盂炎、細菌性食中毒、大腸炎など）のことが多いため。
- 腹痛の症状と38℃以上の高熱、体温の上昇傾向がみられる場合は、危険な兆候と判断する。

②急性腹症を疑う症状がみられるとき

- 強烈な痛みがある（冷や汗、立ち上がれないほどの痛み）
- 腹膜随伴症状がみられる（圧痛・反跳痛・筋性防御）
- ショック症状がみられる

③腹部外傷後に激しい腹痛や吐き気、嘔吐などの症状を訴え、顔面蒼白、虚脱症状がみられるとき。

2）下痢が主症状の場合

①頻回の激しい水溶性の下痢
②強い腹痛を伴う下痢
③血液や卵の白身のような粘液が混ざっている下痢
④海外旅行後に3日以上続く下痢
⑤頻回の吐き気や嘔吐を伴う下痢
⑥発熱（38℃台）を伴う下痢

3）腹痛の原因として考えられるもの

病　名	痛みを訴える場所	おもな症状
虫垂炎	• はじめ胃部、後に右下腹部。	• 吐き気、嘔吐、不快感、発熱、右下腹部の自発痛、圧痛。
急性腸炎	• 中央部から左下腹部。	• 下痢、嘔吐が主症状で、腹痛や発熱、倦怠感を伴うことも多い。
急性胃炎	• 上腹部、みぞおち付近。	• みぞおち付近の重苦しい痛み、吐き気、嘔吐、吐血、腹痛、下血など。 • 食中毒菌による場合は、発熱や下痢などの症状も伴う。
消化性潰瘍	• ふつう、胸骨のすぐ下。	• 痛みは持続性で、軽度からやや強度。 • 腹痛、吐き気、嘔吐、吐血やタール便を伴う。 • 乳幼児では大量吐血をしたり、腸に孔があき、腸管穿孔を起こしたりする。
過敏性腸症候群	• 中央部（臍部）が痛むことが多い。	• 疝痛様の痛み。痛む部位を押さえるとかえって気持ちよく感じる。 • ストレスによって腸管の運動異常が誘発され、症状が出現。 • 腹筋の緊張、発熱は伴わない。 • 腹痛、下痢、腹部膨満感がみられる。
急性膵炎	• みぞおちから左上腹部、しばしば背部にも広がる。	• 激しく痛み、悪心、嘔吐、まれにショック症状、しばしば流行性耳下腺炎に合併する。 • ときに発熱。
胆嚢炎	• 右上腹部。	• 右上腹部やみぞおち付近の激痛。 • ときに発熱、黄疸、嘔吐がみられる。
尿路結石	• 背部、腹部、中央部。	• 疝痛発作と呼ばれる激痛が特徴。 • ときに血尿。 • 感染症を合併しない限り発熱はない。
臍疝痛	• 臍周辺。	• 心因性反復腹痛の一種で、平滑筋のけいれんによるとされる。 • 臍部に限局して、周期的に繰りかえされる腹痛。 • 発熱はない。 • 神経質な子どもに多い。
自家中毒	• 部位不定。	• 嘔吐がおもな症状。 • 腹痛は軽度で、反復性がある。 • 倦怠感、食欲不振。

病　名	痛みを訴える場所	おもな症状
アレルギー性紫斑病	• 腹部。	• 血管性紫斑病とも呼ばれる。 • 毛細血管に炎症が起こり、血管がもろくなって血液が漏れる。 • 子どもに多く発症し、腹痛、足の痛み、関節痛などを伴う。
腹性てんかん	• 臍の周囲。	• 腹痛が主で、発作的。発作後は一眠りすることがある。 • 脳波に異常がみられる。 • 平熱。
リューマチ熱	• 上腹部、ときに右下腹部。	• 発熱、関節症状、心炎などがある。 • 子どもの場合、腹痛で始まることがある。
卵巣嚢腫茎捻転 （117 ページ参照）	• 右または左の下腹部。	• 腹部膨満感。 • 周期的で強烈な痛み。
子宮外妊娠破裂 （122 ページ参照）	• 右または左の下腹部。	• 突然右または左の下腹部に強烈な痛みが襲う。貧血が著明。 • ショック状態に陥りやすい。
月経痛	• 下腹部。	• 腹部全体に鈍い痛み。 • 頭痛、腰痛、下痢、便秘、下腹部膨満感などの症状がある。

豆知識

過敏性腸症候群

緊張や精神的な不安、ストレスが引き金となり、自律神経が乱れ、それが原因で下痢や腹痛を起こすのが「過敏性腸症候群」です。中学・高校生にも、この過敏性腸症候群の症状の訴えが増加傾向にあります。 腸は、図のように脳と自律神経で密接につながっています。ですから、脳が感じた不安やプレッシャーなどのストレスは、自律神経を介して腸に伝わり、運動異常を引きおこします。

下痢や便秘などの腸の不調も、自律神経を介して脳にストレスを与えます。過敏性腸症候群の場合は、特に腸が敏感になっているため、ちょっとしたストレスにも反応します。そのため、少しの腹痛でも脳は敏感にキャッチし、不安も症状も増幅するのです。

過敏性腸症候群

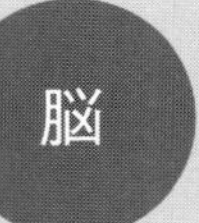

（不安・緊張などのストレス）

自律神経

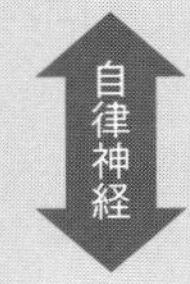

（便秘・下痢・腹痛・腹部膨満など）

5 感染性胃腸炎が疑われるとき

集団生活の場である学校では、感染源となる排泄物・嘔吐物の適切な処理が求められる。適切な処理を徹底することで、二次感染を防ぐことができるからである。そのためには、下記のようなマニュアルを作成し、全教職員がその処理方法を身につけることがポイントとなる。

1）処理方法の手順を共通理解し、排泄物・嘔吐物を迅速・確実に処理する

【事前準備】処理グッズを専用バケツに常置
①専用バケツ
②嘔吐物凝固剤（嘔吐物にふりかけると凝固／保健室で保管）
③使い捨て用手袋（二重にして使用すると安全）、使い捨て用マスク
④新聞紙、トイレットペーパー
⑤使い捨て用ぞうきん
⑥ビニール袋
⑦使い捨て用ガウンまたはエプロン
⑧消毒液（次亜塩素酸ナトリウム液 0.02%・0.1%）
（ペットボトルに規定濃度に必要な塩素系漂白剤を入れておき、水を入れればすぐに使えるようにしておくと便利）
⑨チリトリ用の厚紙
（凝固剤で固まった吐物を取りのぞく際に便利。カレンダーの紙など）

【処理時の注意】
①汚染場所に児童・生徒を近づけないようにする。
②処理時とその後は、必ず窓を開けて換気する。
③処理する人は、身支度を整えて処理にあたる。処理後は手洗い、うがいを十分に行う。

【実際の処理方法】
①嘔吐物に凝固剤をふりかけ、凝固させる。
②嘔吐物が凝固したら、チリトリ用の厚紙（なければ使い捨て用の箒など）できれいに掃きとり、ビニール袋に入れて密封する。掃除機は絶対に使わないこと。
③嘔吐物が付着していた床やその周辺に 0.1%消毒液を吹きかけ、使い捨て用ぞうきんでふきとり、ビニール袋に入れて密閉し、破棄する。
④手袋は裏返しにしてはずし、マスクやガウンなどとともにビニール袋に入れて破棄する。
⑤廃棄物は可燃ゴミで焼却する。ビニール袋は二重にし、回収時の破損などによる二次感染を防ぐ。

■食器に嘔吐した場合
嘔吐物で汚染された食器はビニール袋に入れ、0.1%消毒液を散布し、破棄する。その際に吐物は手洗い場などに流さず、ビニール袋に入れ、0.1% 消毒液を注入し、破棄する。

■汚物の付着した衣服など
他への感染を防ぐために、原則的に嘔吐物や下痢便が付着した衣類は洗浄せず、そのままビニール袋に入れて密封し、保護者に引きわたす。

2）汚染された衣類の取り扱いについての共通理解

汚染された衣類を返却するにあたって

年　月　日

保護者様

○○○○立○○○○小学校
校長　○○　○○

ご協力のお願い（汚れた衣類の返却）

学校は児童・生徒が集団生活しています。今回、感染が考えられたため、汚れた衣服をそのままお返しします。
ご家庭で次のような方法により洗濯していただきますようにご協力をお願い致します。

1　ゴム手袋（使い捨て）をしておう吐物は取りのぞく。おう吐物はビニール袋に入れて縛り、可燃ゴミとする（ビニール袋を二重にして回収時の二次感染がないように配慮してください）。
2　衣類は、ハイター等塩素系漂白剤（0.02%次亜塩素酸ナトリウム）に 30 ～ 60 分間浸す（色柄のものは色落ちすることがあります）。
◎次亜塩素酸ナトリウムの希釈については、使用する漂白剤の指示に従ってください。
◎色落ちする衣類は、85℃の熱湯で 1 分以上熱湯消毒する（ノロウイルスの場合、85℃の熱湯 1 分で死滅します）。
3　消毒後、ほかのものとわけて、最後に洗濯する。

ノロウイルスとは

○潜伏期間おおむね 1 ～ 2 日

○主症状は嘔吐、下痢、腹痛

嘔吐・下痢はひどいときは 10 回以上もあることがある。熱が出ることもあるが、あまり高い熱にはならない。

○症状は 3 日くらいで落ち着くが、ウイルスは感染してから 1 週間程度、便中に排泄される。感染しても症状が出ず、便にウイルスを排泄する健康保菌者がいる。

○予防のポイントは、手洗いの徹底（トイレ使用後、食前）

感染者が出たときは、汚染の可能性を考えてトイレのドアノブや手すりなども定期的に消毒する必要がある。

○消毒には 0.02% 以上の次亜塩素酸ナトリウムが有効（逆性石鹸やアルコールでは、消毒効果があまり得られない）。

【消毒液のつくり方】

■おもちゃ、調理器具、直接手で触れる部分などの消毒

約 0.02% 次亜塩素酸ナトリウム液…2 リットルの水に次亜塩素酸ナトリウム液（ハイター・ブリーチなど 5 %）を 10 ミリリットル入れる（0.02% 以上の濃度になればよい）。

■便や嘔吐物が付着した床や衣類、トイレなどの消毒

0.1% 次亜塩素酸ナトリウム液…500 ミリリットルの水に次亜塩素酸ナトリウム液（ハイター・ブリーチなど 5 %）を 10 ミリリットル入れる。

6 「ヒヤリ」「ハッ」とした事例から

●小学生で卵巣嚢腫茎捻転による腹痛

小学校高学年女子。

起床後から腹痛があり、しばらく自宅でようすをみてから遅刻して登校しました。しかし、腹痛が持続するため教室へは行くことができず、そのまま保健室に来ました。

ソファーに座り、ときおり「痛い、痛い」と声をあげて痛がります。朝食はふだんどおりに食べ、排便も普通だったといいます。体温は平熱、左下腹部痛を訴えます。触診では、おなかが張った感じが若干認められました。以前にも同じような痛みがあったとのことで、30分ほど経過観察を行いました。しかし、痛みが軽減するようすがみられないため、家庭連絡し受診をお願いしました。

かかりつけの小児科を受診した結果、経過をみるようにとの指導を受け、自宅療養となりました。しかし、その日の夜間に強い痛みを訴え苦しがるので、救急車を要請したところ、大学病院に搬送されました。診断の結果は左卵巣嚢腫茎捻転と診断され、摘出手術を受けました。

●学んだこと

小学生で生殖器の疾患による腹痛があるとの判断におよびませんでした。

腹痛という症状の原因には、泌尿器から生殖器に至るまでさまざまな臓器が関係すること、小学生でも今回のような疾患が起こることがわかりました。

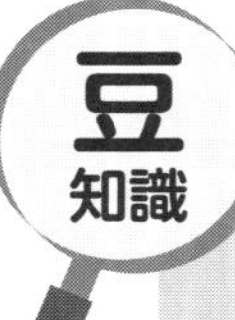

養護教諭が知っておきたい「子宮外妊娠破裂」

女子で腹痛を訴える場合は、子宮外妊娠破裂の可能性を忘れてはなりません。子宮外妊娠は大部分が卵管妊娠で、卵管膨大部で受精後、子宮腔まで下降してくる途中で、卵管内粘膜に着床してしまったものです。これらは、膨大部妊娠と峡部妊娠、間質部妊娠に大別されます。いずれの場合も最後には破裂が起こり、腹腔内への大出血により危険に陥ります。

症状としては、突然、右または左の下腹部に猛烈な痛みが襲ってきます。腹壁は緊満し、からだをエビのように曲げて苦しみます。貧血が著明で、すぐにショック状態（顔面蒼白、四肢冷感、悪心、嘔吐）に陥り、極めて危険です。直ちに手術を行う必要があります。

妊娠3か月くらいに起こりやすいので、疑わしい場合は、最終月経を聞くことを忘れてはなりません。

●頻回に訴える腹痛は、アレルギー性紫斑病の症状だった

小学１年生女子。

学校生活にすっかりなれた６月半ばころ、ふだんは休み時間になると元気に走りまわっていた子どもが、「おなかが痛い！」と訴え、数日来室するようになりました。腹痛を訴えて来室する時間帯はまちまちでした。

食事や睡眠、排便のようすなどを聴きとりながら、検温や腹部触診・聴診を行いましたが、異常は認められませんでした。痛みが落ちつくまでしばらく休養させると、教室へ戻り元気に学習に励んでいました。

友だち関係や学習面で心配ごとはないかなど、担任と連絡を取りながら経過を観察する状態が半月くらい続いた後、担任から「夜間に持続する強い腹痛を訴え、救急受診したものの、痛みが改善されないため入院した」という報告がありました。

腹痛の原因は、アレルギー性紫斑病によるものと診断されました。下肢の関節の痛みと同時に紫斑もみられるようになり、歩行はできるだけ避けるようにとの指示が出されました。そのため、退院後は、車椅子で学習に参加することにし、無理をせず休養をとりながら経過をみることにしました。しかし、短時間の登校でも倦怠感もみられ、状況によって保健室のベッドで休養しながらの生活が続きました。

母親は、子どもの突然の発病に不安を隠しきれませんでしたが、養護教諭は病状についてしっかり聴きとり、母親の不安や要求をできる限り受けとめるようにしました。また、学校でできうる対応についても丁寧に説明しました。

母親が不安を感じたときには、養護教諭がいつでも話を聴く姿勢を示したことで、安心感を得ることができたようでした。

母親も病気を受けいれながら子どもを見守ることができ、約４か月後にはすっかり元気を取りもどすことができました。

●学んだこと

何気ない腹痛の訴えにも、今回のような病気が潜んでいることがわかりました。保健室では腹痛は日常的にみられる症状ですが、頻回に訴える腹痛では、その原因となるものをさまざまな視点からみていく必要があることを痛感しました。

病気について最新の情報と正確な知識をもつことは、保護者の病気に対する疑問に丁寧に答えることができ、その不安を軽減させることにつながることがわかりました。子どもと保護者を支える役割の重要性についてあらためて認識を深めました。

7 子どもの疑問に答える

Q1 冷たいものを食べすぎると、どうして下痢したりするの？

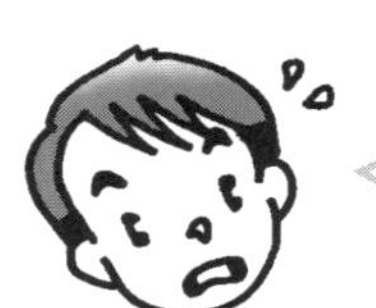

冷たいものを食べすぎると、おなかが痛くなったり、下痢したりするけど、どうして？

冷たい飲み物や食べ物をとりすぎると、内臓が冷えてしまいます。すると、胃や腸の働きが弱くなり、食べ物の消化に支障が出て、腹痛や下痢を起こすのです。

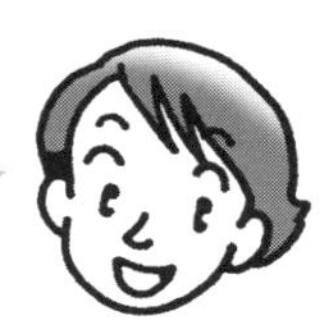

解説 おなかの中の胃腸では、消化液を出して食べ物を分解するなど、さまざまな化学反応を行っています。このとき働いているのが各種の消化酵素です。

人間の消化酵素はだいたい39℃前後で、うまく働くようにできています。この温度から少しでもはずれると、酵素の働きはガクンと落ち、消化不良を起こすことになります。そのため、冷たい飲み物や食べ物ばかりとっていると、内臓が直接冷えて酵素の働きが鈍くなるのです。

胃酸は、pH1.0～2.5とかなり強い酸性で、皮膚をただれさせるほどです。この強烈な酸性によって、食べ物と同時に入ってきたウイルスや細菌の増殖を抑えたり、殺菌したり、腐敗や発酵を防いだりする働きをしています。ところが、私たちは、寒いとからだが縮こまってしまうように、冷たい飲み物や食べ物は、胃腸の組織や血管を収縮させるので、血流を悪くさせ、消化酵素の分泌を減少させてしまうのです。

つまり、冷たいものを飲みすぎたり、食べすぎたりすると、消化酵素の働きを抑制するだけでなく、分泌量も少なくするのです。その結果、消化不良を起こすばかりでなく、食べ物と一緒にからだの中に入ってきた細菌やウイルスを十分にやっつけることができなくります。これが、腹痛や下痢につながるというわけです。

豆知識

腹痛はなぜ起きる

下痢をしそうなときや、排便の前兆のときなどに、腹痛が起きるのは、からだのなかで、次のようなことが起きているからです。

内容物を体外に出そうと腸が激しく動く（聴診するとキューキューと激しい音がする）。→ 血管や腸の筋肉が収縮する。→ 血液の流れが低下し、酸素が欠乏する。→ 痛みを起こす物質（発痛物質）が出る。→ 知覚神経を刺激する。→ 痛いと感じる。

腸のマッサージ

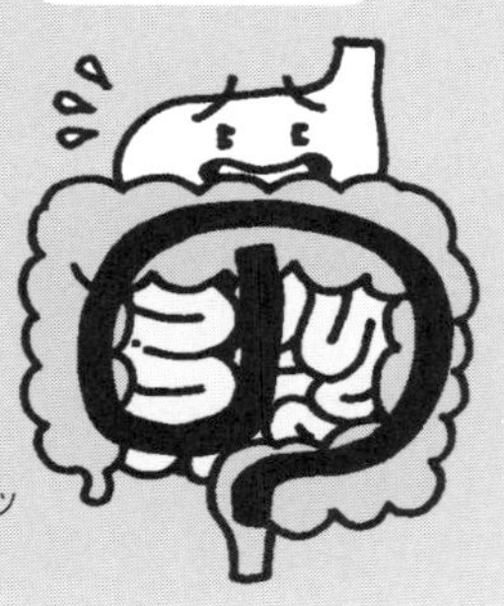

腸の走行にそって「の」の字マッサージをすると、楽になる。

Q2 ノロウイルス感染症で、吐いたり下痢をしたりするのは、なぜ？

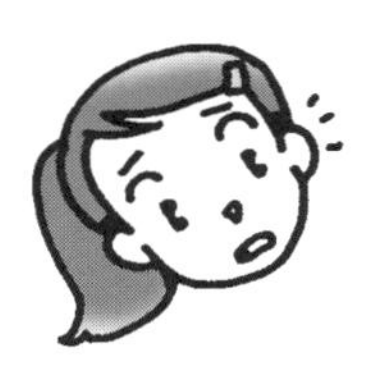

ノロウイルス感染症にかかると、どうして吐いたり、下痢したりするの？

ノロウイルスが胃腸に入りこむと、胃腸の働きを悪くするため、消化吸収ができなくなり、吐いたり、下痢をしたりするのです。

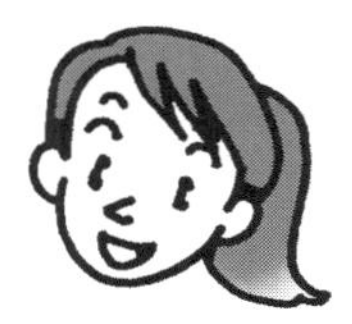

解説 ノロウイルスは、酸に強いのが特徴です。そのため、口から侵入したノロウイルスは、胃酸の防御機能を簡単にすりぬけ、小腸の上部で増殖を開始します。

小腸へ達したノロウイルスは上皮部分に入りこみ、表面を覆っている絨毛組織を壊します（萎縮、扁平化、剥離、脱落など）。これにより、腸の粘膜は炎症を引きおこしてグッタリし、働きが悪くなるのです。

活動が阻害され、食べ物がなかなか消化されずにそのまま残っている状態が続くと、胃では嘔吐反応が起こり、一気に体外へ吐きだされます。また、腸では絨毛が壊されることで、下痢も起こるのです。

嘔吐物にノロウイルスが多量に含まれるのは、小腸で増殖したウイルスが逆流して、胃の内容物と一緒に口から吐きだされるためです。嘔吐後の口腔内には、逆流したウイルスの残存が確認されます。保健室では、嘔吐後のうがいには紙コップを使用するなどの配慮が必要です。

嘔吐が起こった直後に、水分なら大丈夫と考えがちですが、前述のように胃腸の働きが悪くなっているので、水分摂取後まもなくして、あふれるように嘔吐してしまいます。ですから、嘔吐した場合は、少なくとも30分から1時間くらいは飲んだり食べたりせずに、胃腸を休めることがとても大切です。

たとえば、嘔吐後50ccの水分を摂取したとすると、嘔吐する量は50ccにとどまらず消化液も一緒に吐きだされてしまい、飲んだ量以上の水分を失うことになります。つまり、かえって脱水症状を引きおこすことになるのです。このようなときは、水分を欲しがっても、うがい程度にとどめるべきです。

食事も、痛んだ絨毛が回復するのを待ってからにします。下痢が1日に6回以上あるときは絶食し、おなか、特に左下腹部を強く押してもあまり痛がらなければ、お粥やスープ、リンゴのすったものから食べはじめるといいようです。

4 発疹・湿疹

発疹が出る疾患には、感染症や皮膚の病気、全身性の病気の場合があります。発熱して発疹が出るとき、最も多いのはウイルス感染です。感染力が強いので注意が必要です。発疹・湿疹とも、全身をよく観察し、全身性か局所性か、広がり方はどうかなどを確認します。

1 対応の流れ

①問診・視診・触診・バイタルサインのチェック

◇バイタルサインチェック

意識・体温・脈拍・呼吸の確認

◇問診

- **いつから・どのように・どの部位・生活のようす・嫌なことや心配なこと・触ったものは何か、腹痛はないか、かゆみはどうかなど。**

◇視診

- **皮膚のようす・発疹の色、形、発疹が変化する・口の中のようす　など。**

◇触診

- **発疹を押さえて変化はあるか。**
- **リンパ節の腫れはどうか。**

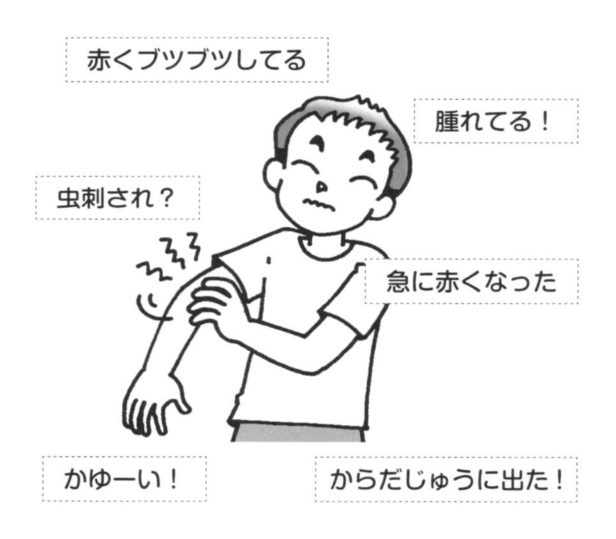

赤くブツブツしてる
腫れてる！
虫刺され？
急に赤くなった
かゆーい！
からだじゅうに出た！

②感染性の疾患の有無

◇地域・学校で流行している疾患がある

◇バイタルサインなどの異常

高熱・速脈・倦怠感・強いかゆみ・呼吸

◇視診の異常

粘膜の変化・皮膚の変化など

◇触診の異常

熱感・リンパ節の腫れ

あり →

○**保護者へ連絡（早退・受診）**

学校や保健室でのようすを詳しく伝えるとともに、家庭でのようすや既往歴などの情報を得る。

○**学級担任へ連絡**

学級での健康観察を依頼する。

③アレルギー疾患の有無

◇アレルギーの既往
アレルゲンに接触
◇バイタルサインの異常
意識・体温・脈拍・呼吸
◇視診の異常
◇触診の異常

あり →

○教室へ
- 体温・脈拍とも正常で、症状が極めて軽いとき。
- 症状が再発した場合は、保健室へ来るように本人に伝えておく。
- 必要に応じて、運動などは制限する。
- 担任、あるいは教科担当に、経過観察を依頼する。

○保健室で経過観察（経過良好であれば教室へ）
- 症状は軽いが、まだ持続しており、ふだんの活気がないとき。
- 軽い発熱がみられ、やや脈拍が速いとき。

○保護者へ連絡（早退・受診）
- 発熱がみられ、苦痛の訴えが強く、学習に集中できない。
- 学校や保健室でのようすを詳しく伝えるとともに、家庭でのようすや既往歴などの情報を得る。

○救急搬送（救急車要請）
- 粘膜症状・呼吸症状があり、アナフィラキシーが疑われるとき。

④心因性や対人関係、その他の有無

◇気になること、困っていることなどがある
問診で家庭でのようす、学級や友だち関係、学習のようすなどを聴きとる。
◇何となく、話を聞いてもらいたいと来室

あり →

○教室へ
- 体温・脈拍とも正常で、症状も心も安定しているとき。
- 担任、あるいは教科担当に、経過観察を依頼する。

○保健室で経過観察（経過良好であれば教室へ）
- 症状は軽いが、まだ持続しており、ふだんの活気がないとき。
- 気持ちを安定させる必要があると判断したとき。

豆知識

川崎病とは

発疹を起こす疾病のひとつに川崎病があります。1967年、川崎富作博士がはじめて報告したことにより、川崎病と命名されました。正式には「小児急性熱性皮膚粘膜リンパ節症候群」といい、小～中くらいの太さの動脈に炎症が起こる病気です。重篤な合併症に心不全・不整脈・冠動脈瘤をともなう急性心筋炎などがあります。原因は不明で、口唇の紅潮、イチゴ舌（128ページ参照）、口腔内のびまん性発赤、全身にも赤みを帯びた不定形発疹が出ます。ほかには頸部リンパ節の腫れ、持続する高熱、両眼球結膜充血、解熱後に手足の指先から皮膚がはがれるなどの症状がみられます。おもに4歳以下の乳幼児にみられ、継続的な管理（学校生活管理指導表の活用）が必要となる病気です。

2 発疹を起こすおもな疾病・異常

	疾病名	発疹の特徴	発疹の出る部位	他の症状
感染性疾患	麻　疹	•熱が下がりかけ、再び高熱が出てきたときに、赤い発疹が全身に広がる。 •斑状丘疹、一部融合。 •赤い発疹が消えた後、褐色の色素沈着が残るのが特徴。	•耳の後ろから顔面にかけて出はじめ、全身に広がる。	•二峰性の熱型。 •前駆症状として咳、目やに、鼻水、結膜充血、コプリック斑＊1。 •高熱（39～40℃）。
	風　疹	•発熱と同時に、霧吹きで吹いたような赤い発疹が全身に出現する。 •３～５日で消えはじめる。 •軽いかゆみがある。	•顔、胸や背、手足に出る。	•耳の後ろ、および頸部のリンパ節腫脹。 •発熱（軽度）。
	水　痘	•最初は赤い小さな丘疹で、周囲に紅斑を伴い、虫刺されによく似ている。 •１～２日たつと直径２～３mmくらいの水疱となり、かゆみを伴う。 •発疹はかさぶたをつくる。無理にかさぶたをとると、跡が残る。	•発疹は、最初、頭や顔などから出はじめ、次第に全身に広がる。	•発熱（軽度）、頭痛、食欲不振、全身倦怠感。
	溶連菌感染症	•こまかい発疹で、かゆみを伴う。 •全身に出る。 •発疹がおさまった後、皮膚がむける。	•全身。	•咽頭炎・扁桃炎、口蓋の点状紅斑・点状出血斑、イチゴ舌＊2、発熱。
	伝染性紅斑	•頬に赤い発疹（リンゴのホッペ様）があらわれ、続いて手・足に網目状・レース状などと表現される紅斑がみられる。 •胸、腹、背部にも出る。	•頬よりはじまり、上肢、大腿、前腕に広がる。	•全身症状は、軽い咳、関節痛、頭痛、発熱（軽度）。
	手足口病	•痛みを伴う水疱が手、足や臀部、口腔、咽頭粘膜に出る。	•手のひら、足の裏、臀部、口腔内。	•発熱（軽度）、咽頭痛。
アレルギー性疾患	じんま疹	•激しいかゆみを伴った発疹。 •出たり消えたりする。	•胸、手足など。	•ときに発熱、倦怠感。
	接触性皮膚炎	•原因に接触した部分に、かゆみを伴う発疹が出る。	•手足、頸部など露出部。 •ネックレスやピアスなど、金属に触れた部位。 •化学繊維に触れた部位。	•ジュクジュクした、ただれになることがある。
	薬　疹	•薬品によりさまざまなタイプの薬疹症状が出る。	•広範囲、顔、頸部、前腕、大腿。	•かゆみ、頭痛、倦怠感、関節痛。
	アレルギー性紫斑病	•紫色の丘疹、中心に出血点あり。	•臀部、四肢に多い。	•腹痛（疝痛様）、関節腫脹、発熱。

＊1　コプリック斑：発熱３～４日目に頬粘膜に出る、赤みを伴った白い小斑点。麻疹では90％以上でみられる主要症状。
＊2　イチゴ舌：舌の表面が、イチゴの表面のようにブツブツした状態。溶連菌感染症の特徴的な症状。

5 アレルギー疾患

乳幼児にも花粉症がみられるほど、アレルギー疾患が増加しています。2012年12月には小学校の給食で、5年生女児が不幸にも食物アレルギーによるアナフィラキシーショックにより死亡する事故がありました。学校では今まで以上に一人ひとりの状況を正確に把握し、的確な判断と対応が求められています。

1 ぜんそく

気管支の炎症が慢性化することで、気道が過敏に反応して気道を狭めることで、発作的な喘鳴、咳などの症状を起こす疾患である。

キーワード

喘鳴（ぜいめい）
発作に伴って生じるゼーゼー・ヒューヒューという気管支ぜんそく発作特有の気道音。

陥没呼吸
息を吸うときに右図の部位が引っこむ呼吸や状態。

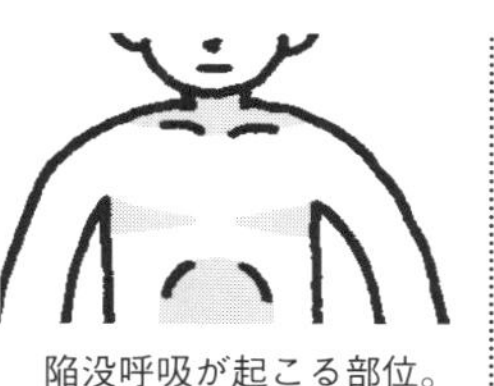
陥没呼吸が起こる部位。

起座呼吸（きざ）
横になると苦しいので、上半身を起こしてする呼吸（164ページ参照）。

チアノーゼ
体内の酸素が不足した状態。唇や爪が青くなる。

1）対応の流れ

①問診・視診・聴診・バイタルサインのチェック

◇バイタルサインチェック
体温・脈拍・呼吸（音・回数・深さ）の確認

◇問診
- **いつから・どんなに・どこが・どうして・既往歴・何かに触ったり、吸いこんだりしたか・寝不足か・心配なことなど。**

◇視診
- **呼吸のようす（鼻翼・肩の動き・苦しそうなようす）**
- **姿勢・顔色・唇の色・チアノーゼは？など。**

◇聴診
- **呼吸時の異常音　など。**

痰がからむ
咳が出る
息苦しい
痰が出る
ゼーゼーする
運動できない

②発作のようすを見分ける

基本的な発作のめやす

	小発作	中発作	大発作	呼吸不全
喘鳴	軽度	明らか	著明	弱い (呼吸不全を起こした場合、喘鳴は弱くなるので要注意)
陥没呼吸	なし (あっても、喉の部分に軽度)	明らか	著明	著明
起座呼吸	なし	横になれる程度	あり	あり
チアノーゼ	なし	なし	あり	顕著　その他 •尿便失禁 •興奮(暴れる) •意識低下など
遊び	ふつう	ちょっとしか遊ばない	遊べない	—
給食	ふつう	少し食べにくい	食べられない	—
会話	ふつう	話しかけると返事はする	話しかけても返事ができない	—
授業	ふつう	集中できない	参加できない	—
対応	保健室で経過観察 •運動を控える •腹式呼吸 経過良好であれば教室へ	保護者へ連絡・受診 •腹式呼吸 吸入・内服薬使用(持参の場合)	緊急搬送(救急車要請) 持参薬あれば使用(吸入・内服薬) 必要時心肺蘇生処置	

2）ぜんそく発作

ぜんそく発作時には、「平滑筋の収縮」「粘膜の浮腫」「分泌物の増加」などの変化が起こっている。その結果、空気の通り道が狭くなる。

気管支

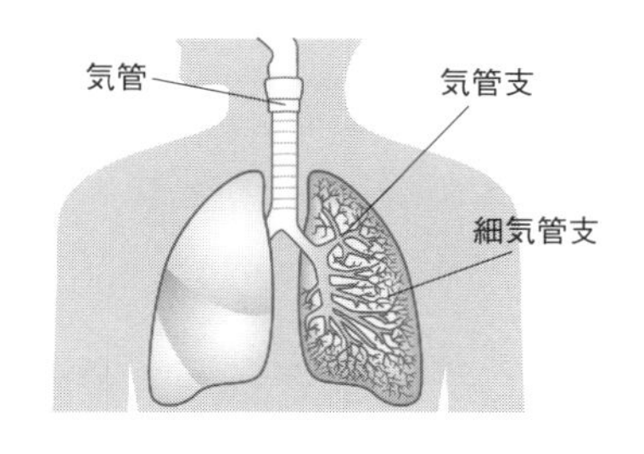

健康な人の気管支

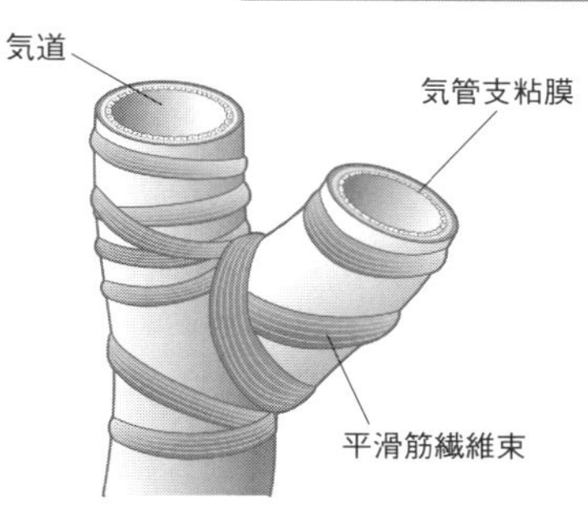

気道は開いている状態で、空気の流れもよい。

ぜんそくの人の気管支

●発作が起きていないとき

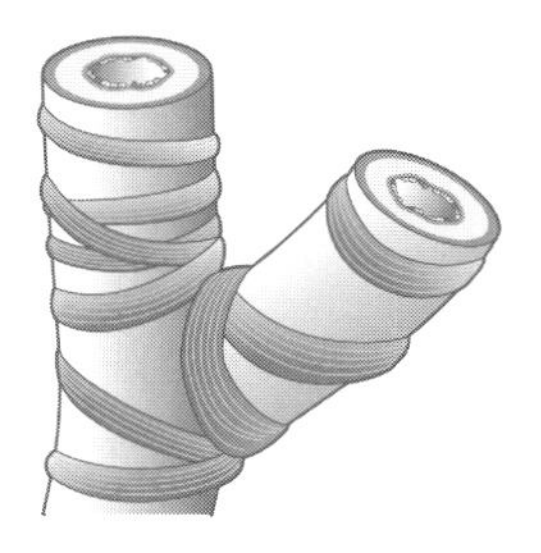

慢性的に炎症があるため、気道はやや狭くなっている。

●発作が起きたとき

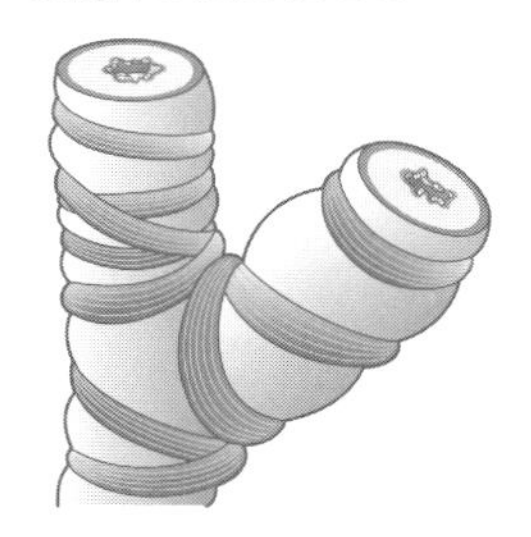

気管支の周りの筋肉が収縮し、気道はさらに狭くなる。粘膜の炎症も悪化し、分泌物（痰）が増えるなど、呼吸しにくい条件が重なる。

3）発作時の救急処置

①落ちつかせて、コップ一杯ほどの水を飲ませる。
②痰を出させる（水を飲み、咳をする・背中を軽く叩く）。
③腹式呼吸をさせる。座った状態でゆっくりと大きく息を吸わせ、最後まではきださせる。特にはきだすことを重点に行う（息苦しさの不安から、浅く速い呼吸による過換気症候群を引きおこすこともあるので要注意）。
④処方されている発作治療薬を使う。
⑤気管支拡張剤など処方されている発作治療薬を使用しても、呼吸が楽にならない場合には、それ以上我慢させずに受診する。

4）日常生活で注意したいことがら

①運動・遊び

ぜんそくが起きにくい運動をすることは、からだにとっても、ぜんそくの改善にとってもよいことである。子どもの成長・発達においても、運動は重要な働きをするので、あまり制限しすぎないようにする。もちろん、ぜんそく発作時には、運動は控える。

発作を起こしやすい運動の種類	発作を起こしにくい運動の種類
・ランニング（マラソン）　・登山 ・なわとび　・野球　・ドッジボール ・サッカー　・ラグビー	・水泳　・剣道　・バドミントン ・跳び箱　・自転車

②小動物との接触

犬、ネコ、小鳥、ハムスター、うさぎなどの動物の、毛やふけ、唾液、排泄物が誘因となることがある。特に、ハムスター、フェレット、プレーリードックは強い症状を起こす。

校外学習などで動物との触れあい活動を行う場合、事前に動物アレルギー調査を行い、触れあい可能な動物を保護者（あるいは、保護者を通じて主治医）から確認してもらう。触れあいが禁止のときは、動物の毛などに接触しない場所で別行動をとったり、計画を変更したりすることもある。

豆知識

パルスオキシメーター

パルスオキシメーターは、洗濯ばさみのようなセンサーで指先をはさみ、爪に光をあてて動脈に含まれる酸素量を測定することができます。

健康な人では96～100％の酸素量があります。ところが、高山（2500m以上の山）に登ったり、ぜんそく発作で酸素の取りこみに支障をきたしたりすると、酸素量が96％未満になり、頭痛を起こしたり、気持ちが悪くなったり、ひどくなると意識を失ったりすることもあります（脳は酸素不足に敏感に反応するため）。

そんなとき、パルスオキシメーターで酸素量を測定することで、対応や処置に活用することができます。なお、寒いときには指先の血液循環が悪くなっているので、手を温めてから測定し、誤差を防ぎます。

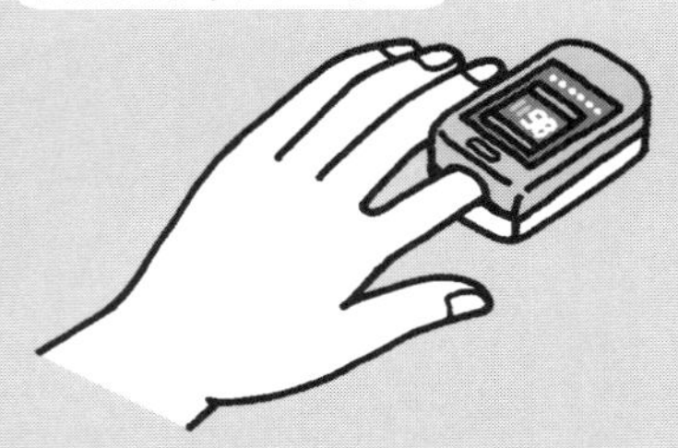
パルスオキシメーター

2 アトピー性皮膚炎

アトピー性皮膚炎とは、慢性のかゆみを伴う皮膚炎で、その多くはアレルギーが関与している。

1）皮膚の状態

皮膚炎→かゆみが強い→かきむしる→皮膚炎の状態が悪くなる→皮脂や角質細胞がはがれ、バリア機能が破壊される→さらにかゆみが強くなる→かきむしる→皮膚炎の症状が悪くなる、という悪循環が起こりやすい。

健常な皮膚とアトピーの皮膚のちがい

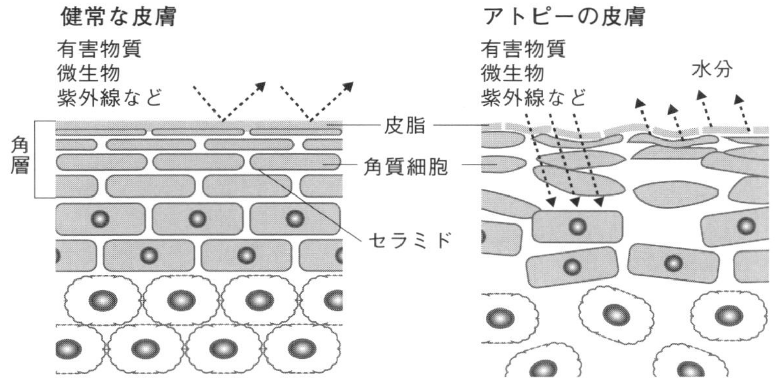

アトピーの皮膚はセラミドの減少で細胞の間に隙間が生じる。水分が失われやすいと同時に、外界からの刺激に対して極めて弱く、炎症や感染を起こしやすい。

（田中貴子著『図解アトピー食と薬でスキンケア』農文協より）

2）対応および学校生活で配慮すること

①症状への対応

- かゆみが強いときは、洗ってから冷やす。
- ひどい場合は、受診する。

②皮膚を清潔にする。

- 運動や遊びで汗をかいたり、砂場・粘土遊びで汚れが付着した場合、それらが刺激となり、症状の悪化につながるので、水（ぬるま湯が最適）できれいに洗う。
- プールの後は、プールの消毒薬を洗いおとすように、丁寧にシャワーをあびる。

③保健室で使用できる薬品などを確認しておく。

- バンソウコウや外用薬など、使用できるものを確認しておく。

④アトピー性皮膚炎に対する理解

- 外見の皮膚の状態（皮膚が赤い、かきむしりがあるなど）から、ときに周囲の人の何気ない言葉で本人を傷つけることもある。そのため、アトピー性皮膚炎についての理解を深める学習を通して、人間関係を育てる配慮が必要。
- 着替えの際や日光刺激の予防などを配慮する。

3 花粉症（アレルギー性鼻炎・アレルギー性結膜炎を含む）

花粉症とは、花粉によって生じるアレルギーの総称であり、おもにアレルギー性鼻炎とアレルギー性結膜炎が生じる。

1）おもな症状

●鼻の症状

- 花粉症によるくしゃみは発作のように連続して起こり、回数が多いのが特徴。そして、シーズン中続く。
- 鼻水は水のようにサラサラして、粘り気がある黄色い鼻水にはならない。
- 鼻づまりや目のかゆみも強く出る。

●目の症状

- 目の周りがかゆくなり、まぶたが腫れぼったくなり、結膜が腫れる。
- 重症になると結膜に浮腫が生じる（目が開けられないくらいに腫れる）。

◎かゆくて、こすったり、かいたりすると、さらに悪化し、結膜や角膜を傷つけ、目がゴロゴロしたり、かすんだり、まぶしく感じたり、痛みが出たりする。ときには涙の洪水に襲われる。このほか鼻、喉、気管支、胃腸にもさまざまな症状があらわれ、全身の倦怠感や発熱が出る場合もある。

2）発症年齢

下のグラフのように、花粉症の発症は乳幼児からみられる。5～9歳で13.7%、10～19歳では31.4%となっている。

子どもでは、鼻や目などのつらい症状により、遊び・運動や学習といった活動を低下させ、日常生活に支障を与えることが懸念される。

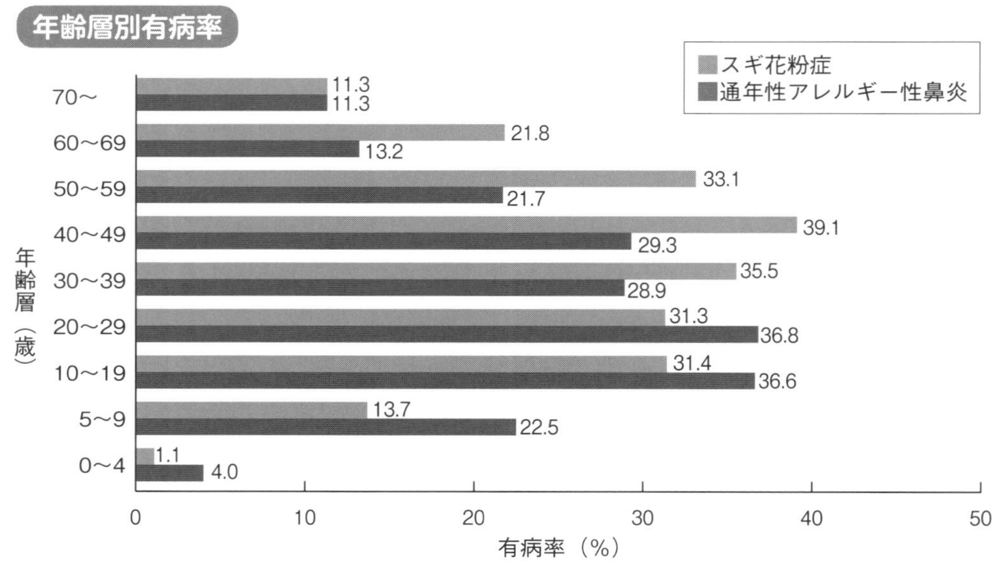

（『鼻アレルギー診療ガイドライン 2013年版』による）

3）対応と日常生活での配慮

なるべく花粉がからだに入ってこないようにすることが基本である。

①かゆみがひどいときは、洗いながす。
②冷たいタオルなどで冷やす。
③症状がひどい場合は、受診をすすめる。
④帽子・メガネ・マスク・マフラーなどで防御。
⑤外出したら、洗顔やうがいをして、からだについた花粉はきちんと洗いながす。毎日の習慣として心がける。
⑥飛散の多いときには、窓や戸を閉めておく。
⑦髪をできるだけひとまとめに束ね、花粉が髪につかないようにする。
⑧ファストフードや加工食品のとりすぎに注意し、バランスのとれた食生活を心がける。
⑨「花粉症かな？」と思われる症状が出たら、早めに受診し、症状を悪化させない。

4 食物アレルギー

食物アレルギーが増えている。アナフィラキシーによる死亡事故も発生しており、注意が必要である。

アナフィラキシーとは、アレルゲン摂取後、15～30分くらいで発症する多臓器のアレルギー症状であり、じんま疹などの皮膚症状、腹痛や嘔吐などの消化器症状、息苦しさ、呼吸困難などの呼吸器症状が複数同時に、かつ、急激に出現した状態のことをいう（日本学校保健会、学校のアレルギーに対するガイドラインより。一部改）。

1）基本的な処置

発症した子どもを絶対に一人にしてはいけない。そのうえで、次の処置を行う。

①アレルゲンとなる食品を口に入れた場合は、吐きださせ、口の中を水ですすがせる。
②原因食物が皮膚についた場合は、丁寧に洗いながす(触った手で、鼻や目をこすらない)。
③眼症状（かゆみ、充血、むくみ）が出たら、洗眼させる（抗アレルギー薬、ステロイドを持参していれば、点眼する）。
④「アナフィラキシー症状への対応」(136ページの図参照）と「応援体制の確立」(必要に応じて主治医、学校医、管理職、保護者に連絡)。

2）アナフィラキシー症状への対応

グレード1

■皮膚症状
部分的なじんま疹。赤み、弱いかゆみ。
■粘膜症状
唇やまぶたの軽い腫れ。
■呼吸器症状
鼻汁、鼻閉、単発の咳。
■消化器症状
軽い腹痛、単発の嘔吐。
■全身症状
何となく元気がない。

→

●安静、厳重に経過観察
（症状が進まなくても、最低１時間）
●必要に応じて主治医、園医、学校医に連絡し、指示を受ける
●緊急時薬があれば内服
●エピペンがあれば用意

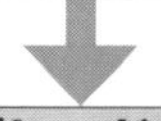

グレード2

■皮膚症状
広範囲のじんま疹。赤み、強いかゆみ。
■粘膜症状
唇やまぶた、顔面の明らかな腫れ。
■呼吸器症状
ときどき繰りかえす咳。
■消化器症状
明らかな腹痛や複数回の嘔吐。
■全身症状
元気がない、横になりたがる。

→

●主治医、園医、学校医に連絡し、指示を受ける
●医療機関を受診（必要に応じて救急車要請を考慮）
●緊急時薬があれば内服
●エピペンを用意し、必要に応じて接種

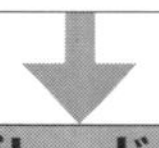

グレード3

■粘膜症状
飲みこみづらさ。
■呼吸器症状
咳こみ、声がれ、喘鳴（ゼーゼーヒューヒュー）。
息苦しさ、呼吸困難、チアノーゼ。
■消化器症状
強い腹痛、繰りかえす嘔吐や下痢。
■全身症状
ぐったり、意識消失、立ちあがれない。

→

●救急車を要請し、医療機関を受診
●エピペンを接種
●必要に応じて蘇生術を実施
●緊急時薬があれば内服

（東京都福祉局：「食物アレルギー対応ガイドブック」より。一部改）

●アナフィラキシーショックが原因で心停止に至った平均時間（英国立統計局）。
→薬物（5分）　蜂毒（15分）　食物（30分）

3）タイプ別食物アレルギー

①即時型食物アレルギー

- 乳幼児期から成人まで、さまざまな世代に認められるが、その発症の多くは乳幼児早期に集中している。
- 原因食物を食べたあと、2時間以内に症状が出る（多くは15分から30分以内）。
- 原因食物は、学童期以前は鶏卵、牛乳、小麦が三大原因食物。
- さまざまな症状が出る（下図参照）。

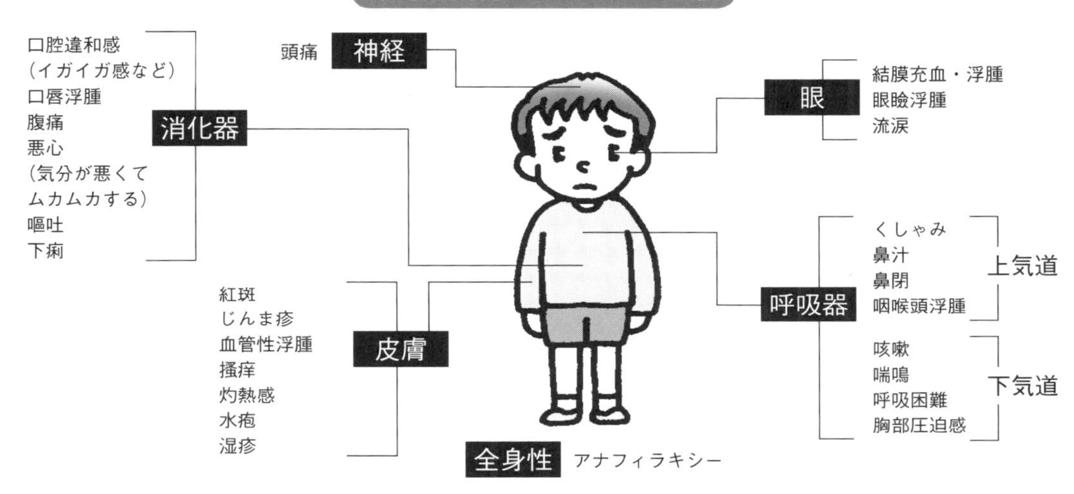

②口腔アレルギー症候群

- 果物・野菜などの食物を食べる。→　15分以内に症状が出る。
- 直接触れた唇や舌、喉の奥がかゆくなる・腫れる、じんま疹が出る。
- 目や鼻の花粉症の症状、吐き気。腹痛や下痢、気管支ぜんそくの発作、アナフィラキシーなどが起こる。
- 原因食物はシラカンバ（白樺）などの花粉とアレルギーの原因となる物質が共通して含まれているために、大人や年長児では、花粉症を起こした後に口腔アレルギー症候群を起こす場合が多いといわれる。
- 年少児では、多食することで、果物にアレルギーを起こす可能性があると考えられている。

③食物依存性運動誘発アナフィラキシー

原因食物の摂取と運動が組みあわさったときに、アレルギー症状が出る。つまり、原因食物を摂取しただけでは症状は出ない。反対に原因食物を摂取していなければ、どんなに運動をしても症状は出ない。

症状が出たとき、原因となる食物が何かをつきとめることが必要である。原因食物としては小麦による場合が最も多く、次にエビといわれる（この2種で全体の80%）。これらのほかには、イカ、カニ、ブドウ、ナッツ、ソバ、豚肉、魚、貝などが原因としてあげられている。

原因食物を摂取した後、4時間以内に運動すると、じんま疹、紅潮、咽頭浮腫、アナフィラキシーなどの症状が出る。

昼食後の運動でこのような症状が出たときには、食物依存性運動誘発アナフィラキシーを疑い、適切な対応が必要になる。

④ゴム（ラテックス）・フルーツ症候群

天然ゴムの成分によってアレルギー反応を起こす場合、果物に含まれる成分と交差反応を起こし、フルーツアレルギーを合併することから、ゴム（ラテックス）・フルーツ症候群と呼ばれる。

ゴムと共通抗原のある、バナナ、キウイ、アボカド、栗、クルミ、トマト、パパイヤ、グレープフルーツ、ジャガイモ、メロン、イチジク、ピーナッツでアレルギーを引きおこすことがあるので注意を要する。

●果物・野菜過敏症を起こす植物

バラ科：リンゴ、イチゴ、ナシ、モモ、スモモ、プラム、サクランボ、アーモンド、ウメ
セリ科：セロリ、ニンジン、パセリ
ウリ科：メロン、スイカ、カボチャ、キュウリ
ミカン科：オレンジ、レモン、グレープフルーツ
バショウ科：バナナ
マタタビ科：キウイ
ユリ科：ニンニク
ナス科：トマト、ジャガイモ、ナス、ピーマン、トウガラシ、シシトウ、クコの実
パイナップル科：パイナップル
ウルシ科：マンゴー

◎同じ科に属する果物や野菜はアレルギーを起こしやすくなる。

出典：『食物アレルギー（アレルギー疾患指導用テキスト）』（著：海老澤元宏　監修：疾病対策研究会　発行：新企画出版社 2003）／「知っておきたい食物アレルギー基礎知識」（発行：独立行政法人環境再生保全機構）／池澤善郎編集：特集 Oral allergy syndrome、アレルギー・免疫 8：837-919,2001

4）アナフィラキシーショック時の救急車要請（119 番通報）のポイント

①「救急です」「**食物アレルギーによるアナフィラキシー患者の依頼です**」と告げる。
②状況を説明する。
- 「いつ」…給食開始後、○分経過後
- 「どこで」…○○学校にて、
- 「だれが」…○歳の園児、児童あるいは生徒が
- 「どうしたのか」「どのような状態か」…アナフィラキシー（全身じんま疹、むくみ、ぜんそく様の呼吸音があるなど）
- エピペンを処方されて持参または保管している場合は、そのむねと接種の有無を伝える。

③連絡した者の氏名、施設、所在地、連絡先、近くの目標となるものを伝える。
④救急車がくるまでの救急処置の方法を聞いておく。

5）エピペンの使用について

エピペンを処方されている児童・生徒を把握し、保管場所、緊急時の対応（打つタイミング）について、教職員全員で共有する（学校生活管理指導表、アレルギー緊急時個別対応票を用いて共通理解をはかる）。

①エピペンとは

エピペンとは、アドレナリンが充填されたペン型の注射器で、アナフィラキシーの症状を改善させるための補助治療薬である。アドレナリンのおもな作用は、低下した血圧を上昇、心拍数を増加させ、ショック状態からの離脱をはかるもので、その作用はエピペン注射後、すみやかにあらわれ、15 ～ 20 分持続する。また、同時に気管支を広げる効果、腸管の動きを調整する効果がある。

②打つタイミング

完全にショックに陥ってから注射するよりも、その手前の状態（グレード２以上）での接種が効果的。注射と同時に救急車を要請する（注射後に症状が回復しても、必ず受診する）。

アナフィラキシーではないのに打ってしまった場合には、ほてり感や心悸亢進（心臓がドキドキする）などの症状があらわれるが、アドレナリンは体内で代謝されてしまうため、血管などに問題のない人であれば、15 分程度で症状は消失する。

注射後のエピペンは、針先側から携帯ケースに戻し、搬送先の医療機関まで持参する。

③エピペンの管理・保管

- エピペンは薬として本人に処方されており、本人もしくは保護者が保管、注射することが原則である。
- 子どもが低年齢で管理上の問題などの理由により、保護者から保管を求められた場合は、管理・保管について保護者を交えて、主治医や学校医などと十分に協議する。
- 学校で管理・保管する場合は、主治医の指導のもと、本人、保護者と緊急時対応を確認し、確認事項を書面にしておく（学校生活管理指導表、アレルギー緊急時個別対応票など）。
- 緊急時にすぐに取りだし、処方を受けた子どもに手渡せるように配慮し、保管場所を教職員全員が知っておく（他の児童生徒が触れることのないように注意する）。
- **エピペンの有効成分であるアドレナリンは、常温（15 ～ 30℃）で遮光保存が必要（光で分解しやすいため）。そのため、携帯用ケースにおさめた状態で保存・携帯する（冷蔵庫での保存は禁忌）。**

5 金属アレルギー

金属性のアクセサリーなどを身につけているうちに、金属成分が汗などの体液に触れることで溶けだし、イオン成分が、体内に入りこむ。金属アレルギーは、体内の免疫によって、そのイオン成分が異物として判別され、皮膚にかぶれやかゆみなどの症状が起こる。

●アレルギーの種類と症状

種　類	症状の特徴
金属接触アレルギー	原因は、ネックレスやピアスなどが直接皮膚に触れ、汗などにより体内に溶けだした金属がイオン化することで、接触している部分にかゆみや発疹などのかぶれが起こる。金属と皮膚との接触が続くと慢性化する可能性がある。
全身型金属アレルギー	歯科の詰め物や食品などに含まれる金属のイオンが、唾液に溶けて体内に吸収され、全身をまわり、汗として皮膚から分泌されることで発症。汗をかきやすい手のひらや足底にみられることが多い。

●歯科金属にも注意！

唾液によって歯の詰め物の金属が溶けだし、体内に吸収、蓄積され、それが脳や肝臓にたまると、金属アレルギー体質の場合、体内で激しい炎症を起こす。予防のためには、歯科金属が溶けださない清潔な口腔内を保つことが大切。

金属アレルギーの誘因物質と発症部位

ピアス・ネックレス・腕時計など	ニッケル、クロム、コバルト、プラチナなど、アクセサリーに使われている金属に触れる部分が赤く腫れたり、かゆくなったりする。
化粧品	化粧品のほかに、ビューラーやアイライナーの口金、ファンデーション容器などの金属にアレルギーを起こす人も多い。
衣類・下着	ブラジャーのホックやワイヤーなどに反応する人もいる。ジーンズのボタンも裏側の金属部分が直接肌に触れやすい。布製のバンソウコウでカバーするか、厚めの布地を縫いつけるとよい。
皮革製品	皮革製品の加工工程でクロムなどの金属が使われていることがあり、敏感な人はそれに反応してアレルギーを起こす。腕時計の皮バンド、バッグのストラップなど、直接肌に触れるものにも注意。
携帯電話	最近はプラスチックの膜でコーティングするなど、メーカー各社の工夫で少なくなってきたが、携帯電話機器の当たる耳やほほなどの部分が炎症を起こすことがある。コーティングがはげ、地金が出ている電話は要注意。
硬貨	ニッケルが使われている 50 円玉、100 円玉、500 円玉などに触る機会の多い人は注意。
豆やナッツ	これらの食品にはニッケル成分が多く含まれている。それが汗にしみだし、汗腺の多い部位にアレルギーを起こすケースがある。

6 気分が悪いなどの訴え

「気持ちが悪い」と訴えて来室する子どもは大勢います。訴えの原因となるからだの不快感や違和感がどこにあるのか、問診とバイタルサインのチェックで判断することが大切です。疾病の兆候がみあたらない場合は、友人関係、家族のことなどで来室したかもしれないと考慮し、対応します。

1 悪心（気持ちが悪くなる）・嘔吐

子どもは、ふだんとちがったからだのようすを感じたとき、「気持ちが悪い」と訴えて来室する。丁寧にその訴えを聴きとり、適切な判断をする。

1）対応の流れ

いろいろな疾病の前触れの場合も考えられる。そのため、問診では、食事のようす、摂取した食べ物などを聴きとり、経過観察する。

①問診・視診・触診・バイタルサインのチェック

◇バイタルサインチェック
意識・体温・脈拍・呼吸の確認

◇問診
☆ 115ページ「押さえておきたい問診項目」参照。
- いつから・どのように・どの部位・生活のようす・嫌なことや心配なこと・排便のようす　など。

◇視診
- 全身のようす・発疹、皮膚の色
- 姿勢・口の中のようす　など。

◇触診
- 腹壁の硬さ、圧痛の部位
- リンパ節の腫れ
- 熱感や冷感　など。

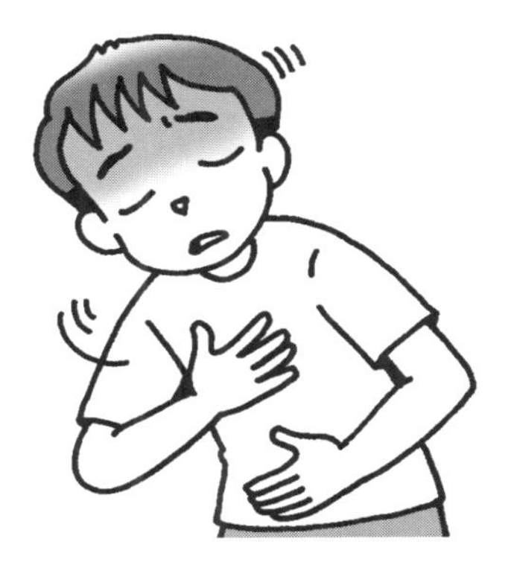

②急性腹症の有無

◇限局した強烈な痛み
◇触診の異常
圧痛・筋性防御・反跳痛
◇ショック症状
顔色不良・冷や汗・冷感・弱く速い脈・浅い呼吸・意識障害

あり →

○緊急搬送（救急車要請）
- 急性腹症は急な激しい腹痛で発症し、ときに緊急手術を必要とする、さまざまな病気が含まれる。
- 一刻も早く適切な処置を行う必要がある。

③生活習慣や器質的な疾患の有無

◇食生活の乱れ・睡眠不足・過労
問診で家庭でのようす、帰宅後の習い事や運動のようすなどを聴きとる。
◇バイタルサインの異常
意識・体温・脈拍・呼吸
◇視診の異常
脱水の兆候
◇触診の異常
虫垂炎などの兆候

あり →

○教室へ
- 体温・脈拍とも正常で、症状が極めて軽いとき。
- 症状が再発した場合は、保健室へ来るように本人に伝えておく。
- 必要に応じて、運動などは制限する。
- 担任、あるいは教科担当に、経過観察を依頼する。

○保健室で経過観察（経過良好であれば教室へ）
- 症状は軽いが、まだ持続しており、ふだんの活気がないとき。
- 軽い発熱がみられ、やや脈拍が速いとき。

○保護者へ連絡（早退・受診）
- 発熱がみられ、苦痛の訴えが強く、学習に集中できない。
- 下痢や痛みが継続し、症状の改善がみられない。
- 学校や保健室でのようすを詳しく伝えるとともに、家庭でのようすや既往歴などの情報を得る。

◎腹痛と同時に発熱があるときには、虫垂炎、膵炎、腎盂炎、細菌性食中毒、大腸炎などの炎症性疾患の兆候。

④心因性や対人関係、その他の有無

◇気になること、困っていることなどがある
問診で家庭でのようす、学級や友だち関係、学習のようすなどを聴きとる。
◇何となく、話を聞いてもらいたいと来室

あり →

○保健室で経過観察（経過良好であれば教室へ）
- 症状は軽いが、まだ持続しており、ふだんの活気がないとき。
- 気持ちを安定させる必要があると判断したとき。

○教室へ
- 体温・脈拍とも正常で、症状も心も安定しているとき。
- 担任、あるいは教科担当に、経過観察を依頼する。

2）嘔吐したとき

①嘔吐物を観察する

- 嘔吐の場合は、嘔吐物をすぐ捨てないで、その量、色、性状、におい、血液混入、胆汁の混入などの状況を調べる。
- 時間が経過しているにもかかわらず、不消化物の混入がみられるときには、消化機能に何らかの異変があることを示す。

②嘔吐時の具体的対応

- 消化器系の疾患による場合や、乗り物酔い、心因性のものは、座位をとっていることが多い。吐きだしやすいように前かがみの姿勢をとらせ、エチケット袋やバケツなどをあてがい、背中をさする。
- 異物を摂取した場合や、食中毒によると思われるものは、積極的に吐かせる。
- 倒れた姿勢で嘔吐している場合は、窒息の危険を避ける体位をとらせる（必ず顔を横に向ける）。
- 嘔吐物による二次感染を避ける配慮をする。嘔吐物の処理は、処理方法の手順(120ページ参照)に準じて行う。

2 めまい・立ちくらみ・脳貧血

「気持ちが悪くなり、しゃがみこんでしまった」という声は、よく聞く。多くは早く回復するが、なかには迅速な対応が必要な場合もある。全身の状態や背景について観察したり、状況把握したりして危険回避に努める。個人の日常の健康状態を知っていたり、情報が得られたりすると、判断に役立つ。

1）対応の流れ

①問診・視診・触診・バイタルサインのチェック

◇バイタルサインチェック

意識・体温・脈拍・呼吸の確認

◇問診

- **いつから・どのように・どの部位・吐き気・嘔吐の有無・生活のようす・嫌なことや心配なこと・排便のようす　など。**

◇視診

- **全身のようす・顔色と姿勢・結膜のようす・発疹・皮膚の色　など。**

◇触診

- **熱感・冷感、肌の強さ、腹壁の硬さ、圧痛の部位　など。**

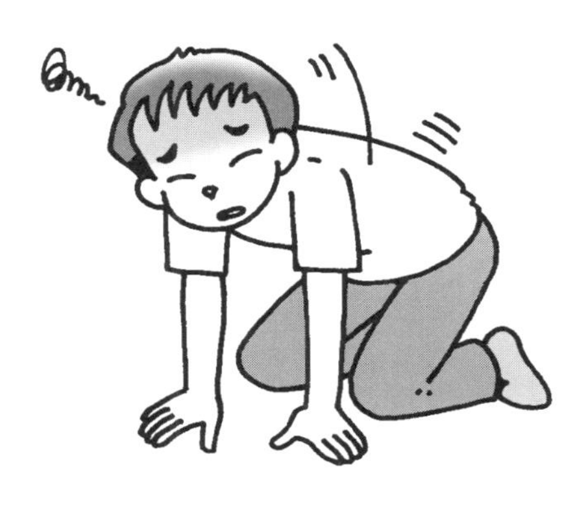

②脳貧血症状の有無

◇脳貧血の症状
①**顔色不良となり、吐き気、冷や汗がみられる。ときに嘔吐することもある。**
②**目の前が暗くなると訴えたり、失神を伴ったりすることもある。**
③**体温はほぼ平常である場合が多いが、脈拍が弱く、血圧も低い。**
④**顔や腕に限局する短時間の軽いけいれんがみられることがある。**

あり →

○**教室へ**
- 体温・脈拍とも正常で症状が極めて軽いとき。
- 症状が再発した場合は、保健室へ来るように本人に伝えておく。
- 必要に応じて、運動などは制限する。
- 担任、あるいは教科担当に、経過観察を依頼する。

○**保健室で経過観察（経過良好であれば教室へ）**
- 症状は軽いが、まだ持続しており、ふだんの活気がないとき。
- やや脈拍が速いとき。

○**保護者へ連絡（早退・受診）**
- 苦痛の訴えが強く、学習に集中できない。
- 症状の改善がみられない。
- 学校や保健室でのようすを詳しく伝えるとともに、家庭でのようすや既往歴などの情報を得る。

③器質的な疾患の有無

◇バイタルサインの異常
意識・体温・脈拍・呼吸
◇視診の異常
◇触診の異常

あり →

○**教室へ**
- 体温・脈拍とも正常で、症状が極めて軽いとき。
- 症状が再発した場合は、保健室へ来るように本人に伝えておく。
- 必要に応じて、運動などは制限する。
- 担任、あるいは教科担当に、経過観察を依頼する。

○**保護者へ連絡（早退・受診）**
耳鼻科的な疾病が原因と思われるめまいが疑われるとき。

○**緊急搬送（救急車要請）**
脳血管の障害が疑われるとき。

④心因性や対人関係、その他の有無

◇気になること、困っていることなどがある
問診で家庭でのようす、学級や友だち関係、学習のようすなどを聴きとる。
◇何となく、話を聞いてもらいたいと来室

あり →

○**保健室で経過観察（経過良好であれば教室へ）**
- 症状は軽いが、まだ持続しており、ふだんの活気がないとき。
- 気持ちを安定させる必要があると判断したとき。

○**教室へ**
- 体温・脈拍とも正常で、症状も心も安定しているとき。
- 担任、あるいは教科担当に、経過観察を依頼する。

2）要受診のめやす

- 意識に障害がある（意識回復に時間がかかる）。
- 立ちくらみ、めまいが持続する。
- めまい、立ちくらみと同時に、頻回に嘔吐がみられる。
- 意識を失って倒れたとき、頭部を強打した場合（34 ～ 36 ページ「頭部打撲」参照）。

3）救急処置

- 活動中に症状を訴えたとき、その場に座らせる。移動が可能であれば、ベッドに、水平位もしくは足高仰臥位の状態で寝かせる。

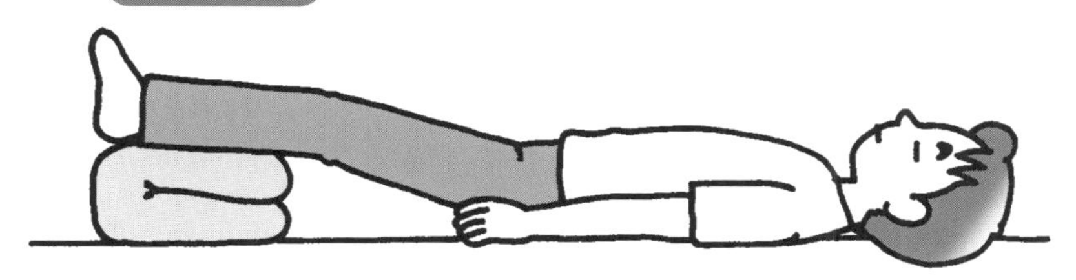

- 衣服をゆるめて、深呼吸させる。
- 意識を失って倒れてしまったら、安静にする。吐きそうなようすをみせたら、顔を横に向けて気道を確保する。その際、頭部、その他に外傷がないか、確認する。
- 倒れた場合、５～６分でふだんの状態に戻ることが多いが、回復するまでに時間がかかるようであれば、受診させる。

3 息苦しい

「息苦しい！」といわれると、さまざまな場面を想像し、緊張する。複数の子どもに対応している場合、優先順位を高くして対応する。ようすをみながら見極めるが、迷う場合は重症度の高い場合の対応をする。また、ぜんそくや呼吸器系の疾病をもっているか、心臓は？　などの情報は貴重である。

1）対応の流れ

①問診・視診・触診・バイタルサインのチェック

◇バイタルサインチェック
意識・体温・脈拍・呼吸の確認
◇問診
- **いつから・どのように・どの部位・何か口に入れたか、触ったか・生活のようす・嫌なことや心配なこと・排便のようす・呼吸時の胸の痛み　など。**

◇視診
- **全身のようす・口の中のようす・発疹・皮膚の色　など。**

◇触診
- **熱感・冷感、腹壁の硬さ、圧痛の部位など。**

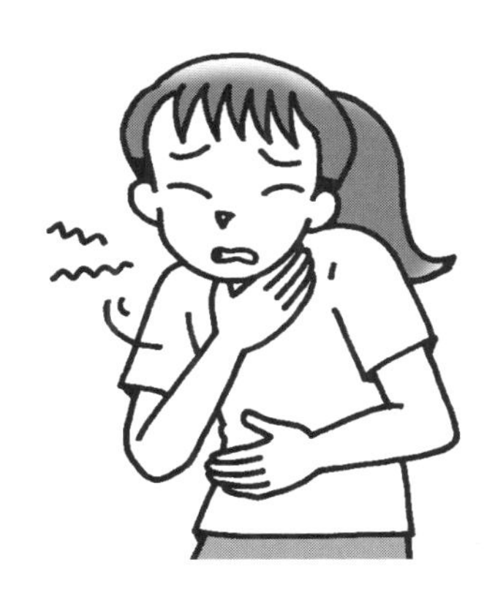

②器質的な疾患によるものか

◇バイタルサインなどの異常
発熱・意識・呼吸の異常・脈拍・手足のしびれなど。
◇視診の異常
顔色・姿勢など。
◇触診

あり→

○教室へ
- 体温・脈拍とも正常で、症状が極めて軽いとき。
- 症状が再発した場合は、保健室へ来るように本人に伝えておく。
- 必要に応じて、運動などは制限する。
- 担任、あるいは教科担当に、経過観察を依頼する。

○保健室で経過観察（経過良好であれば教室へ）
- 症状は軽いが、まだ持続しており、ふだんの活気がないとき。
- やや脈拍が速いとき。

○保護者へ連絡（早退・受診）
- 苦痛の訴えが強く、学習に集中できない。
- 症状の改善がみられない。
- 学校や保健室でのようすを詳しく伝えるとともに、家庭でのようすや既往歴などの情報を得る。
- 少し動くだけで息苦しい。チアノーゼがみられる。（気胸・ぜんそくなどでは、息苦しさが出る）

③心因性や対人関係、その他の有無

◇気になること、困っていることなどがある
問診で家庭でのようす、学級や友だち関係、学習のようすなどを聴きとる。
◇何となく、話を聞いてもらいたいと来室

あり→

○保健室で経過観察（経過良好であれば教室へ）
- 症状は軽いが、まだ持続しており、ふだんの活気がないとき。
- 気持ちを安定させる必要があると判断したとき。

○教室へ
- 体温・脈拍とも正常で、症状も心も安定しているとき。
- 担任、あるいは教科担当に、経過観察を依頼する。

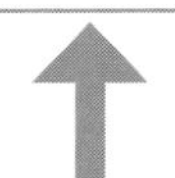

④一過性のもの

◇バイタルサインに異常なし
◇視診・触診とも異常なし

2）要受診のめやす

- 胸や背中のあたりの圧迫感や痛みがあるとき（心筋梗塞や肺閉塞・肺気胸を疑う）。
- 咳や息苦しさが持続するとき（肺気腫、肺炎を疑う）。
- 激しい頭痛や意識障害があるとき（クモ膜下出血・脳出血を疑う）。
- 慢性的な発作を繰りかえすが、からだの病気がないとき（不安神経症・パニック障害を疑う）。
- 息苦しさが強く、横になることができない。また、少し動くだけで息苦しさを訴える。
- チアノーゼが認められる。

3）息苦しさの症状を起こすおもな疾病や異常

	疾病・異常	原因	おもな症状	他の症状
呼吸困難	気管支ぜんそく発作	・気管支平滑筋のけいれんと粘膜の腫れにより、気道の狭窄が起こるため。	・呼気性の呼吸困難	・喘鳴、笛声、起座呼吸、咳、痰、ときにチアノーゼ
	気管支異物	・異物が気管支内に誤飲され、気道をふさぐことで起こる。	・吸気性の呼吸困難	・最初激しい咳、呼吸困難、閉塞時チアノーゼ
	肺気胸	・胸膜が破れ、空気が胸腔に漏れて、肺がふくらむことができなくなる。高校生に多くみられる。	・呼吸困難 ・息苦しさ ・背部痛	・咳、顔色蒼白、冷や汗、胸痛、ときにチアノーゼ
呼吸促進	過換気症候群	・心理的な不安から、反射的に呼吸が促進されて起こる。	・呼吸運動の過多による息切れ感	・手足のしびれ感、胸の圧迫感、けいれん
	発作性頻拍症	・不安などから発作的に頻脈が起こり、呼吸も促進されるために起こる。	・呼吸促進による息切れ感	・頻脈（160/ 分以上になる）、顔面蒼白、発汗、不安感、失神

4）過換気症候群

①原因とおもな症状

不安やストレスなどが原因で、呼吸が浅く、速くなって、空気を吸いこみすぎる状態になり、血液中の二酸化炭素が減り、血液がアルカリ性に傾く。これにより、脳内や心臓の血管が収縮し、頭痛や胸の痛み、手足の筋肉の硬直やしびれ、意識混濁など、さまざまな症状を起こす。

過換気症候群は、一過性のもので、生命に危険はない。

②救急処置

リラックスできる環境の中で、背中に手をあて、優しく声をかけながら、呼吸の調整をする。次のような変化が起き、症状の改善をはかることができる。

◎呼吸を整えるために、１回の呼吸で10秒以上かけてゆっくり息をはかせる。

ふくらみきった肺がしぼみ、呼吸が楽になる。

その感覚が脳に伝わり、安心感が広がる。

呼吸が正常に戻り、二酸化炭素が平常値に戻る。

⬇

症状が改善される。

③ペーパーバッグ法の危険性

ペーパーバッグ法とは、紙袋内呼吸法ともいい、紙袋を口にあてて呼吸させる方法をいう。過換気症候群に陥った人に対する救急処置として、かつてはこの方法をとることが多かった。しかし、紙袋内がすぐに酸素不足の状態になり、いのちをおびやかす危険性があるため、行わないほうがよいとされている。

ペーパーバッグ法の危険性

袋の中の空気は、はきだされた空気。その空気だけで呼吸することになる。

→血液中の酸素が著しく減少する。
→不足した二酸化炭素が正常値まで必ずしも増えるとは限らない。

血液中の酸素（O_2）が著しく不足する

生命をおびやかす可能性がある

5）肺気胸

肺気胸とは、何らかの原因で肺をつつんでいる胸膜に穴があき、肺が縮んでしまった状態のことをいう。症状は、突然の胸の痛み、突然の息切れである。

やせた男性に多いといわれるが、高校では、発症に男女差がみられないとの報告もある。

自転車に乗っていて、後ろを振りむいた瞬間、「あれっ、肩甲骨のあたりが痛い」と思った男子生徒が、数時間たっても痛みが消えなかったため、外科を受診し、レントゲン撮影で気胸が発見されたという事例もある。

何の前触れもなく発症するので、「自然気胸」とも呼ばれる。

4 熱中症

熱中症とは、高温で蒸し暑い環境の下で発生する障害の総称である。熱中症は予防できる疾患であり、発症したときは迅速で適切な処置が重要になる。学校で発症する熱中症事故は、スポーツによるものが多い。知識不足と無理から、健康な子どもにも起こりえるが、適切な予防対策 (178 ページ参照) を行えば、発症を未然に防ぐことができる。

1）熱中症の発生メカニズム

次の過程を経て、発生する。

①**体温の上昇：**高温の環境で運動や労働をすると、体温が上がる。

▼

②**発汗：**体温を下げるために、発汗が起こる。
汗は蒸発するときに気化熱を奪い、「打ち水効果」で体温を下げる働きがある。

▼

③**体液不足（脱水症）**：多量の発汗でからだの水分が失われると、水分の不足から栄養素や酸素を運んだり、老廃物を排出したりする循環がとどこおる。同時に塩分などの電解質が不足し、障害が起こる。

▼

④**発汗ストップ**：さらに発汗が続き、からだの水分が失われると、からだはそれ以上水分が失われないように、発汗にストップをかける。すると、発汗で体温が下げられなくなり、体温上昇が起こり、からだの機能に支障をきたす。
◎暑くても汗が出ないのは、異常を示すサインである。

▼

⑤**熱中症：**発汗による体温調節機能が維持できなくなると、からだじゅうの臓器にダメージが起こる。最も影響を受けやすいのは脳で、脳へのダメージからけいれんや意識障害などが起こる。

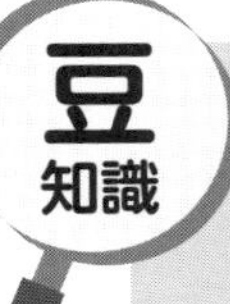

熱中症を起こしやすいのは…

- 発育途上にある子どもたち（幼少期から冷暖房器具のある生活環境になれ、体温調節機能の低下が懸念されるため、高齢者とともに注意が必要）。
- 体力が落ちているとき（病後、寝不足、朝食抜きなど）。
- 暑さになれていないとき（梅雨明け後、急激に気温が上昇し、急に冷房づけになったときなど）。
- 以前に熱中症を起こしたことがある人。
- 肥満の人（学校管理下の熱中症死亡事故の 70%は肥満の人）。

2）救急処置

基本は「FIRE」

F（Fluid）：液（水分＋塩分）
I（Ice）：からだの冷却
R（Rest）：運動の休止・涼しい場所で休む
E（Emergency）：「緊急事態」の認識・119 番通報

重度	おもな症状	必要な処置・対応
Ⅰ度	•めまい・立ちくらみ。 •筋肉痛・こむら返り。 •汗が、ふいてもふいても出てくる。 •頭痛。 •体温 38℃以下。	•涼しい場所で安静にする。(R) •水分・塩分を補給（0.9%食塩水）。(F) •腋の下などを冷やす。(I) •回復しても急に具合が悪くなることがあるので運動は禁止。 •手足、体幹部をマッサージし、末梢血管の収縮を防止する（末梢から中心へ）。 ◎自分で水を飲めず意識がなければ救急車を呼ぶ。(E) •必要に応じて心肺蘇生処置を施す（159・160 ページ参照)。 **太い血管の冷やし方** 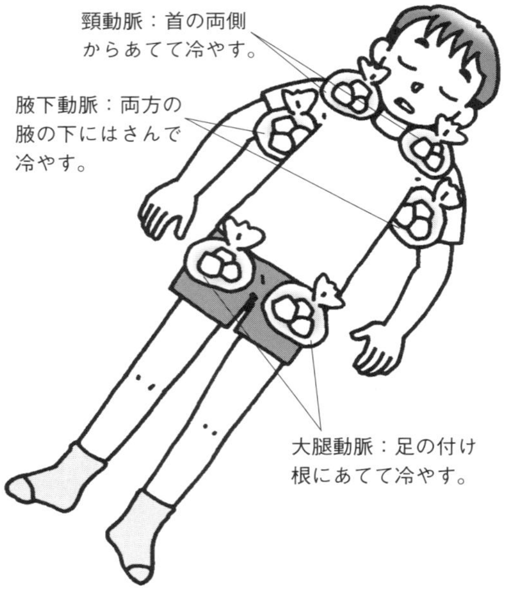 頸動脈：首の両側からあてて冷やす。 腋下動脈：両方の腋の下にはさんで冷やす。 大腿動脈：足の付け根にあてて冷やす。
Ⅱ度	•頭がガンガンする。 •吐き気がする・吐く。 •めまい。 •体がだるい・虚脱感がある。 •集中力・判断力が低下。 •頻脈 (脈拍数の増加)。	
Ⅲ度	•意識障害。 •からだがひきつける（けいれん)。 •高熱（40℃以上）が下がらない。	

0.9%食塩水のつくり方

「0.9％食塩水」とは、熱中症を起こしたときに用いる補水液をいう。
500 ミリリットルのペットボトルの水に、小さじ 1 杯弱（4.5 g）の食塩をまぜるとできる。
ジッパーつきのビニール袋に 4.5 g の食塩を入れて常備しておくと、500 ミリリットルの水に溶かすことで、すぐに食塩水をつくって使用できるので便利。

5 子どもの疑問に答える

Q 集会や朝会で、倒れたり、冷や汗が出たりするのは、どうして？

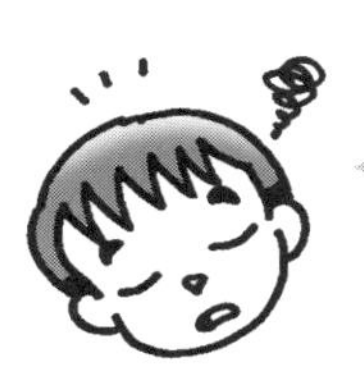

集会や朝会で長い時間立っていると、急に目の前が暗くなって倒れてしまったり、冷や汗が出たり、顔色が悪くなったりするのは、どうして？

これらは、脳貧血の症状です。脳貧血は、朝会などで長時間立ちつづけることが原因で、脳への血流が不足し、気分が悪くなって倒れたりするのです。

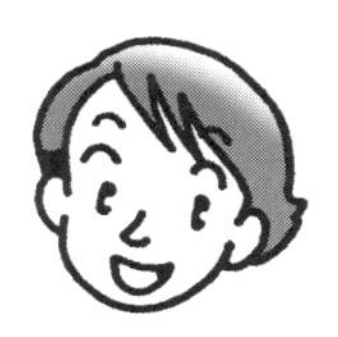

解説 「脳貧血」とは俗称で、正式な病名を「起立性低血圧症」、あるいは「起立性調節障害」といいます。気分が悪くなって倒れてしまうのは、立ちつづけていると重力によって血液が足の方へ下がってしまい、脳までうまく血液を戻すことができずに、脳が酸素不足を起こすためで、血液の病気ではありません。

健康な人は、急に立ちあがったり、長い間立っていたりしても、自律神経の働きで、「立ちあがる→下半身の血管が収縮→血液を上半身に押しあげる→体中に血液が循環する」という循環調節反射作用を行っているので、急な体位の変化に対しても、支障なく過ごすことができます。この自律神経のおかげで、私たちのからだは、365日休むことなく、無意識のうちに、呼吸・血液循環・体温調節・消化・排泄・生殖・免疫などの機能を、自動的に調節しているのです。

ところが、疲れ、睡眠不足、ストレスなどが重なると、自律神経のバランスが崩れやすくなり、「立ちあがる→下半身の血管が収縮できない→血液が下半身に溜る→脳が血液不足になる→立ちくらみ・脳貧血を起こす」という支障をきたします。

そのため、集会や朝会で長時間立っていると、脳への血流が悪くなり、気持ちが悪くなったり、倒れたりするのです。

特に、10歳から15歳のいわゆる思春期といわれるこの時期は、自律神経のバランスを崩しやすく、起立性調節障害が起こりやすいのです。

自律神経を整えるためには、朝日とともに起き、日中はからだを十分に活動させる、そして、夜はゆったりとからだを休め、早めに床につくことが何よりも大切です。

7 てんかん

脳の神経細胞が何らかの原因で傷つき、その傷ついた細胞の異常放電により発作が引きおこされます。発作は突然起こり、短時間で突然消失することがほとんどです。発作は学校でもみられます。保護者からの通知もなく、突然の発作で発見される場合もあるため、すべての教職員に適切な対応が要求されます。

1 発作時の観察ポイント

①発作のようすはどうか

- 強直性けいれんか、間代性けいれんか、強直間代性けいれんか　など。

◎強直性けいれんとは、突然意識を失い、手足を突っぱらせた格好で、口を固く結び、全身を硬直させる発作（強直性発作）。
◎間代性けいれんとは、腕や膝などを折りまげる格好で、手足をガクガクと大きく曲げたり伸ばしたりする発作（間代性発作）。
◎強直間代性けいれんとは、強直性発作のあと間代性発作が続いて起きる発作（強直間代性発作）。

- 全身性か局所性か（からだ全体か、片側半分か、または手や足の一部だけか、顔や口のあたりかなど）。
- けいれんの状態が変化していくか（はじめ、からだの一部だったのが、みているうちに全身に波及するか、右側か左側に移るなど）。
- 顔の位置、眼球の位置（正面を向いていたか、どちらか横を向いていたか、上か下を向いていたか）。

②けいれん発作の継続時間

③意識の状態はどうか……発作中の意識の状態、反応のしかたなど。

④けいれんの後の状態……ぐっすり眠ったか、頭痛や眠気、吐き気、手足の麻痺などないか。

⑤どんなときに起こったか

- 遊んでいるときに起こった、食事をしている最中、テレビをみているとき、おなかがすいているとき、眠っているとき、頭を打ったすぐ後、入浴中、泣きわめいているときなど。
- 熱があったか……風邪などで熱があったかどうか？
- 元気だったか……発作を起こすまでは、いつもどおりだったかどうか？
- 頭痛、腹痛、下痢などなかったか。
- 手足の動きが悪い、歩き方がおかしい、目がみえにくいなどなかったか。
- 頭を強く打っていないかどうか。
- 発作前の状況を、家族や周囲にいた人から聴きとる。

2 救急処置

①衣服をゆるめ、ゆったりと呼吸できるような状態をつくり、静かに危険でない場所に寝かせる。

②吐くこともあるので、顔は横向きにする（ものを咬ませたり、割り箸を差しこんだりしない）。

③どのような発作か（からだの動きなど）、持続時間、意識があるかどうかなど、発作のようすをよく観察し、記録する（152ページ「発作時の観察ポイント」参照）。保護者と、主治医に記録内容を報告する。

④発作時、発作後の対応については、保護者（あるいは主治医）とよく相談し、確認しておく。

3 救急車の要請が必要なとき

①てんかんの既往がなく、発作が起こったとき。

②バイタルサイン（意識・呼吸）や一般状態に異常がみられるとき。
- 意識がなく手足・からだが冷たい。
- からだに力がはいらず、ぐったりと脱力感が強い。
- チアノーゼが出ている。
- 嘔吐を繰りかえす。
- 呼吸困難がある。

③発作と発作の間で意識回復がみられず、発作が10分以上続くとき。いつもとちがう発作がみられたとき。

4 日常生活での注意

①規則正しい生活……十分な睡眠をとる・便秘をしない・長時間のテレビ視聴をしない。

②薬をきちんと飲む、飲み忘れをしない。もしも飲み忘れたときは、申しでる。

③その他
緊張のしすぎ、心配、心が落ちこむ、疲れ、熱がある、月経・思春期、ぜんそくの薬、ホルモン剤、抗生物質の一部がけいれんの引き金になることがある。

5 発作のタイプ

てんかんの発作は、脳のどの部分に支障があるかによって、発作のタイプが異なる。

1）脳の一部に支障があるタイプ

凡例
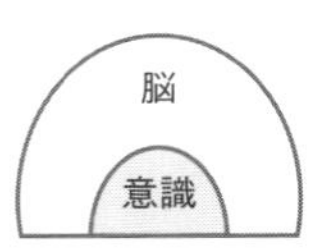

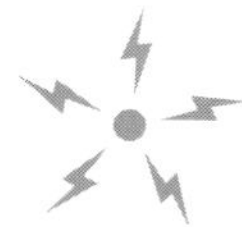

部分発作	単純部分発作	•意識がある。	•手足がけいれんしたり、まぶたや頬をピクピクさせたり、口をモグモグさせるなどの動きが出たり、変な音やにおいを感じたりする場合もある。 •発作は長くても5～10分。
	複雑部分発作	•意識がはっきりしない。	•意識がはっきりしないまま、いろいろな行動をする。 •発作後の行動を思いだせない。
	二次性全般化発作	•部分から全身に広がる大発作。	•最初は部分発作からはじまり、全身けいれんになる。

2）脳の奥に支障があるタイプ

原発全般性発作	欠伸（けっしん）発作	•意識だけを失う。	•けいれんはなく、意識だけを失う。
	ミオクロニー発作	•ピクッとする。	•全身や手足を一瞬ピクッとさせる。 •連続しない。
	強直間代性発作	•全身のけいれんの大発作。	•急に全身がけいれんし、意識を失う。

3）脳全体に支障があるタイプ

続発全般てんかん（乳幼児に発症）	点頭てんかん	•頭をコクンとする。	•点頭とは、うなずくという意味。お辞儀のように、頭をコクンと前へ倒したり、同時に両手を頭の上に伸ばす格好をしたりすることを、何度も繰りかえす。 •発作と気づかずに放っておくと重症になり、発達の遅れも出てくる。
	レンノックス症候群	•ガクッと崩れる。	•からだを支えている筋肉の緊張が急になくなって、床に崩れる。一瞬力が抜けるだけなので、すぐに立ちあがる。 •知的発達に遅れが出る。

参考資料：『子どものためのバリアフリーブック　障害を知る本③　てんかんのある子どもたち』（監修：茂木俊彦　発行：大月書店）

6 てんかんと間違えやすい発作

①熱性けいれん

生後３か月～５歳くらいまでの乳幼児にみられる。熱が高い（39℃くらい）ときに起こりやすい。

②心因性非てんかん性発作（含むヒステリー）

精神的な問題が原因で、てんかん発作のような発作を示す。「発作のたびにちがう症状があらわれる」「だれもいないところでは発作が起こらない」などの特徴がある。

③過換気症候群（147・148ページ参照）

手足の筋肉の硬直やしびれ、胸の痛み、意識混濁など、さまざまな症状を起こす。

④失神発作

てんかんとは異なり、意識を失う前に、吐き気や動悸、冷や汗、だるさを感ずることもある。

⑤低血糖発作

糖尿病患者が、低血糖状態になると、てんかんと似た症状が起こることがある。
（糖分を含んだジュースなどを飲ませるとよい。）

第4部

救急処置の基本

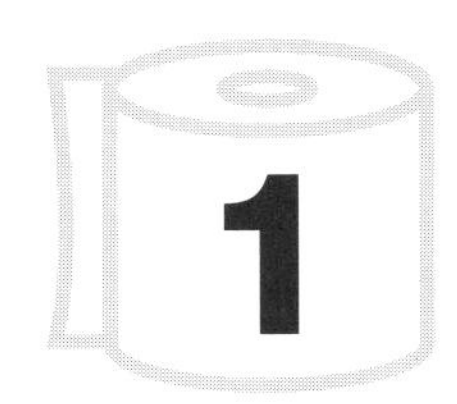

1 知っておきたい知識や技術の基本事項

予期しない事故が起きてしまったとき、だれもがあわててしまいがちです。日頃から、救急処置に関する新しい知識や情報を収集し、処置に必要な備品などを点検・補充しておくとともに、基本的な技術を高めるような研修を重ねておくと、冷静に対応できます。

1 RICE 処置

RICE 処置は、打撲や捻挫のときだけでなく、痛みをやわらげ、内出血、腫れを最小限に抑えて治癒を早めるために行う処置で、広く応用できる救急処置の基本といえるものである。

RICE 処置の「RICE」は、Rest（安静）、Ice（アイシング）、Compression（圧迫）、Elevation（挙上）の４つの頭文字を並べたもの。

① Rest（安静）

ケガをした部位を動かさないようにし、安静に保つ。

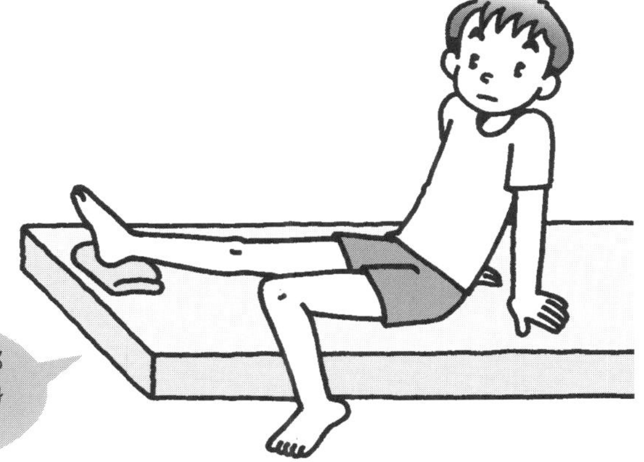

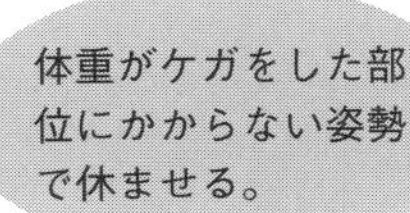

体重がケガをした部位にかからない姿勢で休ませる。

② Ice（アイシング）

ケガをした部位を冷やして痛みをやわらげるとともに、血管を収縮させて内出血や炎症を抑える。

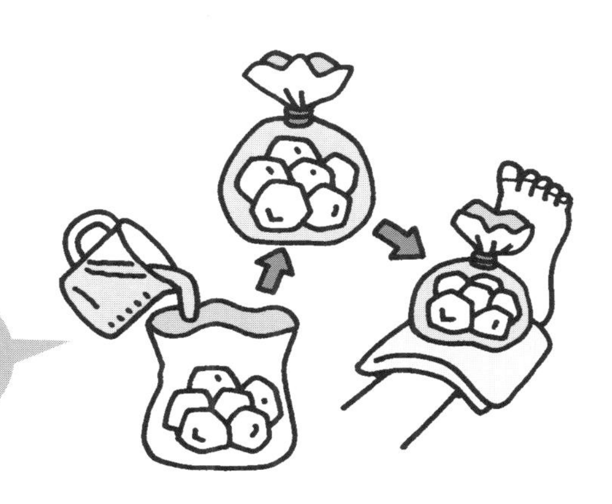

最も効率よく深部まで冷やせるのは、0℃前後の氷水を使うこと。氷と水を入れ、空気を抜いた氷のうで冷やすとよい。

③ Compression（圧迫）

ケガをした部位を包帯を巻くなどして圧迫し、出血や腫れを防ぐ。

◎ケガをしたところを適度に圧迫すると、ケガをした組織の細胞液が他の部分に流れこむのを防ぎ、内出血と腫れを防止することができる。
◎圧迫が強すぎるとかえって症状を悪化させることもあるので、慎重に伸縮包帯や伸縮テープを巻いていくことが大切。
◎圧迫をしている時間のめやすは、20 ～ 30分程度。長すぎてもいけない。

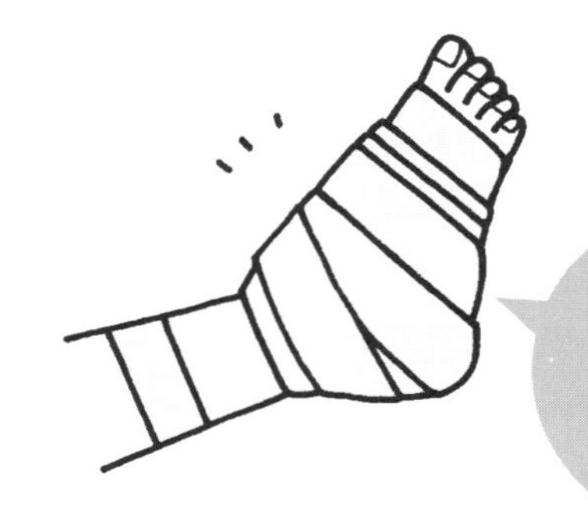
伸縮包帯や伸縮テープを使って、ケガをした部位を適度な強さで圧迫する。

④ Elevation（挙上）

ケガをした部位を心臓より高い位置に保ち、内出血を防ぐ。

◎ケガをすると、その部位から血液やリンパ液があふれでて、腫れが起きる。このとき、ケガをした部位を心臓より高い位置に保つようにすると、血液が心臓に戻りやすくなり、腫れを抑えることができる。

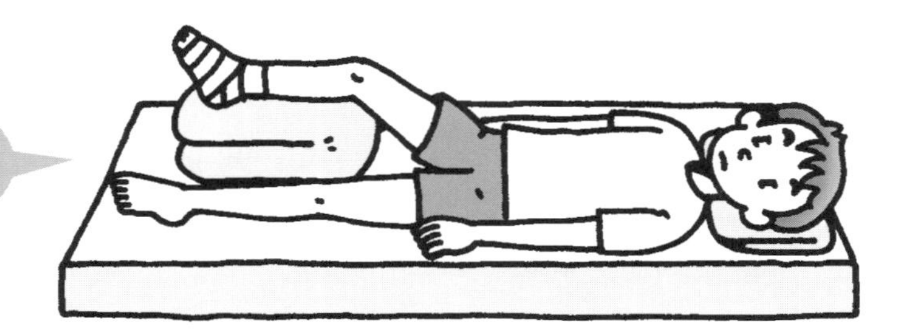

アイシングで大事なこと

（1）アイシングには氷水を使う

RICE 処置の手順のうち、アイシングで氷水を使ってケガをした部位を冷やすのは、次の根拠による。

- 傷ついた細胞が、正常な細胞に影響を与えないようにするため。
- いちばん効果的に受傷した部位の深部を冷やせる温度は 0 ℃前後。これは、氷に水を加えてつくることができる。
- 粘着シップを貼る方法もあるが、シップを貼った後の皮膚温は約 30℃である。そのため、シップは氷水と同じ効果は得られない。

（2）アイシングする時間は長くてもよくない

ケガをした部位をアイシングしつづける時間は、１回に 20 分までにする。20 分経過したら、氷水を外し、皮膚の感覚がケガをしていないほうの側と同じになるまで待つ。この間は、40 ～ 60 分間ほど。

皮膚感覚が正常に戻ったとき、まだ腫れや痛み、赤みがあれば、再度 20 分氷水でアイシングを行う。この操作を腫れや痛み、赤みがなくなるまで 24 ～ 72 時間繰りかえす。

2　心停止、呼吸停止時の処置

心臓や呼吸が止まった人の救急救命処置は、時間とのたたかいになる。いのちが助かる可能性は、10 分が経過する間に急激に低下するため、すみやかな 119 番通報、胸骨圧迫と AED の使用が必要である。

救助にあたる場合は、一人だけで対応せず、ほかの協力者を求めてできるだけ冷静に行動する必要がある。そのためには、教職員全員が日頃から講習を繰りかえし受けておく。

1）意識の確認と胸骨圧迫

①意識の確認

倒れている傷病者の肩を軽く叩きながら、大きな声で呼びかけて、意識の確認をする。反応がなかったり、鈍かったりするときは、協力者に個別に 119 番通報と、AED の手配を依頼する。

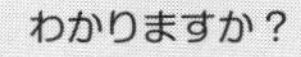

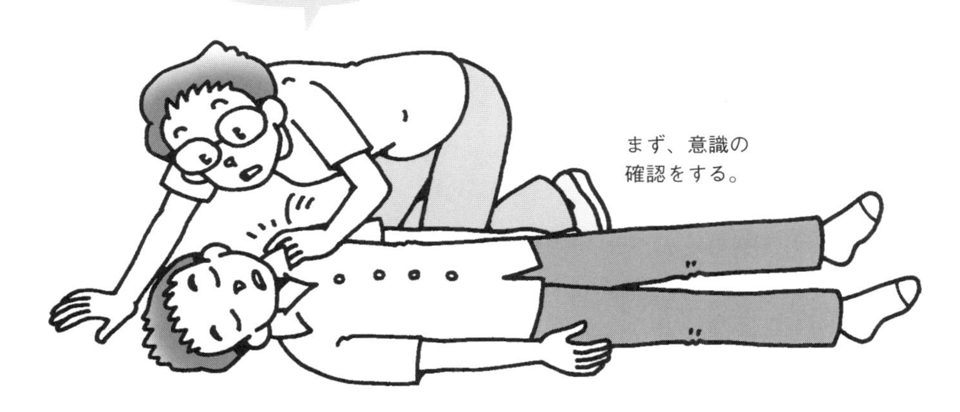

②呼吸の確認

胸部・腹部が上下に動いているか・いないかを、10 秒以内で確認する。

③胸骨圧迫

意識がなく、ふだんどおりの呼吸が確認できないときは、すぐに胸骨圧迫を開始する。ゆっくりとあえぐような呼吸や、ときおりしゃくりあげるような不規則な呼吸は、心停止を示唆する異常な呼吸である。この場合も、すぐに胸骨圧迫を開始する。

- まず、傷病者の片側の胸のあたりにひざまずく。このとき、両膝は肩幅に広げる。
- 次に、胸骨圧迫を行う。胸骨圧迫の部位は、胸骨の下半分、胸の真ん中をめやすとし、そこに手のひらの付け根部分をあて、両手を重ねて、真上からまっすぐ胸の厚さの約 3 分の 1 押しさげる。
- 小児や幼児の場合は、片手で胸骨圧迫を行う。

- 胸骨圧迫は、1分間につき、少なくとも100回の速さで行う（テンポは、「もしもし亀よ～」のテンポ）。大事なことは「速く」「強く」を意識して続けることである。
- 救急隊にひきわたすまで行う。

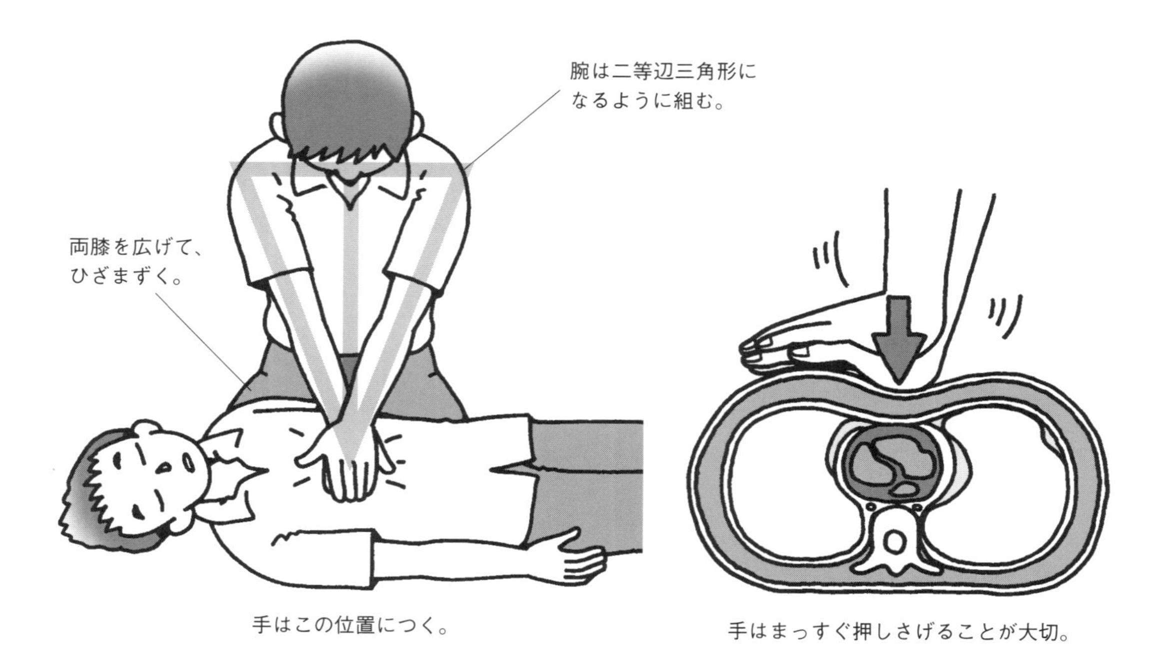

手はこの位置につく。　　手はまっすぐ押しさげることが大切。

2）人工呼吸

人工呼吸は、行うことが可能なときに行う。

- 倒れている傷病者を仰向けに寝かせ、片方の手であご先を上げ、もう片方の手をひたいに置いて頭を後ろにそらせ、気道を確保する。
- 気道を確保したまま、ひたいに置いた手の親指と人さし指とで、傷病者の鼻をつまむ。
- 深く息を吸った後、自分の口を大きく開けて傷病者の口の周りにかぶせ、ゆっくりと2秒くらいかけて、胸がふくらむ程度（500～800ミリリットル）に息を吹きこむ。
- 胸骨圧迫30回と人工呼吸2回を繰りかえし行う。口の周りにケガがあるなどして人工呼吸が困難な場合は、胸骨圧迫だけを続ける。

心肺蘇生法

心肺蘇生法（ＣＰＲ：Cardio Pulmonary Resuscitation）とは、呼吸が止まり、心臓が動いていないとみられる人に行う人工呼吸と胸骨圧迫をいう。脳は、呼吸が止まってから４～６分で低酸素によるダメージを受ける。ＣＰＲは脳への酸素供給そのものであり、極力早くはじめて、中断しないことが大切。

救急車が来るまでの時間、まず、胸骨圧迫を行うだけでも致命率を維持できるといわれている。ＡＥＤ使用の前後にもＣＰＲが重要であるといえる。

3 AEDを使った救急処置

AEDは、心停止や呼吸が停止したとき、救急処置に用いられる器械である。心臓の心室の筋肉がけいれんを起こし、小刻みに震えて全身に血液を送ることができない状態（心室細動）になっているときに、AEDを使って電気ショックを与え、心臓の働きを取りもどすために試みられる。

1）AEDとは

AEDは、Automated External Defibrillatorの頭文字をとったもので、自動体外式除細動器と訳される。

AEDに電源を入れ、音声メッセージに従って操作すると、コンピューターが作動し、自動的に心電図を判読する。必要な場合にのみ電気ショックを傷病者に与え、心室細動を正常なリズムに戻す除細動を指示するしくみになっている。

2）基本的な手順

①電源を入れる。これにより、音声の指示がはじまる。

②電極パッドを傷病者の胸部に貼り、ケーブルを本体に接続する。

◎電極パッドには成人用と小児用がある。８歳以上は成人用を使用する。小児用がない場合は、成人用を使用する。

③ AEDが自動的に傷病者の心電図を解析する。

④ AEDから除細動の指示が出たら、除細動ボタンを押す。

⑤音声指示に従う。

電極パッドを貼る位置

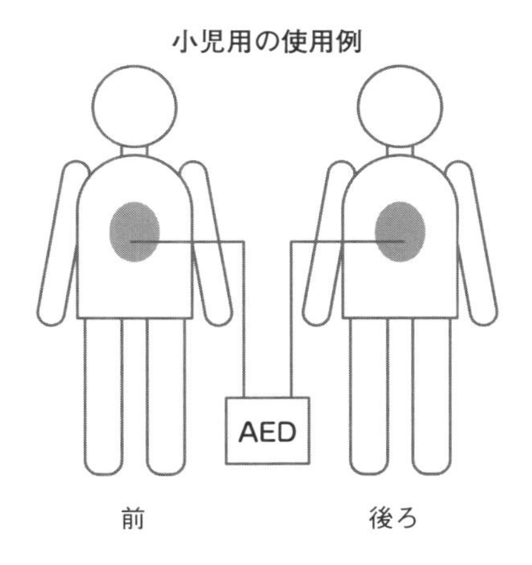

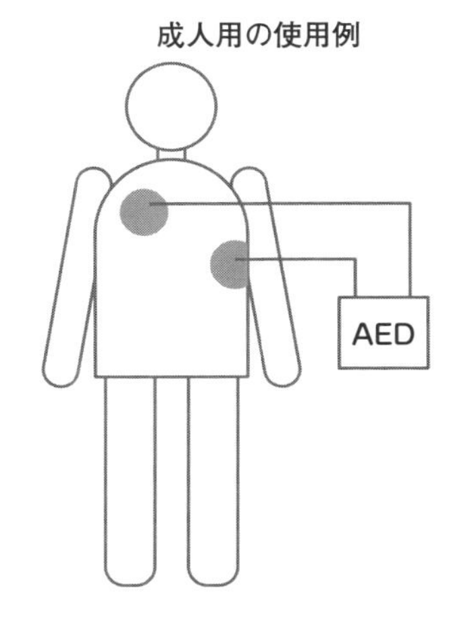

3）使用時の配慮事項

- ネックレス、貼り薬はとる。メガネ、指輪、時計などは着けたままでよい。
- プールで使用する場合は、傷病者を濡れていないところに寝かせる。
- 胸まわりが汗や水で濡れている場合は、ふきとる。
- 胸毛が濃い場合は、剃る。
- 救急隊が到着するまで電源を切らない。パッドも外さない。
- AEDは定期点検を行い、電源が「ON」の状態で正常に作動するかどうかを確認しておく。

4）日常の注意点

AED は、器械が年々改良されていることと、器種によって取りあつかう手順などが異なったりしていることに、注意が必要である。

- 緊急時における教職員の校内での役割を日頃からはっきりさせておくこと。
- だれもが、いつでも AED を使えるように研修会をしておくこと。
- 器種により仕様が異なるので、設置してあるものの使用法と手順を確認しておくこと。

4 ショック

ショックとは、さまざまな原因により、体内の血液循環が著しく阻害され、血圧が急激に低下し、血液が全身に行きわたらなくなっている状態によって引きおこされる諸症状をいう。血流が阻害されて、組織へ送られる酸素や栄養がたりなくなり、組織は機能を失い、生命の危険にさらされているというサインでもある。

どのような原因で起きているかを察知し、症状がみられたら救急車を呼び、できるだけ早く受診する。

1）ショックを起こしたときの処置

①足を高くして仰向けに寝かせる。原因が何かによって、体位を選択する。

②衣服をゆるめて、毛布などで保温する。温めすぎるとショックが進行するので、震えが止まる程度にする。

③水分は多く与えると誤飲することがあるので、唇を湿らせるくらいにする。

④元気づけ、安心させて、精神的な不安を取りのぞく。

ショック体位…頭部への血流不足で、顔面蒼白の脳貧血状態のときの体位で、顔を横にし、座布団などで足を高くする。

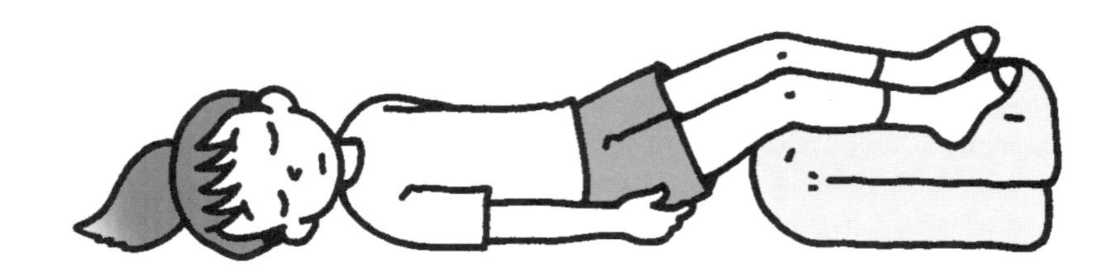

2）ショックにつながる疾患と、おもな症状

［疾患］

- 外傷性ショック（出血性ショック）
- アナフィラキシーショック
- 脱水
- 低血糖

［おもな症状］

- 顔が青白くなる（熱中症などでは、顔面が紅潮することがある）。
- 呼吸が浅く、荒く、苦しそうになる。
- 冷や汗をかく。
- 皮膚が冷たい。
- 脈拍が弱く、速い。
- 脳貧血を起こし、意識がもうろうとなる。
- 生あくびを頻発し、吐き気がある。
- 異常に喉が渇く。
- 小刻みに震える。
- 血圧が下がる。

5 おもな体位とその特徴

①**水平体位**…仰向けで寝ている状態で、血流がバランスよく流れている体位をいう。足は肩幅、手はしぜんに伸ばし、枕はしない。

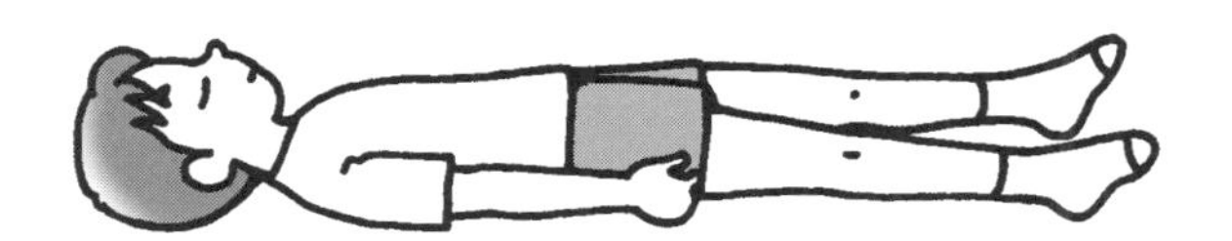

②**上半身高めの体位**…頭のケガ、脳出血、熱中症などにより、顔面が紅潮しているときの体位で、枕、バスタオルなどで、上半身を高くする。

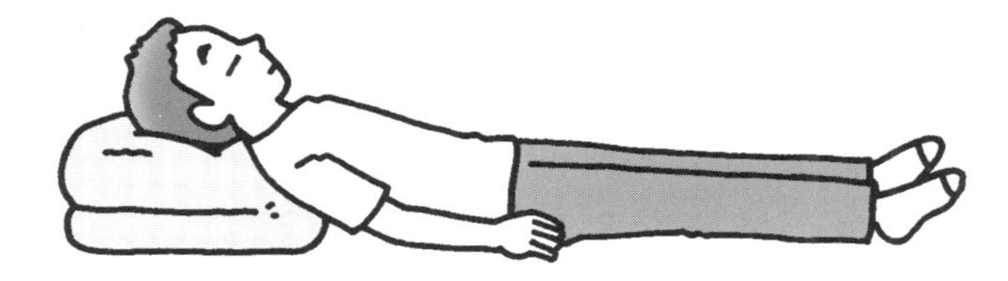

③膝立体位…腹痛・腹部損傷の場合にとる、仰向けで膝を立てて寝かせる体位。膝を立てて腹筋をゆるめることで、痛みをやわらげる。

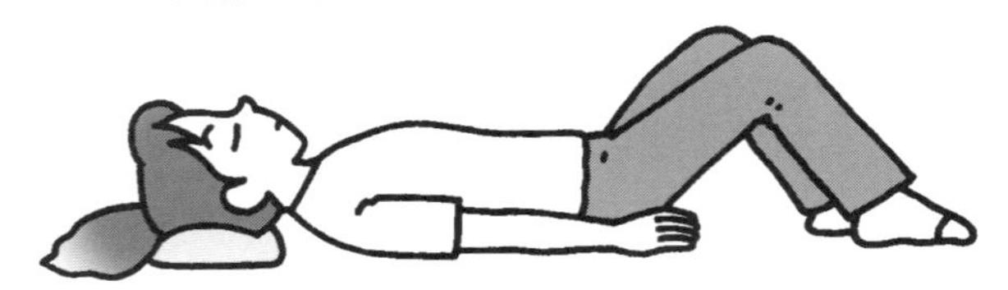

④起座体位…ぜんそく・胸部疾患や、打撲の場合の、壁や椅子などに寄りかかる体位をいう。横になると胸部自体の重みが負担になるため、上半身を起こすことで軽減する（A）。心臓発作などの場合の体位は、膝や枕を抱えて前に伏せる（B）。

(A) 上半身を起こした体位

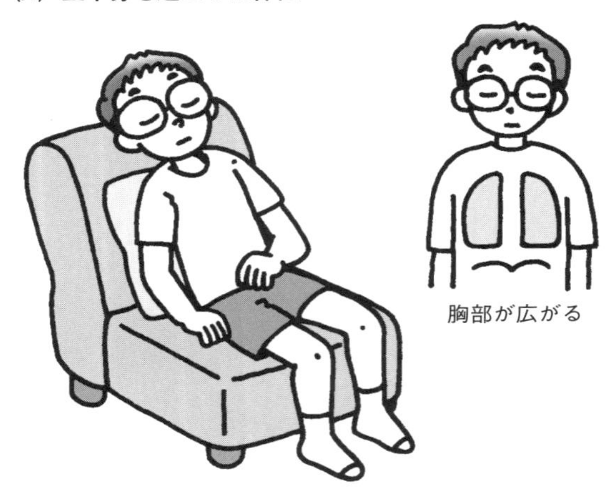

(B) 膝や枕を抱えて前に伏せた体位

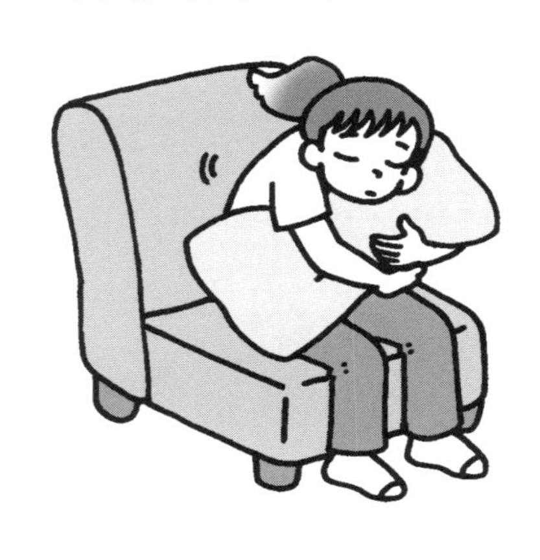

⑤回復体位

水泳でおぼれたときや、ガスによる中毒症状のときなどに、呼吸は戻っても意識が戻らない場合にとる、気道の確保と胸部・腹部の保護が同時にできる体位。考案した「Dr. James Sims」の名前から、「シムスの体位」とも呼ばれる。

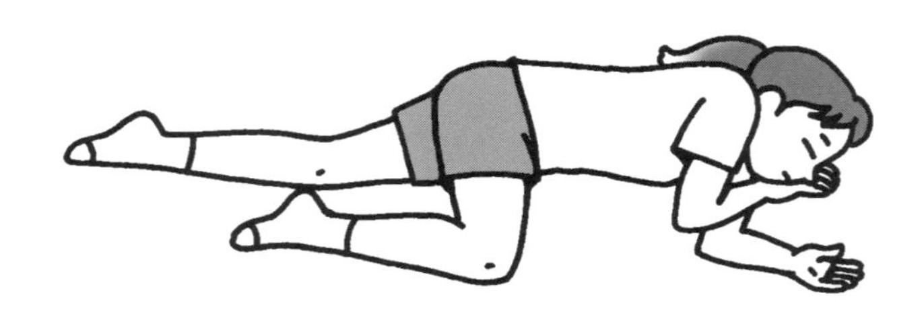

6 脱水症の処置

脱水症は、下痢や嘔吐、熱中症によっても起こる症状で、体内から排出する水分が増えたり、摂取する水分量が不足したりして、体内の水分量が減った状態をいう。すぐに水分を補給するなどの処置を行えば回復も早いが、脱水症状が進むと、意識がなくなることもある。

1）脱水症の原因

体内の水分量の正常値は大人で体重の60％、子どもは80％であり、それ以下に減少した状態になると、脱水症が起こる。

脱水症になるおもな原因としては、水分の摂取不足、発汗、消化液の不足などが考えられる。

2）子どもの脱水症状が危険な理由

子どもは、大人にくらべて体内の水分量の正常値が高い。すなわち、体内の水分割合が多く、脱水症状になったときの危険度も高い。子どもは活発で、発汗量も多く、疲労を感じないで活動を続けることがある。

水分の吸収はおもに小腸で行われるため、給水してから吸収されるまでに、数十分かかる。脱水症状が起きないようにするには、運動前、運動中、運動後の給水が大事である。

3）脱水症の程度と処置

①軽度と重度の症状の比較

軽度の症状	重度の症状
• 喉が渇く。 • 尿の量が減る・便秘ぎみ。 • 皮膚が乾燥する。 • イライラして興奮する。	• 全身倦怠、食欲不振。 • 立ちくらみ、意識もうろう。 • 唇や肌がカサカサに乾燥する。 • 悪心、嘔吐 • 頭痛

②処置と予防

[処置]

- 軽度の場合は、0.9% 食塩水を補給し、安静にしてようすをみる。
- 重度の場合は、すみやかに医師の診断・治療を受ける。

[予防]

- 運動前後にこまめに水分補給をする。特に猛暑日には注意する。
- 日頃から血液循環や体温調節力向上のために、適度な運動と、運動直後に牛乳を飲むなど、たんぱく質を補給することは、脱水症の予防につながる。

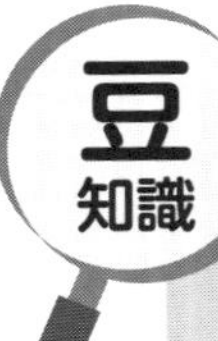

かくれ脱水のポイント

脱水症の症状が出ていないものの、脱水症になる一歩手前の状態を「かくれ脱水」といいます。下記は、かくれ脱水かどうかを見分けるための「4つのポイント」です。どれかひとつでもあてはまるものがあったときは、かくれ脱水を疑い、水分を補給する必要があります。

1
手が冷たい。

2
親指の爪を押さえて離したとき、3秒以内にもとのピンク色に戻らない。

3
手の甲の皮膚をつまんで離したとき、3秒以内にもとの状態に戻らない。

4
舌の中央部が黒ずんだ赤色になる。

便利な携帯ポシェット

下記の衛生用品などを携帯ポシェットにまとめて入れておき、校内を移動するときなどに、その携帯ポシェットを身につけておくと便利です。

- バンソウコウ
- 鼻栓
- ガーゼ
- ビニール袋（嘔吐時に便利）
- ハサミ
- 爪切り
- 体温計
- パルスオキシメーター
- 携帯電話
- メモ用紙
- 筆記用具

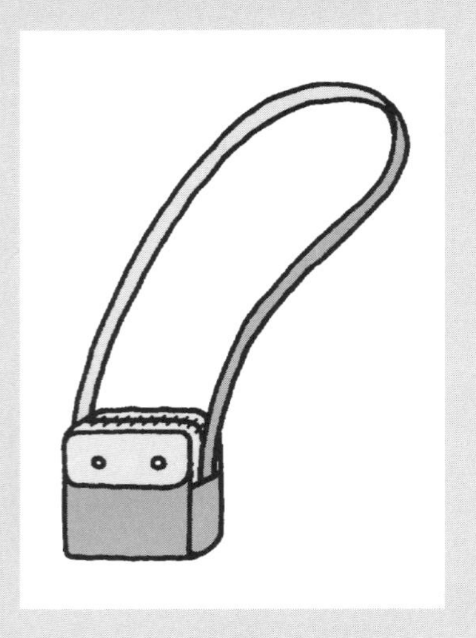

7 止血法

止血点や止血方法を知っておくと、大きな外傷が発生したとき、救急車が到着するまでに、出血の部位を確かめたり、止血したりなど、適切な処置を冷静に行うことができる。

1）人体の血液量と出血

人間の全血液量は、体重1kgあたり約80ミリリットルといわれている。全血液量の3分の1の血液を一時になくすと、生死にかかわる。

出血には動脈からの出血と静脈からの出血がある。止まりにくく危険なのは動脈からの出血で、鮮紅色の血液がピューピューと吹きでるように出る。静脈からの出血は、暗赤色の血液がじわじわとわきでる。

2）止血法の種類

①直接圧迫法（直接、傷口を押さえて止める方法）

傷口に、清潔なガーゼをあてて手でしっかりと押さえる。手のかわりに包帯を強く巻いたり、ガーゼを厚めにあてて、バンソウコウできつく固定したりしてもよい。

傷口は、心臓より高く上げる。血がガーゼの表面ににじんできたら、ガーゼは取りかえないで、さらに上からガーゼか布をあてて押さえる。

②止血点圧迫法（おもに動脈からの出血の場合）

傷口より心臓に近い動脈の止血点を圧迫して、傷口に向かう血液の流れを止める止血法。強く押さえる止血点は、下記を参照する。

3）身体各部の止血点

①頸部

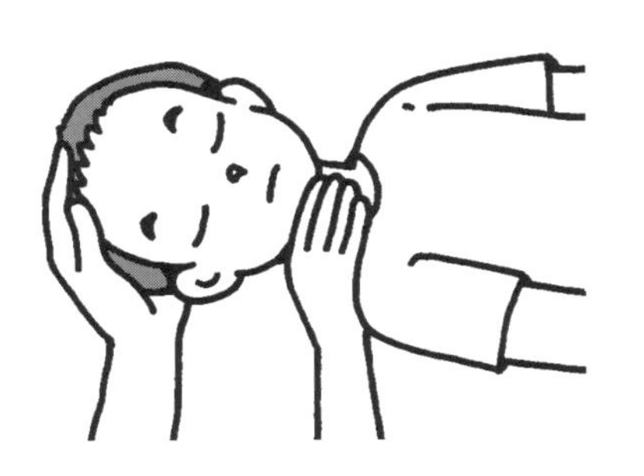

動脈名：頸動脈
出血部位：頸部

②鎖骨のくぼみ

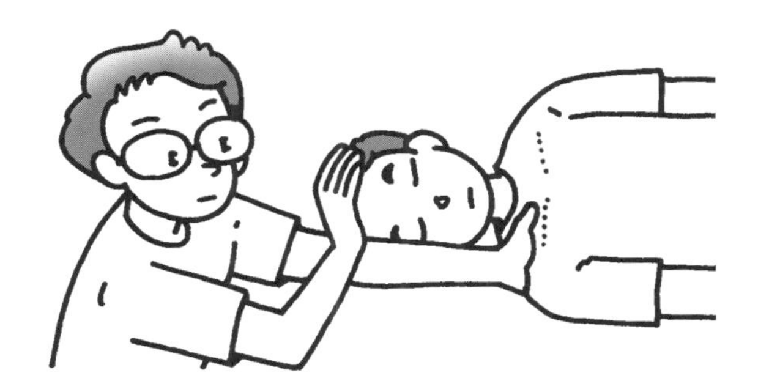

動脈名：鎖骨下動脈
出血部位：肩、腋窩

③腋の下中央

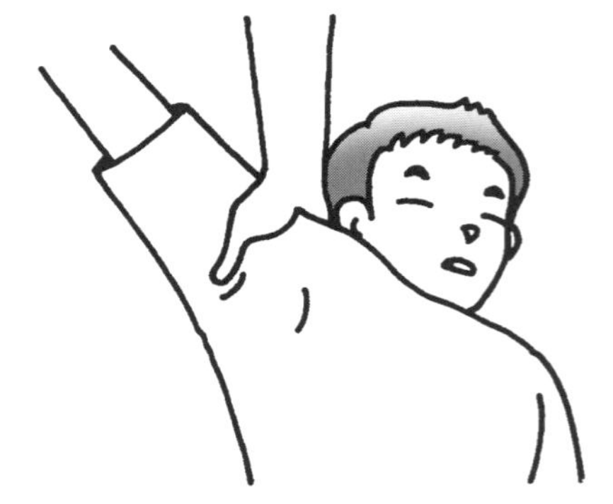

動脈名：腋窩動脈
出血部位：上腕

④腕の付け根

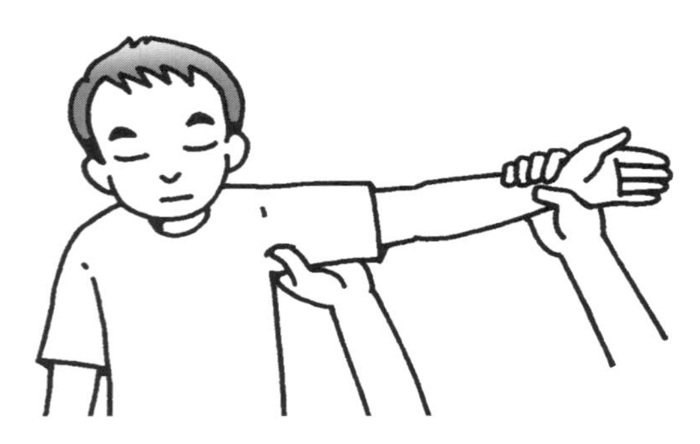

動脈名：上腕動脈
出血部位：上腕下部、肘

⑤肘の内側のくぼみ

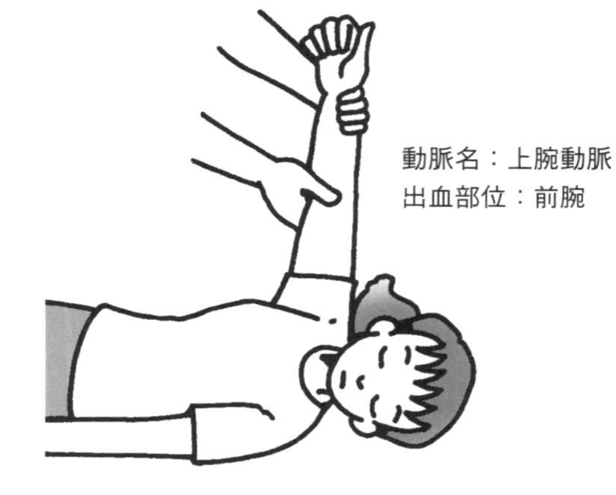

動脈名：上腕動脈
出血部位：前腕

⑥指の付け根

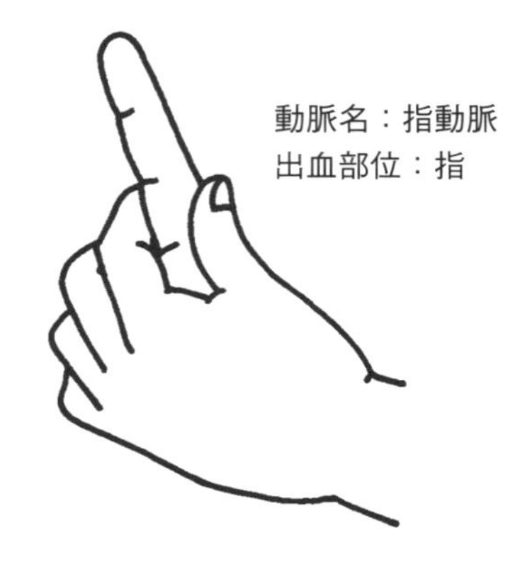

動脈名：指動脈
出血部位：指

⑦そけい部中央

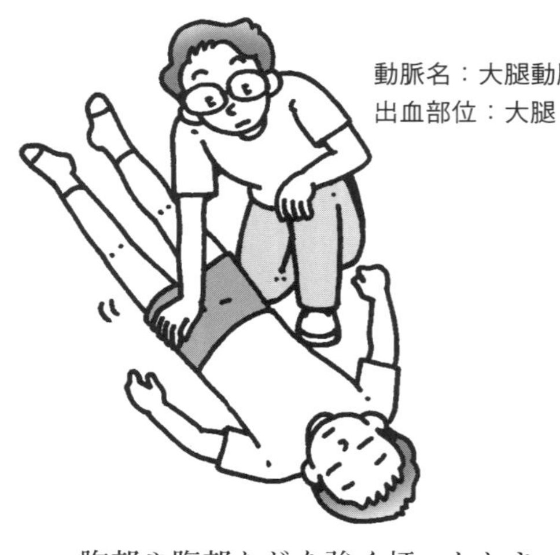

動脈名：大腿動脈
出血部位：大腿

⑧膝の裏側のくぼみ

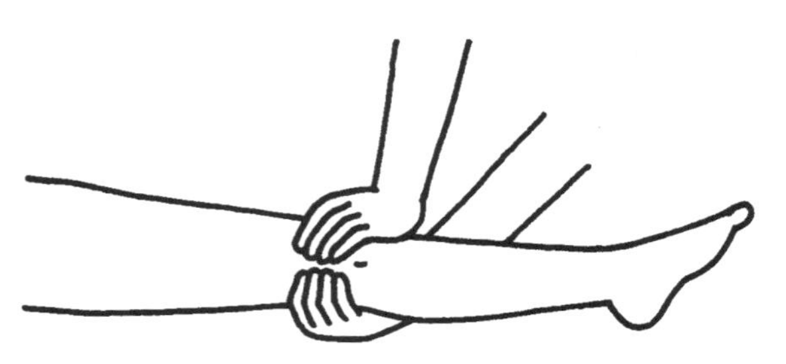

動脈名：膝窩動脈
出血部位：下腿、足

胸部や腹部などを強く打ったとき、出血がないのに、顔が青い、意識もうろうとしている、冷や汗をかいている、脈が速くて弱いなどの症状があれば、からだの内部からの出血を疑い、すぐに医療機関に搬送する。

8 包帯と三角巾の使用法

1）包帯

包帯は、第１に傷口の「保護」、第２に「圧迫」、第３に「止血」、第４に「固定」の目的で使用する。止血目的のときはややかたく、傷口の保護が目的のときはほどけない程度にゆるく、ガーゼの固定のときはずれない程度に、動かさないための固定のときはきっちりかたくなど、目的に応じて巻き方を考えて巻く。巻く方向は、抹消から中枢へ巻く。

今は、伸縮包帯や網包帯など便利なものもあるが、まずは基本を知っておくと役立つことが多い。

包帯の巻き方の例

環行帯

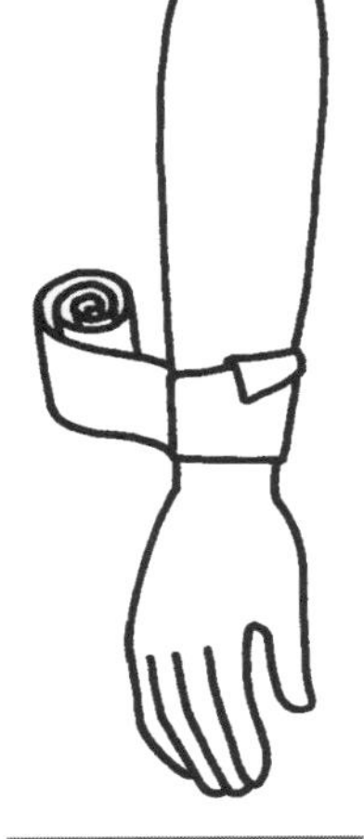

同じ太さの部位を、くるくる巻く巻き方。ずれないように、1周巻いたら、巻きはじめを三角に折りかえす。その上に重ねて巻く。最後につくる結び目は、傷口の上にこないようにする。（包帯がずれないように行う、巻きはじめの三角の折りかえしは、他の包帯の巻き方でも同じ）。

亀甲帯

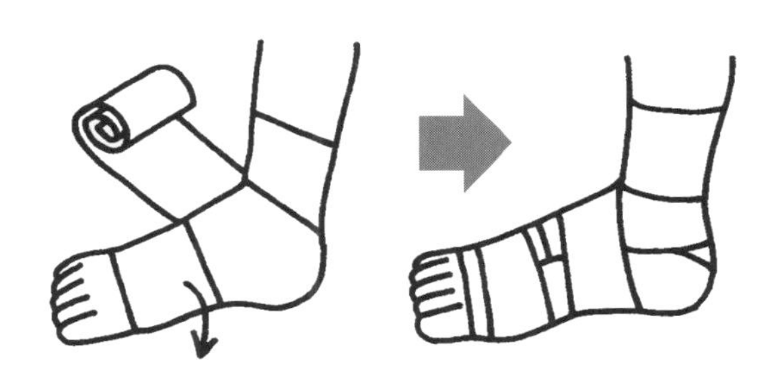

足関節のかかとや、膝関節、肘関節などの関節部に巻く巻き方。8の字になるように巻いていく（53ページ参照）。

2）三角巾

三角巾は、傷の大きさに合わせて使用でき、広範囲の傷や関節を包んだり、手や腕を吊ったりするのに適している。スカーフやシーツでも代用できる。

形・大きさ

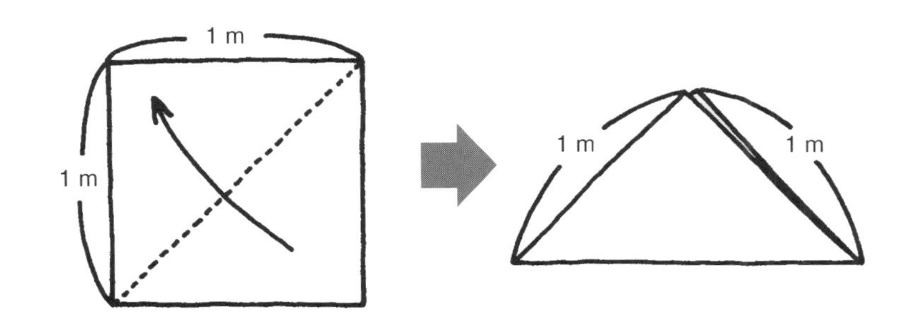

三角巾は、１ｍ四方の布地を対角線で２つ折りにしたもの。布地は綿素材がよい。

肘を吊る

①三角巾をそのまま使う。

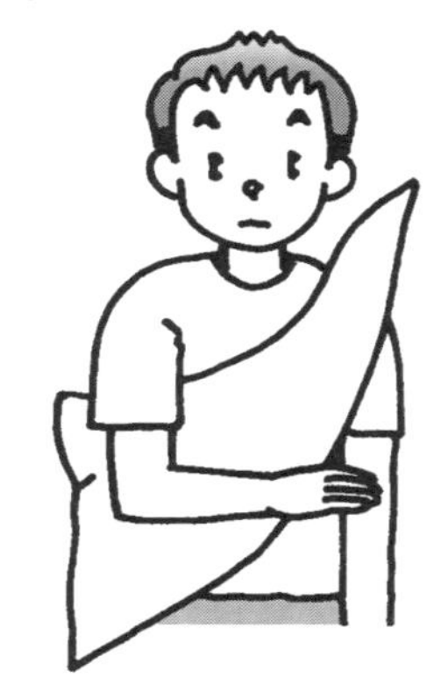

②指先が確認できるように覆い方に注意する。

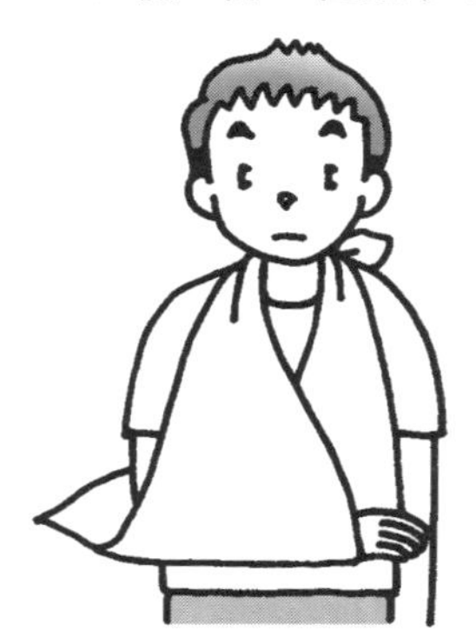

③肘と手先は水平にする。

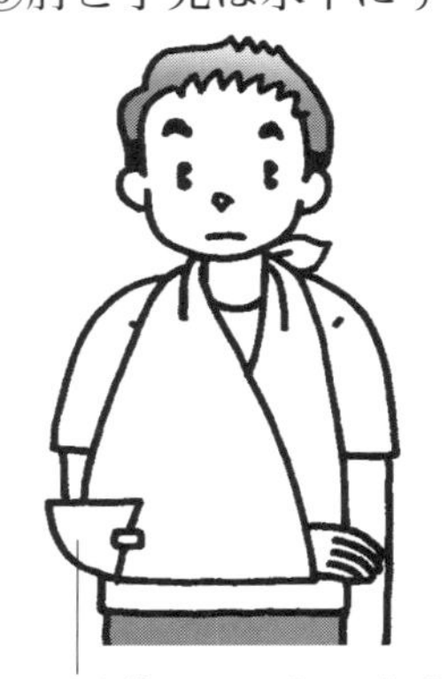

頭を包む

①三角形の底辺を折る。

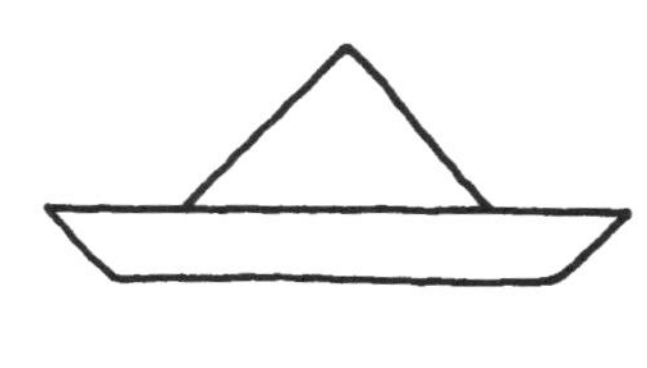

②ひたいに底辺をあてる。

③後頭部で端を交差させる。

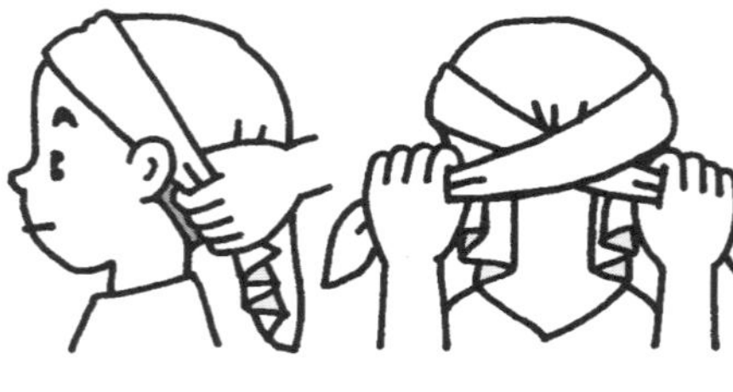

④ひたいで布の端を結び、結び目と後頭部のはみだし部分は巻きこむ。

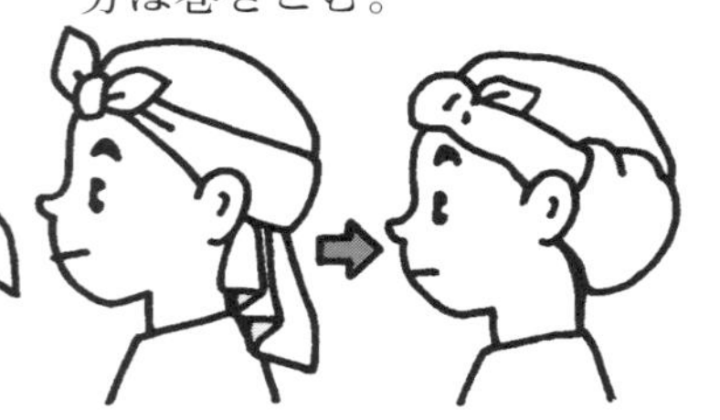

手や足を包む

①三角巾の上に手、または足を置き、三角巾の頂点を被せる。

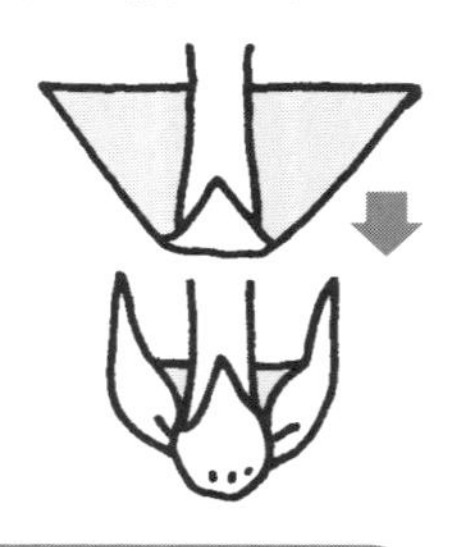

②手、または足の上で布の端を交差させる。

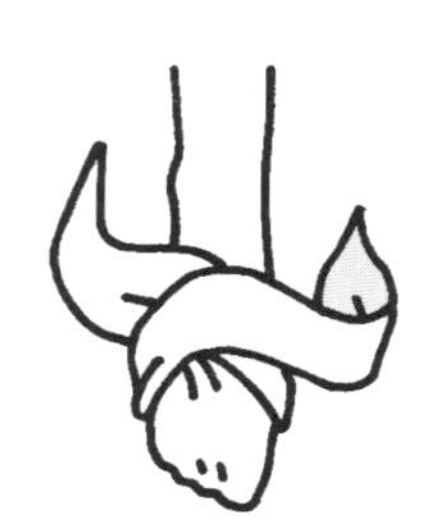

③手首、または足首の後ろで布の端を交差させ、布の端を前に戻して結ぶ。

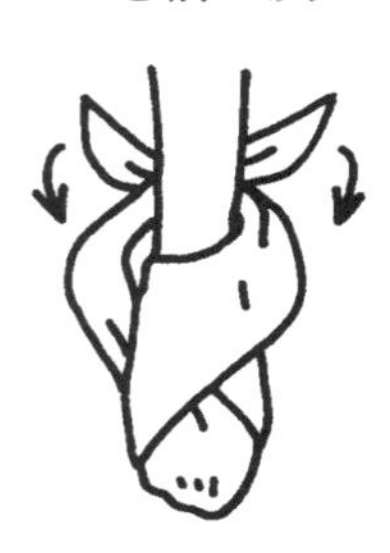

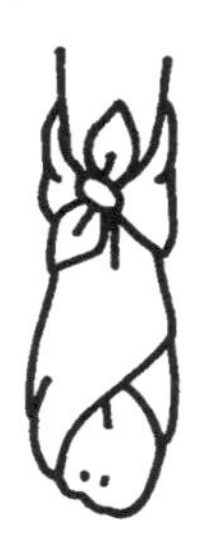

包帯がわりにする

絵のように二度折りたたみ、細長くする。

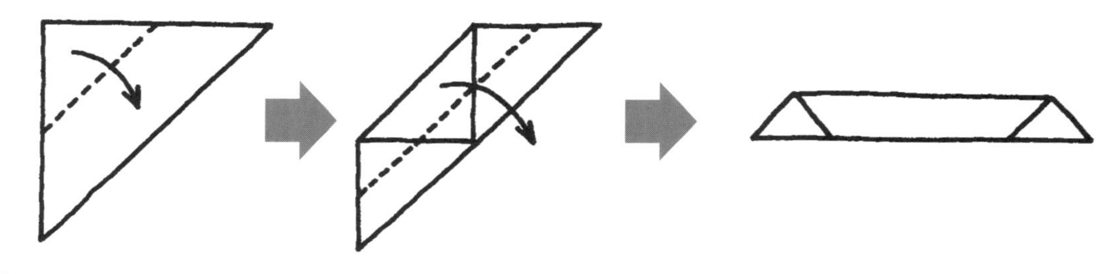

2 校内体制

大事故や病気が発生したとき、初期対応がとても重要です。対応のしかたによっては、その後の治療の進み具合や子どもの心身の安定、家族の理解や協力に影響します。どんなときでも対応できる校内体制をつくり、全教職員が子どものいのち、健康と安全を守るという意識の共有化をはかることが大切です。

1 傷病事故発生時

1）重大な傷病事故発生時（救急車要請時）

救急車要請を第一とし、第一発見者となった教職員がどのように対応すればよいか、連絡を受けた教職員はどのように動くのかを明確にし、各学校に合わせた校内体制をつくる。

①重大な傷病事故発生時の校内体制の例

☆172ページに記載してあります。

②注意事項

1 頭部損傷、大出血、呼吸困難、心臓発作、意識不明などのときは、動かさず、直ちに救急車を呼ぶ。

2 救急車に同乗するのは、学級担任、指導教諭、養護教諭などで、状況説明ができる教職員が望ましい。できる限り、時系列で、事故の状況や経過、バイタルサインなどの行った処置をメモにとり、報告する。

3 家庭連絡を早急に行い、保護者の気持ちに配慮しながら、事故の経過を伝える。同時に、受診を希望する病院を聞く（緊急搬送の場合は、受けいれ病院を伝える）。

4 傷病を受けた子ども本人の不安を取りのぞき、精神的な打撃がやわらぐように慰めはげます。

5 周りの子どもたちも動揺しないように落ち着かせて、適切な指導をする。

6 相手がいる場合は、相手が動揺しないように適切な対応をとる。

③校内での確認事項

学校の実情に合わせて決定する。

1 内線電話などがある場合は、内線電話を利用して協力者を要請できるため、日頃から内線電話の位置を確認しておく。電話機に職員室、校長室、保健室などの電話番号を表示する。

2 日頃から救急車、緊急車両用の駐車スペースを確保しておく。

◎救急車、救急隊員の誘導手順の確認と、非常口の確認をしておく。

☆173ページに続きます。

重大な傷病事故発生時の校内体制の例

○○小・中・高校　**重大な傷病事故発生時の校内体制例**

事故発見者は❶〜❺にしたがって、連絡を行う。

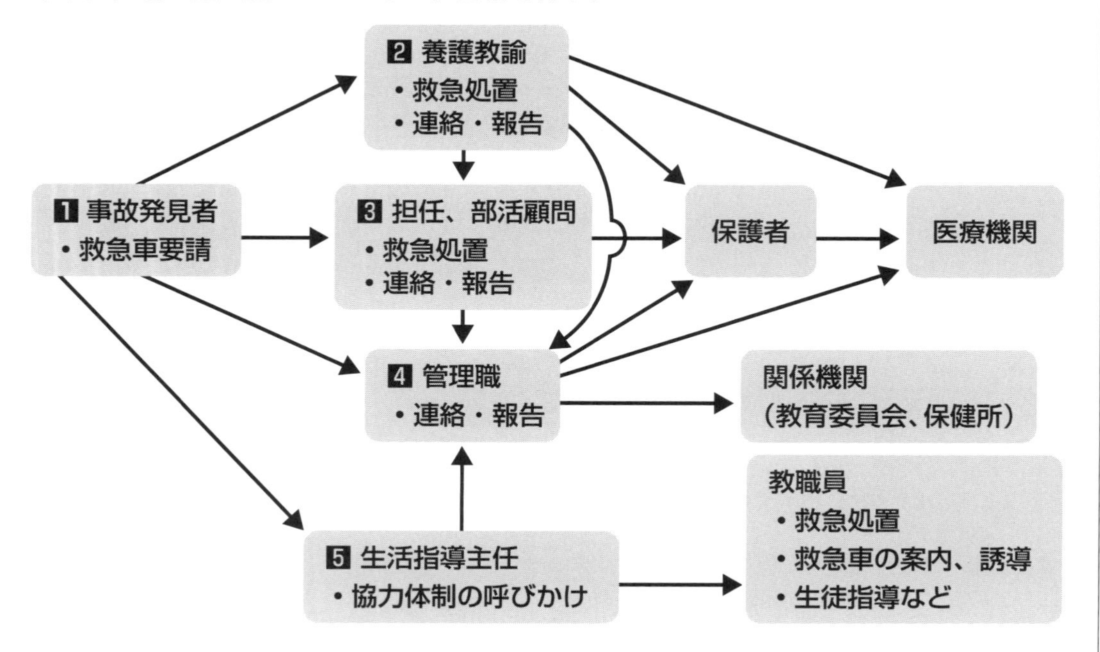

消防署（119）　所轄の消防署の電話　中毒110番など

近隣病院の連絡先

○○医療センター（救急指定）	△△△—△△△—△△△△
○○総合病院（脳外科、眼科、口腔外科）	×××—×××—××××
○○クリニック（外科、整形外科）	△△△—△△△—△△△△

緊急時に必要なものの所在

- AEDの所在
- 保健調査票の所在
- 医療検索サイトのアドレス

注意事項

①養護教諭が不在のとき
　副校長（教頭）と保健部の職員で分担する。
②養護教諭、副校長（教頭）、保健部の職員が不在のとき
　学年で連絡を取りあい、学年主任が中心となって対策をすすめる。
③事故発見者だけで処理しようとせず、校長、副校長（教頭）には必ず連絡するとともに、
　多くの教職員に事故発生を知らせ、協力体制のもと適正かつ迅速に対策をすすめる。

3 保健調査票の保管場所は決めておき、いざというとき教職員のだれもが取りだせるように、知らせておく。
4 搬送時に必要なものは、保健調査票、現金、携帯電話など。
5 教育委員会などへの事故報告は、担当教諭（学級担任、教科担任、部活顧問）、副校長（教頭）、校長が行う。
6 日本スポーツ振興センターへの災害報告は、担当者が行う。
7 救急車の呼び方

●救急車を呼ぶときの手順と伝達事項

①１１９番通報

◎あわてず、落ち着いてかける。

②救急です。

◎「火事」と「救急」の区別を、まず知らせる。

③学校の住所・学校名・電話番号を知らせる。

◎近くにある、目印になる建物なども知らせる。

④傷病内容を知らせる。

- だれが（学年・男女）・いつ・どこで・どうなったかを話す。
- 意識はあるか、嘔吐はあるかを聞かれるので、伝える。
- 出血や痛みの程度、どんな状態なのかを、みたまま具体的に話す。
- 既往症、かかりつけの病院や行きたい病院など、本人に関する情報があれば伝える。

⑤通報者の氏名

2）日常の傷病事故発生時

適切かつ迅速に救急処置を行うために、全教職員の共通理解のもとに事故対応にあたることが大切である。些細なことであっても、校内に情報を共有する習慣があれば、日常的に注意することができ、大きな事故を未然に防ぐことにもつながる。

●注意事項

1 医療機関への搬送は、保護者に確認をとり、各学校の実情に合わせて、養護教諭・学級担任・教科担任・部活顧問などが引率する。
2 保護者に引きわたすまでは、原則として医療機関で待機する。
3 学級担任・養護教諭・教科担任・部活顧問などは、事故状況、受診内容を必ず全教職員に報告する。
4 事故報告・災害報告は、重大な傷病事故発生時に準ずる。
5 養護教諭不在時の体制について、各学校の実情に合わせて作成する。

時系列事故報告書例

救急搬送を必要とする事故が発生したときは、事故内容とその経過、処置を救急隊へ引きつぐ必要があります。経緯を記録するときは、以下の点に留意して記載します。
- だれが、いつ、どこで、だれと、どのように対応したのかをきちんと記載する。
- 主語が書かれているかに留意する。
- 時系列に沿って記録する（できるだけ正確な時刻を記載する）。

時　間	だれが、いつ、どこで、だれと、どのように対応したのかを記載
（発生時刻）	（だれが、いつ、どこで、どうなった）
	（だれが、確認した内容、行った処置等）
	（状況の変化、それに対する処置：具体的に）

2 感染症発生時

学校は集団生活の場であるため、感染症が発生しやすく、感染が拡大しやすい環境にある。感染の拡大と重症化を防ぐために、迅速で適正な対応が求められる。

最新の感染症に関する情報をより早く掌握し、予防対策を行う。

感染症の発生、またはその疑いの児童・生徒が発見された場合には、すみやかに本人の健康回復のための措置と、感染拡大防止の校内体制をつくることが必要である。そのためには、日頃から全教職員に周知徹底しておく。

発生の確認と対応

欠席者の急増と欠席した理由をいち早くつかむ（流行の始点の早期発見）。初期の段階で適切な対応をすることが、感染拡大防止には有効である。

欠席連絡等では、早期発見のために欠席理由を具体的に記録用紙に記載し、教職員間で情報を共有する。

①感染症の疑いがある場合は、すみやかに受診を指示し、その結果の報告を受ける。該当の学級の健康観察を行い、同様の症状の児童・生徒の早期発見に努め、予防のための手立てをいち早くとる。

②感染症が確認されたら、校長・副校長（教頭）をはじめ、全教職員ならびに学校医に知らせるとともに、すみやかに学校全体の感染の状況を把握する。

［感染の状況把握］

- 全校児童・生徒の健康観察を行う。
- 感染の疑いがあれば、直ちに家庭に連絡し受診を指示する。
- 発生が確認された場合は、感染の拡大を防ぐために出席停止の措置をとる（インフルエンザにおいては、欠席者が急増した場合、臨時休業の措置をとることもある）。＜学校保健安全法第 19 条、第 20 条＞

③教育委員会、保健所に連絡し、地域の発生状況を把握して対策に生かす。

④感染拡大を防ぐための手立てをとる。

- 全校で健康観察を毎日行う。
- 教室の環境に留意し、換気に努める。
- うがいと石鹸を使った手洗いを励行するように指導する。
- 学校医と連絡を取りあい、病気の特徴や予防について児童・生徒の学習に生かす。
- 緊急に「学校だより」や「保健だより」などで、全家庭に知らせて協力を得て、早期発見と予防に努める。

3 光化学スモッグ発生時

光化学スモッグは、春から秋にかけて、日差しが強く気温の高い、風の弱い日に発生することが多い。発生すると、屋外やプールでの活動中に、目や喉の痛み、呼吸困難、意識障害など大きな被害をもたらすおそれがある。

光化学スモッグの発生や、その人体への影響は、気象条件に関係するところが大きいため、日々の気象の観察を怠らないことや、子どもたちの健康管理に十分に注意することなど、予防が大切である。

1）注意点

- 屋外学校行事などを行う場合は、ぜんそく、慢性気管支炎、心臓疾患、アレルギー性疾患などのある子どもを個々に把握し、教職員間で周知しておくことと、事前に睡眠、朝食、過労などの健康観察を行い、子どもの状況を把握しておく。
- 「教室の窓、カーテンの整備」「被害が多数発生したときに備えて、使用できる部屋の確保」「複数や集団で被害が起きる場合に備えて、校内体制をつくっておくこと」が求められる。

2）情報の伝達と対応

光化学スモッグ発生の情報は、学校には行政から無線やＦＡＸ、ＰＣメールで届く。この情報を校内に周知させて予防に努めるとともに、情報の内容によっては被害を予防するために校内の活動を規制する。

①情報の伝達の例

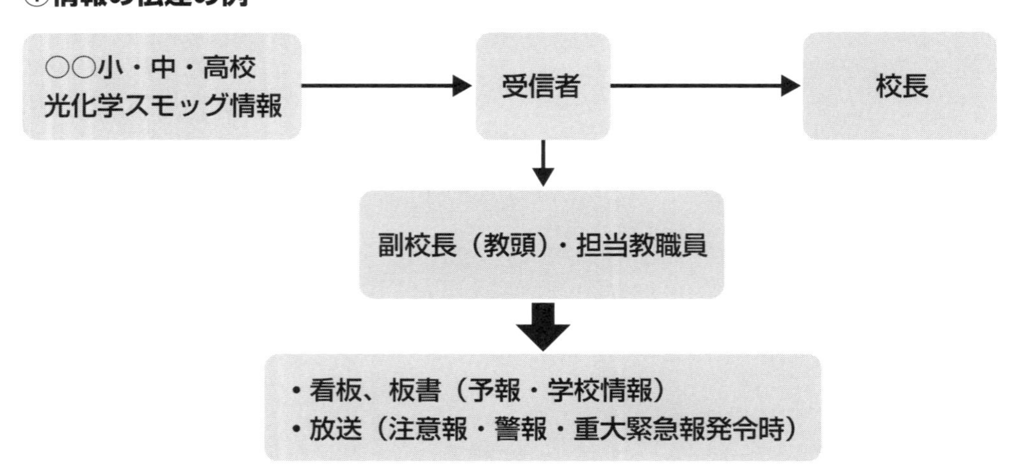

②学校情報・注意報のとき

- 屋外での過激な運動は中止する。
- 戸外に面した窓を閉める（窓を開けるときは、カーテンを閉める）。
- 児童・生徒の健康観察を丁寧に行い、異常者の把握に努める。

③警報・重大緊急報のとき

- 屋外活動は中止する。
- 風向きを考慮して窓を閉める（戸外に面した窓を開けるときは、カーテンを閉める）。
- 児童・生徒の健康観察を丁寧に行い、異常者の把握に努める。

④被害発生時

●救急処置

1一般的な症状のとき

洗眼、うがいをさせ、清浄な空気の室内で安静にさせる。

眼科系………目がチカチカする、目が痛い、涙が出る 呼吸器系……喉が痛い、咳が出る、息苦しい その他………頭痛、吐き気、気持ちが悪い

2中等度以上の症状のとき

受診する（状況により救急車手配）。

吐き気、痺れ、寒気、呼吸困難、ひきつけ、チアノーゼ

●校内連絡体制

- 重症事故発生時に準じた体制をとる。
- 管理職は被害発生を教育委員会や保健所などの関係機関へ報告する。
- 集団発生も念頭に置いて、多くの教職員で対応にあたる。

●被害発生時の留意点

- 観察記録を正確にとる。
- 被害者多数のときは保健室以外の部屋を使い、全教職員で対応する。

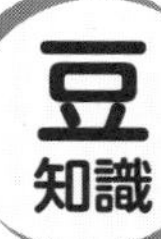

豆知識

光化学スモッグとは

自動車や工場の排出ガスに含まれる窒素酸化物や炭化水素などは、太陽の紫外線で反応し、「光化学オキシダント」を生成します。この光化学オキシダントは、窒素酸化物や炭化水素の大気中濃度が高く、紫外線の強いときには高濃度となり、白くモヤがかかったようになります。この状態を「光化学スモッグ」と呼んでいます。

光化学オキシダントが高濃度になると、人体に悪影響をおよぼします。

光化学スモッグ情報は、下記の URL で知ることができます。

全国の大気汚染状況に関する情報を 24 時間提供しています。示されている日本地図上で、情報を知りたい地域をクリックすると、測定時間ごとの数値がわかります。光化学オキシダントだけでなく、二酸化硫黄や一酸化窒素など、それぞれ個別に数値をみることができます。

●環境省大気汚染物質広域監視システム　そらまめ君

http://soramame.taiki.go.jp

4 熱中症発生時

熱中症の発生件数は年々増加しており、学校での熱中症のほとんどは、体育・スポーツ時によるものである。特に、運動会や体育祭、球技祭などの体育的学校行事においては、集団発生も考えられるため、厳重な注意が必要となる（149、180 ページ参照）。

1）熱中症発生時の連絡体制

①校内体制の例

校内体制の例は、172 ページの「重大な傷病事故発生時の校内体制の例」参照。

②注意点

- 重症の場合は救急車要請を第一とし、集団発生も念頭にいれて、多くの教職員で対応にあたる。
- あらかじめ休養室を準備し、集団発生に備える。
- 行事の実施にあたっては、中止の判断基準や決定後の段どりを教職員共通理解のもとに作成しておく。
- 体育的行事の日程やプログラムなどによっては、学校医や近隣消防署などに連絡しておく。

2）日常の予防対策

①高温で蒸し暑い環境が長時間にわたって続かないように配慮する。

②熱中症が予想されるときは、こまめに水分を補給するように声かけを行う。さらに、水分を実際に補給したかの確認も行う。

③衣服は吸湿性や通気性のあるものを着用するとともに、日頃から衣服の調節ができるように指導しておく。

④全校朝会など集団行動の場合は、気温、湿度、気流などを観察して、熱中症が起こりそうなときは早めに対策をとる。

⑤熱中症予防運動指針

☆ 179 ページ（右ページ）参照。

3）熱中症予防運動指針

熱中症予防のためには、運動時の水分・塩分補給と休息の取り方、発症しやすい子どもの状態、さらに運動や活動を中止する場合も含めて共通理解し、実行できる体制にしておくことが必要である。熱中症予防運動指針はその共通理解をはかるための重要な資料となる。

熱中症予防運動指針

この指針は、実際にどの程度の環境温度でどのように運動したらよいかを具体的に示したものです。

WBGT℃	湿球温℃	乾球温℃		
31以上	27以上	35以上	運動は原則禁止	皮膚温より気温のほうが高くなり、からだから熱を逃がすことができない。特別の場合以外は運動を中止する。
28～31	24～27	31～35	厳重警戒（激しい運動は中止）	熱中症の危険が高いので、激しい運動や持久走など、体温が上昇しやすい運動は避ける。運動する場合には、積極的に休息をとり水分補給を行う。体力の低いもの、暑さになれていないものは運動中止。
25～28	21～24	28～31	警戒（積極的に休息）	熱中症の危険が増すので、積極的に休息をとり水分を補給する。激しい運動では、30分おきくらいに休息をとる。
21～25	18～21	24～28	注意（積極的に水分補給）	熱中症による死亡事故が発生する可能性がある。熱中症の兆候に注意するとともに、運動の合間に積極的に水を飲むようにする。
21以下	18以下	24以下	ほぼ安全（適宜水分補給）	通常は熱中症の危険は小さいが、適宜水分の補給は必要である。市民マラソンなどでは、この条件でも熱中症が発生するので注意。

水分・塩分補給のめやす

1．日中はコップ半分程度の水を定期的に（1時間に1回程度）補給する。喉の渇きを感じる前に水分補給を心がける（水分補給して約30分くらいたたないと腸から吸収されない）。

2．乳幼児の脱水時には、スポーツ飲料では（塩分の含有量が少ないため）血中ナトリウム不足となり水中毒を引き起こすことがあるので、乳幼児用に特別に配合された飲料をとることが必要である。

3．運動時や作業時の水分補給

◇運動・作業前：コップ1～2杯程度の水分・塩分を補給する（0.2％程度の塩分を含む水分がよい）。

◇運動・作業中：コップ半分～1杯程度の水分・塩分を20～30分ごとに補給する。

◇運動・作業後：30分以内に水分・塩分を補給する。

◎経口補水液のつくり方：水1リットルに砂糖大さじ4・1/2杯＋塩小さじ1/2杯を溶かす。

◎汗で体重が1kg以上減るような運動や作業をしない場合は、水や麦茶で水分補給をすればよい。

特に注意を要する事項

1．幼児・学童は体温調節機能が未発達であり、適切な水分補給ができるように声かけが必要である。

2．肥満者は、より体温が上昇しやすい傾向にあるため、熱中症を発症しやすい。

3．発熱、下痢、体調不良の場合は発症しやすい。朝の健康観察で児童の状況をつかんでおくことが大切。

日本体育協会等の指針をもとに作成

暑さ指数（WBGT）は、熱中症を予防することを目的として、1954年にアメリカで提案された指標で、WBGTは、Wet Bulb Globe Temperature（湿球黒球温度）の略称です。人体と外気との熱のやりとり（熱収支）に着目したもので、人体の熱収支に与える影響の大きい ①湿度、②日射・輻射（ふくしゃ）など周辺の熱環境、③気温の3つを取りいれた指標です。

5 「ヒヤリ」「ハッ」とした事例から

●体育祭中止の判断

高校（男女共学）生徒数 981 名（25 クラス）

9月下旬、例年にない猛暑が続くなか、体育祭が行われました。

当日の天候　晴れ（ほぼ無風状態）

気温は 9 時で 29℃、正午には 31℃と予想されていました。

事前に熱中症予防に向けての保健指導（学級担任「以下担任」）、競技前には各学級で健康観察（担任、保健委員）を行い、プログラムについても熱中症予防を第一に検討していました。

体育祭実施にあたっての共通認識としては、以下の点を職員会議で確認しあっていました。

- 中止の判断基準：気温 31℃以上、熱中症指数をめやすとする。
- 体調不良者が 25 名以上（もしくは救急搬送者が 1 名以上）出た場合には、途中中止とする。
- 体調不良や朝の健康観察でチェック項目にひとつでもあてはまったものは、当日は見学とする。
- 当日の気温によっては、短縮プログラムを実施し、午前中で競技を終える。
- 救護担当は 5 名（養護教諭 2 名、他の職員 3 名）
- 救護用施設はグラウンド内にテント一張り、一時休養室（グラウンド前の部室を使用。冷房設備なし。扇風機を 2 台使用）、保健室の 3 か所とする。

テントに養護教諭 1 名と教職員 1 名。一時休養室に教職員 1 名。保健室に養護教諭 1 名と教職員 1 名がつく。

水分は各自持参するが、毎年保護者会から麦茶が提供されています。

9 時競技開始。9 時 30 分～ 10 時 30 分の間に 14 名が救護テントに来室。おもな症状は「気持ちが悪い」「吐き気がする」「頭が痛い」「嘔吐」「息苦しい」。14 名のうち 7 名が体温 37.1 ～ 37.7℃でした。

休養が必要なものを保健室へ移送、もしくは保護者に連絡し、迎えに来てもらうなどの処置をとりました。

その後も救護テントへの来室は続き、10 時 50 分にはケガなどの来室を除き、23 名の体調不良の訴えがあり、これ以上の対応は困難と考え、保健主事、管理職に救護状況を報告しました。

10 時 55 分、生徒へ荷物を持っていったん教室に入るように放送で指示し、各学級にて健康観察を行いました。

11 時 30 分、臨時職員会議を開き、養護教諭より現状報告し、中止の判断基準に基づき、管理職より体育祭中止が提案され、12 時 05 分、生徒に対して体育祭の中止を伝えました。

●学んだこと

本校では、今まで体育祭を中止にしたことはありませんでした。今回中止になったことで、生徒、特に３年生からは「最後の体育祭なのに残念。どうして？」という声も多く聞かれました。後日、中止の措置について、教職員で協議してみましたが、判断は間違っていなかったと思います。

体育祭で体調不良を訴える生徒は、年々増加していました。今ある環境のなかでできる対策（水分補給、競技プログラム構成、日常生活指導など）をとってきましたが、近隣校で体育祭中に熱中症で数十名が緊急搬送されたという事故を受けて、緊急時に備えて体育祭を中止にするという判断基準も設けるべきではないかと、教職員で確認しあい、中止の判断基準を設けました。

体調不良者が25名以上出た場合には中止するという判断は、養護教諭を含めて、教職員が対応できる人数を、生徒の日常のようすや、置かれている環境、校内体制の面、近隣の医療機関の状況などから考えました。

同じ日に体育祭を実施し、中止にならなかった学校もありましたが、その学校の教室に冷房施設がある点以外は、ほぼ本校との対策に変わりはありませんでした。

ただ、本校の生徒とちがって、夏休みも部活動などで、グラウンドでスポーツを行っている生徒が８割以上おり、体力の差や夏休み中であってもさほど乱れない生活リズムを保っていたことも、体育祭を中止にしなくてもすんだ要因のひとつかもしれません。

今まで以上に、猛暑への対処としての環境づくり、水分補給、競技プログラム構成などへの対応が必要となりますが、日常的な睡眠不足状態、生活リズムが乱れている状態をいかになくしていくかが今後の課題です。

中止という判断（基準）を学校はもちろん、家庭や地域と共通理解のもと確認しあうことも大切なことであると学びました。

●養護教諭不在の日の、救急搬送

高校２年生男子。

この日、養護教諭は出張のため不在にしていました。５時間目は体育の授業で、持久走を行っていました。すべての生徒が走りおわり、整理体操をして、整列をしたとき、体育教師が男子生徒の顔の腫れに気がつきました。

体育教師は体育委員に「職員室に行って教頭先生に携帯電話を持ってグラウンドに来るように伝えて」と指示しました。そして男子生徒を座らせ、バイタルサインを確認し、アナフィラキシー症状がみられないか確認しました。

息苦しさの訴えはないが、鼻水が出てきており、顔の腫れも悪化していました。教頭が到着し、状況を確認し、その場で救急車を要請し搬送しました。

●学んだこと

この体育教師は、養護教諭が健康診断結果や保健調査をまとめた「配慮が必要な生徒」のファイルから、

- この男子生徒が以前にも同じような症状が出たことがあること。
- 次に症状が出たら、救急車を要請すること（保護者の意向）。

を確認していました。

そのため迅速な対応ができたのです。プライバシーに十分配慮しつつ、日常から教職員全体で緊急時の対応について、共通理解をしておくことが大切です。

この学校では、共通ファイルをつくって対応していましたが、そのためには情報管理の徹底が必要となります。

●宿泊学習中にインフルエンザ

高校１年生　A組　35人学級

本校では、毎年、４月に入学ガイダンスとして宿泊学習（２泊３日）を実施しています。宿泊学習前に、保健調査・食物アレルギー調査と、内科検診、学校医による健康相談を行い、出発しました。

ガイダンス１日目の夕方、A組の男子生徒１名が、体調不良を訴えました。検温すると、37.2℃。軽度の風邪症状も認められました。集団生活をしていることもあり、感染を防ぐため、この日は別室（保健室）で休養させました。就寝時刻近くになって、同じくA組の男子２名が体調不良を訴え、共に37℃台で風邪症状がみられました。３名の生徒は、翌朝受診することを取りきめ、この日は保健室で休養しました。

翌朝いちばんに、引率教員が３名を医療機関に搬送しました。朝食時、A組の生徒が体調不良を訴えていると担任から連絡を受けました。感染症を疑い、A組生徒を会議室に移して、検温と健康観察を実施しているとき、医療機関に引率していった教員から、３名の生徒がインフルエンザB型であったという連絡を受けました。そのため、体温が37℃以上の生徒と体調不良の訴えのある生徒を、急いで医療機関に搬送しました。

医師の診察後、インフルエンザと診断された生徒、疑いのある生徒、発熱がなく体調不良の訴えもない生徒の３グループに分けました。この時点でインフルエンザと診断された生徒と、疑われる生徒がクラス全体の２割を超えていたため、校長は生徒の安全を第一に考え、A組の宿泊学習の中止を判断・決定しました。直ちに生徒の家庭に連絡をし、迎えの要請をしたところ、多くの家庭から快くご協力をいただくことができました。迎えのない生徒は３グループに分かれて公用車とスクールバス等に乗って学校にもどり、保護者に引き継ぎました。翌日より、校長はA組を臨時休業（学級閉鎖）としました。

翌日以降、数名の生徒がインフルエンザB型と診断されましたが、幸いにもクラス内でそれ以上の広がりはなく、他クラスでの感染はありませんでした。

●学んだこと

宿泊学習出発前に、学校医からインフルエンザB型が流行しているので注意するようにという指導を受けていたため、事前に発生の対応（宿泊施設近くの医療機関への協力要請、公用車やスクールバスの手配など）を協議していました。

保護者へも文書等で注意喚起し、緊急時には迎えが必要になる場合があることも伝えてありました。

宿泊学習に際しては、何よりも子どもの安全を第一に考え、学校医との連携や事前の準備を進めることが大切だということを学びました。

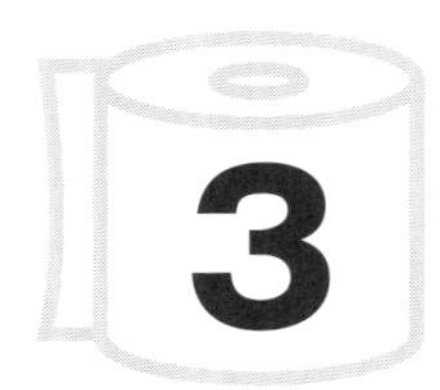

3 傷病事故からの学びと予防のために

子どもが集団で生活する場においては、傷病事故は避けられません。けれども、可能な限り、大きな事故の回避や、事故の件数を減らすために、真剣に取りくむことは重要です。そして、事故を振りかえって分析し、子どもたちへの指導や学校全体の課題や取りくみにつなげていくことが大切です。

1 傷病事故発生時のケアや対応（子ども・保護者に対して）

1）発生時の基本原則

傷病事故が発生した際に、学校としての最優先課題は、「子どもの生命および身体の安全」である。実際の対応場面では、次の５つの原則を押さえておくこと。

原　則	内　　容
(1) 適切な判断と経過観察	①傷病事故の状況・危険の度合い ②ケガの種類・性質・程度（自覚的訴え、客観的状況、日常との差異なども参考にして判断） ③適切な処置 ◎軽重両方考えられるときは、重症のほうを想定して対処する。 ◎受診か否かを迷うときは、受診する。 ④丁寧に経過を観察する。
(2) 的確な救急処置	救急処置は、ケガを現状以上に悪化させないことが原則であるため、基本となる処理をきちんと行う。 例　・ケガの場合⇒止血処置など ・頭部打撲の場合⇒安静など
(3) 精神的な動揺を防ぐ	楽な姿勢をとらせる、「たいへんだったね」「痛くない？」の声かけをするなど、子どもが安心感を得ることができる初期対応を心がける。子どもを責めたり否定したりするような言動は避ける。

原　則	内　　　容
(4) 迅速な連絡と正確な記録	①連絡や報告は、冷静かつ的確にする。 　対象…校長 (副校長)、保護者、養護教諭、担任 ②事故発生時の記録（基本は５Ｗ１H） ③受診結果（診断名・医療機関名と指示事項）の状況の経過や変化の記録 ④対応と事故後の処理
(5) 適切な事後処理	①事故原因の正確な把握と報告 ②事故対策の協議（救急体制の確認や見直し） ③必要に応じて諸書類の作成 ④全教職員の共通理解をはかり、安全指導を徹底

◎（4）②の５Ｗ１Ｈとは、①When（いつ―発生時刻）②Where（どこで―発生場所・どこを―からだの部位）③Who（だれが・だれと―該当人物）④Why（どうして―原因・理由）⑤What（どうなった・なにをしていて―結果・事実）①How（どうして・どのように―方法・状況）
◎５Ｗ１Ｈを念頭に置き、負傷したときの現場を確認したり、ようすを聴きとったりして詳細に確かめ、メモをとっておく。

２）実際場面でのケアや対応

①子どもに対して

ケガをした本人が、落ち着いて検査や治療を受けられることは、回復にもよい結果をもたらす。

ケガをした直後、発達段階やそのときの状態によって、子どもたちは不安定な気持ちを「泣きわめく」「暴れる」「ショック状態に陥る」などさまざまな形で表す。「いちばんつらいのは本人」であることを忘れないでケアや対応にあたる。

☆18ページからの「救急処置の基本」を参照のこと。

②保護者に対して

事故やケガの連絡を受けたときの保護者の反応もさまざまである。保護者によっては、いろいろな心配ごとが脳裏を駆けめぐり、一時的にパニックに陥ることもある。この反応は、わが子を心配する親の気持ちのあらわれでもある。ときに、ケガをめぐって保護者と学校とのトラブルも聞かれる。まずは、学校管理下でのケガであることを念頭に置いて、誠意をもって冷静に対応することで、トラブルの回避につながることもある。

事故発生から回復に至る過程における要点には、以下のようなことがあげられる。

〈事故発生期〉

- 救急処置の後、なるべく早く保護者に連絡する。
  ◎事故の経過と内容、受診病院の希望と確認、保護者の来校・来院の有無、保険証・着替えなど必要物の依頼などを、保護者の気持ちをくみながらポイントを押さえて説明できるとよい。
- 保護者に、在学（学校管理下）中のケガであることに対して、謝意を伝える。
- 病院へは基本的に学校からも付き添い、医療者への依頼や橋渡しもできるとよい。

〈治療期〉

ケガの発生から治癒までに関する疑問や不安に思っていることを丁寧に聴きとり、誠意をもって答える。不明な点については、曖昧にしないで、調べた後で答えると伝える。

- 発生時に他人がかかわっている場合、両者や両者の保護者間でのトラブルが予想されることがある。当事者同士のみならず、広く目撃情報や背景にも目を配り、解決の方向を探る。
- 治療が長引く場合は、見舞いながら不安の解消や励ましを続ける。

〈回復期〉

- 治療費の説明（日本スポーツ振興センターの給付金や自治体独自の見舞金制度）を丁寧に行い、手続きは遅くならないようにする。
- 治療後に新しく生じた疑問にも答える。
- その他、必ず記録の整理をしておくことと、学校内の協力体制や意思疎通（保護者との対応についても連絡を取りあう）をはかっておくことが、保護者に安堵感を与え、トラブルへの発展を食いとめるカギにもなる。

☆22ページも参照のこと。

2 傷病事故発生防止に向けての学校の課題

1）子どもの健康状態の把握

日常的な子どもの状態や、その日の健康状態を把握しておくことが大切である。

毎年の年度当初に記入してもらって回収する保健調査票と、毎日の健康観察が大きな役目を果たす。４月に、クラスや担任がかわったとき、健康についての引き継ぎも忘れないようにする。持病や服用中の薬、食物アレルギーなどの把握は、新学期がはじまった日から必要である。これは、持病がある場合、その日の体調がケガや症状の悪化を促すことがあるからである。

年度当初に、事故発生防止の点からも、複数の眼で観察、協議するという学校づくりの原則を確認しておきたい。

2）子どもたちへの指導のあり方やルールの見直しを

遊びや授業のようすを見渡して、校庭の広さと人数、遊びの種類、遊具の状態、授業や部活で複数の学年が使用するときの危険性（例　テニスとバレーボールのコートの接近）など、日頃「ちょっと危ない」と感じたことは、学校内で話題にする習慣ができていると、大きな事故を防ぐことができる。日頃より教職員同士の意見交換がしやすい職員室の空気や、信頼関係を築いておくことが大切である。

事故が発生した後、「危険性のあるものは何でも禁止する」ということにならないように、ときどき、安全のためにルールの見直しや確認も必要である。

3）安全点検

安全点検は、多くの学校で、計画的・定期的に行っている。マンネリにならないように、点検する場所の担当者をかえたり、内容を見直したりすると、新しい発見をすることもある。

たとえば、階段のつくりに特徴があって、最上階から落ちると1階まで直通の構造になっていた学校で、危険を感じた1人の職員の声から、皆で確認して、最上階の階段の踊り場に透明の樹脂加工板を取りつけたという例がこれにあたる。安全点検の際、声をあげたのは転任してきたばかりの教員だった。

また、プールや体育館にインターホンや電話の設備があるか、その場で休養できるかなど、気がついたことを率直に話し合えるとよい。

4）救急対応に関しての教職員の研修会

学校内での傷病事故は、いつ起こるかわからない。養護教諭が不在のときも多々あり、そのような場合は、その場にいる人が対応せざるを得ないときもある。基本的なこと（洗浄・止血）や、頭部の事故が発生したときの基本的な対応、アレルギーや病気をもっている子どもへの対応などは、担任や養護教諭だけでなく、教職員全員が知っていなければならない。必要な情報を共有して、年度当初にポイントを押さえた研修会を開き、共通理解をはかる。

個人情報保護法、プライバシーの保護などとの関係については慎重にしながら、「校内の子どものいのちはみんなで守る」という視点から論議し、検討する。

ケガをした子どもの移送も、個人の車は避けるのが原則である。

豆知識

ハインリッヒの法則

1件の大きな事故・災害の裏には、29件の軽微な事故・災害、そして300件のヒヤリ・ハット（事故には至らなかったもののヒヤリとした、ハッとした事例）があるとされています。

重大な事故や災害を防止するためには、事故や災害の発生が予測された、ヒヤリ・ハットの段階で対処していくことが重要です。

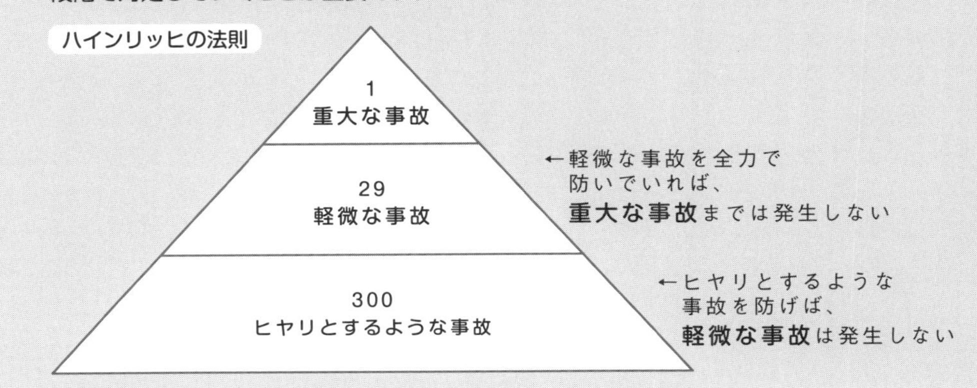

5）自らケガを回避できる力を育てる

子どもたちが自ら危険を予測して回避できる力を育てることは、まさに「生きる力」の獲得につながる。学び、教え、育てる役割をもつ学校のなかでも、養護教諭は子どものからだの変化に気づきやすく、ケガなどの最前線にいて、多くの事例にも接している。この養護教諭の視点と、もっているからだに関する深い知識を、学校全体の教育的な取りくみとして生かせるように、提案できる力量をもちたいものである。

次に、例をいくつか挙げてみる。

①からだの学習のすすめ

一生つきあっていく自分のからだについて、どの子も知りたがっている。「うまくできている素晴らしいしくみ」「生活習慣や鍛え方によっては、強く敏捷になれる」ことを、豊かに学ぶ機会をつくりたい。

学校ぐるみで「からだの学習」に取りくみ、「からだのしくみの素晴らしさに気づいた子どもたちが、自分のからだや生活について真剣に考えるようになった」「友だち同士のトラブルやけんかが減り、ケガが驚くほど減った」と、教職員間で確認できた学校がある。

脳の解剖図や写真をもとに、脳がどれだけ厳重に守られているか、それぞれの部位が損傷するとどうなるのかなど、発達段階に応じて学習することで、よく心配される「首から上のケガ」への注意力も高まると思われる。

②からだづくりのすすめ

子どもたちが「ころんでも手が出ない」「棒が倒れてくるのがわかっているのに、避けられない」といわれるようになって久しく、ケガの様相もかわってきた。

遊びが、外から内へ、動から静へと変化している。子どものストレスが増大し、キレる子どもが増えている。これでは、子どものケガは減らない。外遊びや集団遊びを取りもどし、柔軟性のあるからだ、動けるからだ、ケガを未然に防げるからだを取りもどす取りくみを進めることは、どの学校にも必要な課題である。

一方で、保護者、地域の人たちとともに、外で元気に遊ぶことの好きな子どもたちを育てていくことにも取りくみたい。

③苦い経験の場を学びの場に

ケガをした子も、その場に居あわせた子どもも、ケガをした経験は、苦い経験としてだけではなく、「つらかったけれど、よい学習の場になった」と、少しでもプラスの要素にかえていける機会にしたいものである。

ケガをした子どもから丁寧に話を聴いた後、「わかりやすい説明だったから、ケガをしたときのようすがよくわかったよ」と伝えたり、本人が治療を受けた後、「落ち着いて手当てをしてもらえたね」と声をかけたり、頭部打撲の子に付き添っていた子が、自発的に濡らしたタオルで頭を冷やしてあげているのをみかけたときに、「よく気がついたね。これは、とても大切なことだったよ。ありがとう」と伝えたりすることで、ケガをしたときに自分自身で、あるいは友人にできる大切なことが子どもたちの頭に残り、自信や知恵となり、「生きる力」につながると考えられる。

終わりに、子どもたちへの救急時の適切な対応はもちろん、子どもたちを発達の視点からとらえていくことも大切である。子どもたちが自身のからだに興味・関心をもち、子ども自らが、からだづくりに取りくめるような教育実践を学校全体に提起し、推進していくことも養護教諭の大事な仕事のひとつである。何よりも、子どもたちのいのちを守るためには、養護教諭の複数制が緊急の課題といえる。

資料１　保健室で役立つ視診・触診

1　咽頭の視診法

口蓋扁桃や咽頭全体のようすを観察するために行います。ペンライトや側灯があると、便利です。

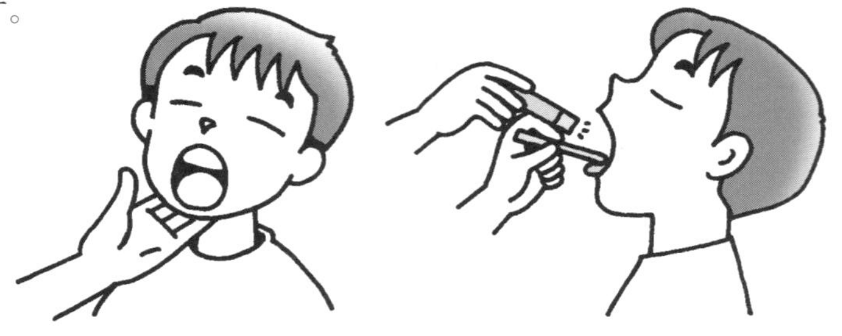

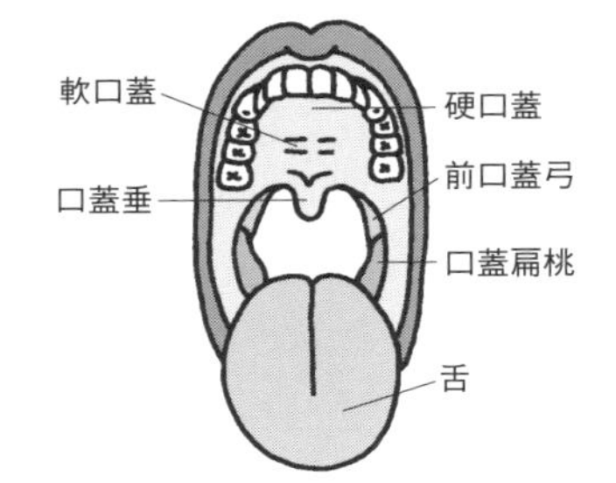

【観察ポイント】
①口蓋扁桃の腫脹、発赤の有無。
②口蓋扁桃に黄色の膿点や白色の分泌物の付着の有無。
③軟口蓋や口蓋垂の部分に発赤、水疱、出血斑の有無。
④咽頭後壁発赤の有無。
⑤咽頭後壁に黄色い鼻汁が垂れさがっているか。

（急性扁桃炎＝細菌性扁桃炎）

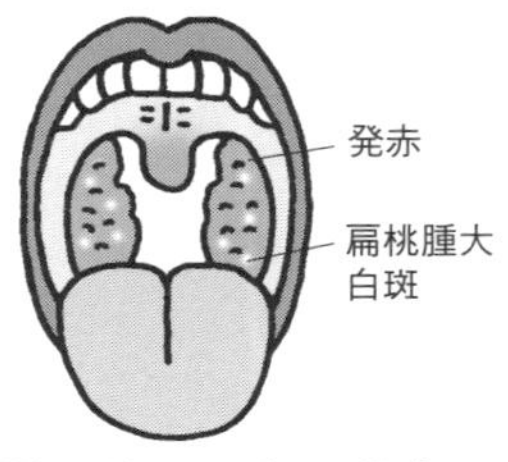

口蓋扁桃が大きく腫れ、発赤し、白や濁った黄色の分泌物が付着することがある。

（ウイルス性咽頭炎）

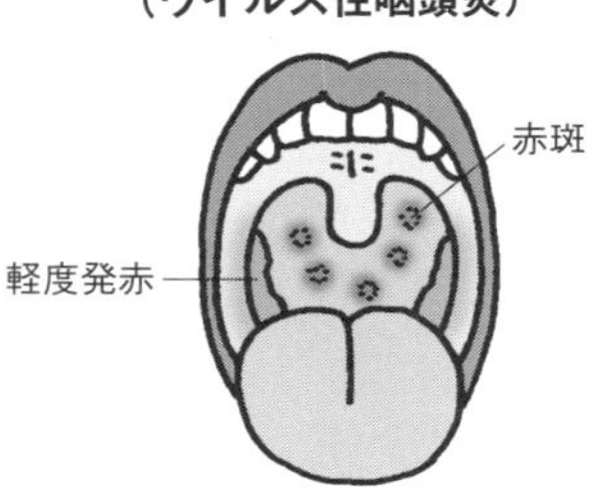

咽頭全体が赤くなる。咽頭後壁に斑点状の隆起がみられる。

2　頸部リンパ・耳周辺の触診

（リンパ節の位置）

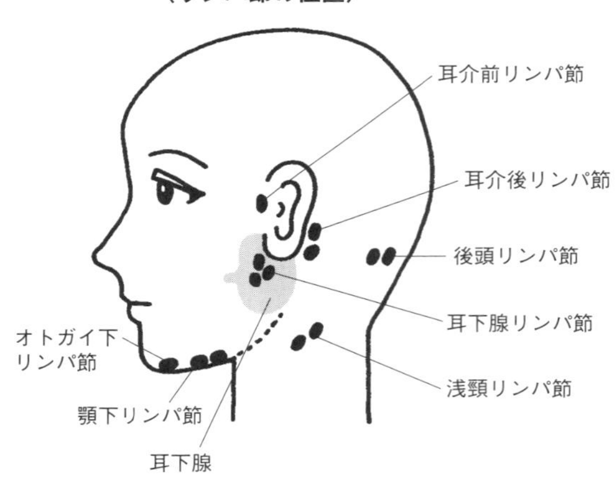

【観察ポイント】
①しこりの有無。
②圧痛の有無。
③叩打痛の有無（乳様突起部）。

（後頭リンパ節の触診）

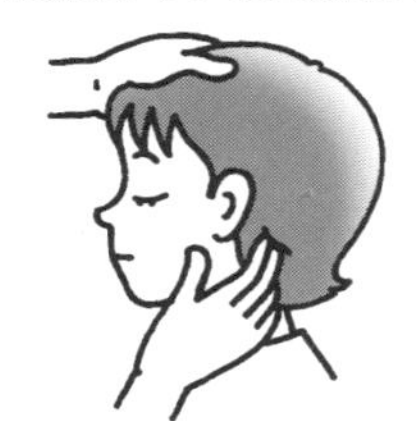

咽頭結膜熱・風疹・後頭部に化膿創や湿疹などがあるとき腫脹。

（頸部リンパ節の触診）

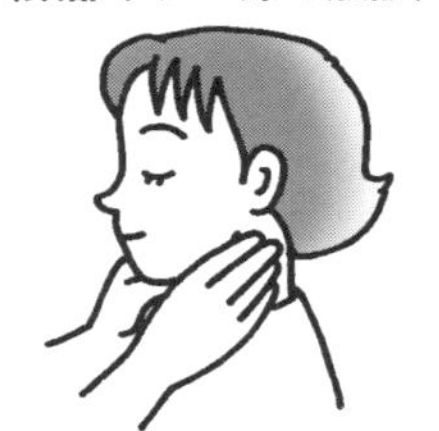

扁桃炎・咽頭炎・咽頭結膜熱などで腫脹。

（耳珠部の触診）

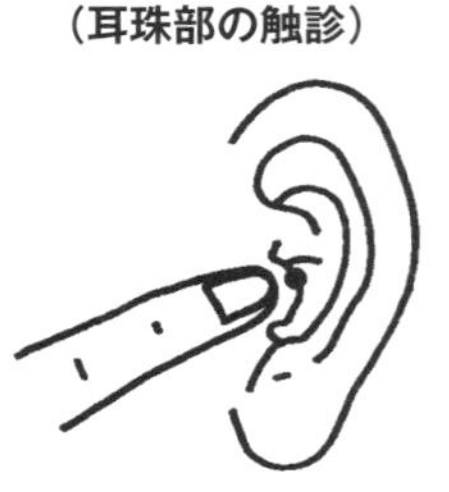

外耳道に傷があると、耳珠部を指先で圧迫したとき痛む。

（乳様突起部の触診）

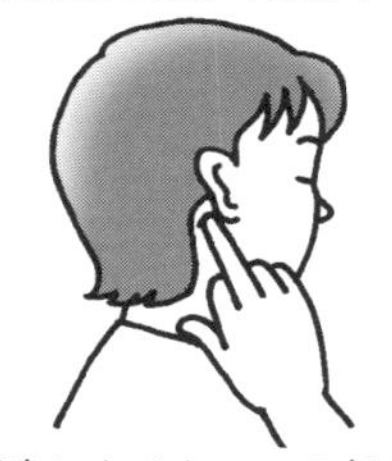

中耳炎になると、この部分にも炎症がおよび、するどい痛みが起こってくる。

3 腹部の触診

①診察台などに仰向けに寝かせて行う（必ず寝かせる）。
②膝は立てる。
③子どもの右側から、ゆっくりと触診する。
④おなか（腹筋）の力を抜くように声をかけながら、軽くちょっと圧迫しては、すぐ離すような動作で行う。

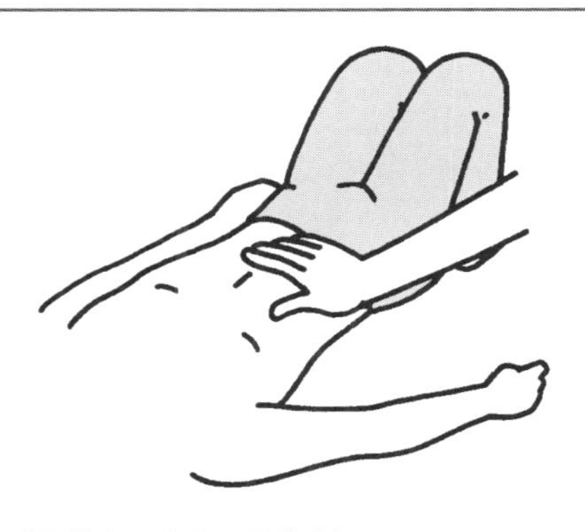

【観察ポイント】
①腹部が膨満していないか。
②腹壁の一部に隆起がみられないか。
③腹壁の筋の硬直の有無（筋性防御）。
④押したときの痛みの有無。
⑤圧迫を離したときの痛みの有無（反跳痛）。
⑥自発痛の位置と一致するか。

（反跳痛の確認＝反動痛）

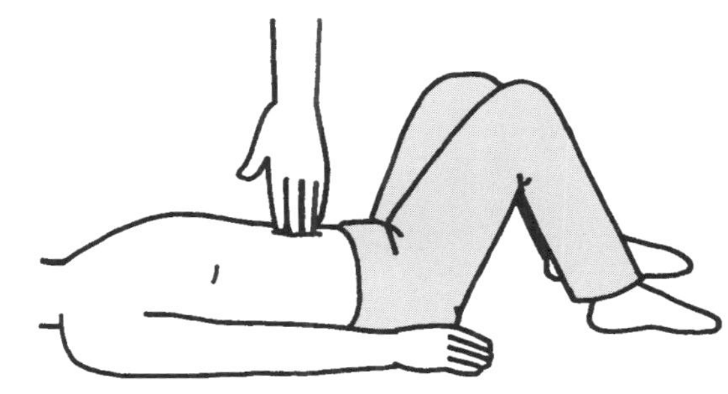

手指で縦の方向にゆっくり圧迫していき、急に指を離す。

4 顔の触診

顔面には、副鼻腔の前頭洞・篩骨洞・上顎洞があり、その部位が炎症を起こしたとき、圧迫痛などがみられる。両手で軽く顔を抱えるようにして､親指をさするようにあてながら行う（各副鼻腔の部位）。ときに、右手の中指を曲げ、その先で、軽くコツコツと叩いてみる（各副鼻腔の部位）。

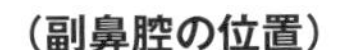
（副鼻腔の位置）

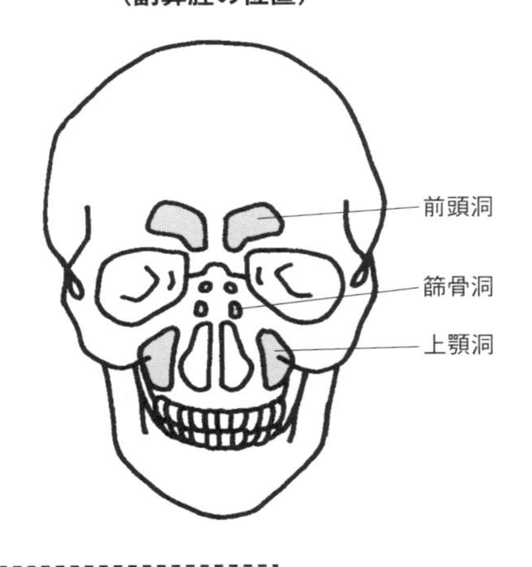

【観察ポイント】
①圧迫痛の有無。
②腫れの有無。

（眉下部の触診）

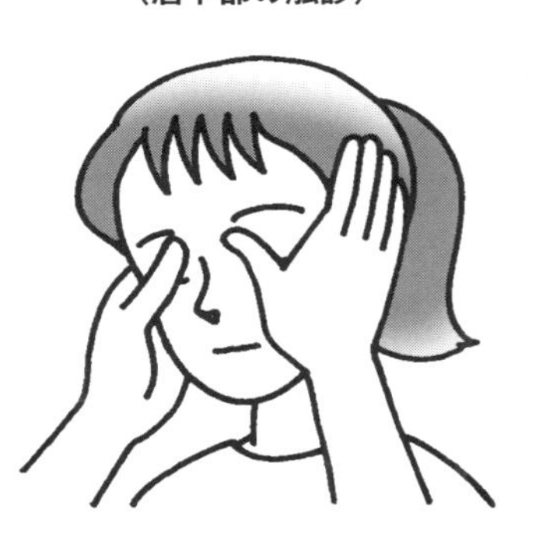

急性副鼻腔炎などのとき、頭痛の訴えと、この部位に圧痛がみられることが多い。

（上顎洞部の触診）

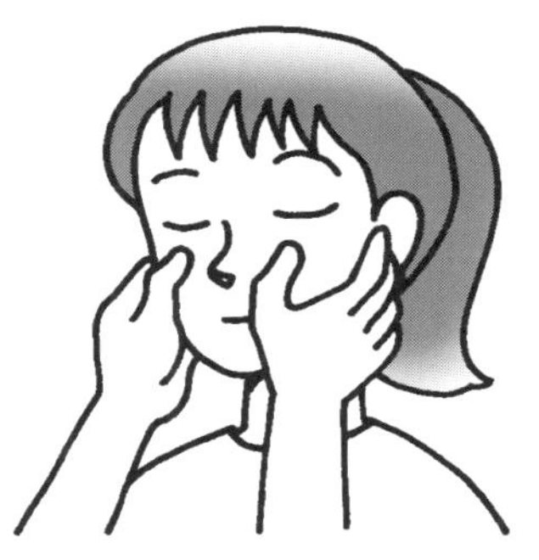

鼻汁、鼻閉がひどいとき、急性副鼻腔炎が起きていると、圧痛・叩打痛がみられることが多い。

資料２　来室時カードの例

小学校例

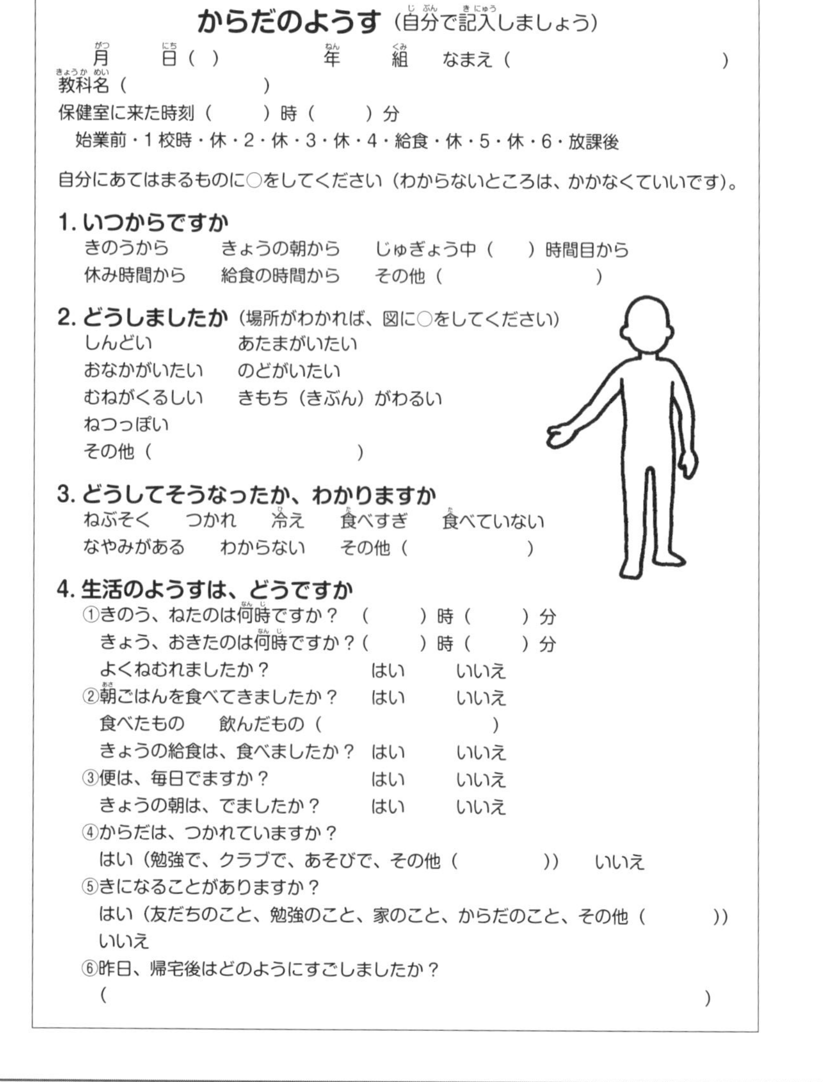

からだのようす（自分で記入しましょう）

月　日（　）　年　組　なまえ（　　　　　　）

教科名（　　　　　　）

保健室に来た時刻（　　）時（　　）分

始業前・1校時・休・2・休・3・休・4・給食・休・5・休・6・放課後

自分にあてはまるものに○をしてください（わからないところは、かかなくていいです）。

1. いつからですか

きのうから　きょうの朝から　じゅぎょう中（　）時間目から

休み時間から　給食の時間から　その他（　　　　）

2. どうしましたか（場所がわかれば、図に○をしてください）

しんどい　あたまがいたい

おなかがいたい　のどがいたい

むねがくるしい　きもち（きぶん）がわるい

ねつっぽい

その他（　　　　　）

3. どうしてそうなったか、わかりますか

ねぶそく　つかれ　冷え　食べすぎ　食べていない

なやみがある　わからない　その他（　　　　）

4. 生活のようすは、どうですか

①きのう、ねたのは何時ですか？（　　）時（　　）分

きょう、おきたのは何時ですか？（　　）時（　　）分

よくねむれましたか？　はい　いいえ

②朝ごはんを食べてきましたか？　はい　いいえ

食べたもの　飲んだもの（　　　　　）

きょうの給食は、食べましたか？　はい　いいえ

③便は、毎日でますか？　はい　いいえ

きょうの朝は、でましたか？　はい　いいえ

④からだは、つかれていますか？

はい（勉強で、クラブで、あそびで、その他（　　　））　いいえ

⑤きになることがありますか？

はい（友だちのこと、勉強のこと、家のこと、からだのこと、その他（　　　））

いいえ

⑥昨日、帰宅後はどのようにすごしましたか？

（　　　　　　　　　　　　）

高校例　右は裏面

来　室　記　録　月　日（　）　時　分　教科（　限　）

年　組　氏名　（　　　）部

来室理由（あてはまる項目に○をつけてください）

A　けが（擦り傷　打撲　突き指　捻挫　）

B　体調不良（頭が痛い、気持ちが悪い、腹痛、熱がある、風邪症状、その他　）

1　いつから

2　どこが

3　どうして

4　どんなふうに

5　どこで

・バイタルサイン（T=　P=　R=　Bp=　）

・アレルギー（・有　・無　）

・既往歴、最近かかった病気（　　）

・相談がある

生活状況

【睡眠時間】昨日　：　〜　：　・睡眠不足

普段　：　〜　：

【食事】○×少し　・朝食　・昼食　・夕食　・食欲なし

【排便状況】・普段どおり　・下痢（いつから　）・便秘（いつから　）

処置内容

・体温測定　・休養　・保健指導、相談　・応急処置（アイシング　洗浄後ガーゼ保護）

・医療機関受診勧告　・自宅療養勧告　退室時刻　授業へ　・下校

■保護者連絡　・有（　：　あて　）・不在（　：　あて　）・無

・本人より連絡（メール／下校時電話）　・連絡表配布

資料3　保護者連絡票の例

保健連絡票（けが）

学校でのけがの様子をお知らせしますので、帰宅後の様子を書いて、登校する際お子さんに持たせてください。

○○小学校　保健室

年　月　日（　）		年　組　なまえ	
けがをしたところ		けがのしゅるい	・打ぼく・ねんざ・つき指・きりきず ・すりきず・その他（　　）
けがをした時間	・始業前・（　）校時（　）の時間・中休み・昼休み・放課後 ・その他（　　）		
けがをした場所	・校庭・教室・オープンスペース・体育館・階段・廊下・プール ・その他（　　）		
症状	・出血・腫れ・痛み・頭痛・はきけ・その他（　　）		
保健室での手当	・洗浄・絆創膏固定・安静（　）分位・氷水で冷やす（　）分位 ・その他（　　）		
家庭への連絡事項	1．上記のような手当てをしました。帰宅後も様子を見ていただくようにお願いします。 2．帰宅後も、いつまでも痛むようでしたら、かかりつけの病院を受診していただくようにお願いします。 3．はきけ・気持ちが悪い・頭痛・けいれんなど、いつもと様子が違うようでしたら、外科（なるべく脳外科）を受診していただくようにお願いします。 4．その他（　　）		

けがの様子や処置・判断についてこの欄に記載する

帰宅後の様子をお知らせください。

＊登校時、お子さんに持たせてください。　保護者氏名　　　印

保健連絡票（病気）

学校での様子をお知らせしますので、帰宅後の様子を書いて、登校する際お子さんに持たせてください。

○○小学校　保健室

年　月　日（　）		年　組　なまえ
症状	・頭痛・腹痛・発熱・気持ちが悪い・せき・下痢・のどが痛い ・その他（　　）	
時間	午前 午後　時　分	登校中　始業前（　）校時（　）の時間 中休み　昼休み　放課後　その他（　　）
保健室での手当て	体温・脈拍	度　分　　脈拍　／分
	手当て	安　静（　　）分位 その他（　　）
担任への連絡	1．早退にて、早期安静が必要と判断します。 ・家族連絡（　すみ・まだ　） 2．	
家庭への連絡事項	1．上記のような手当てをしました。帰宅後も様子を見ていただくようにお願いします。 2．帰宅後も、症状が改善されないようでしたら、かかりつけの病院を受診してくださるようにお願いします。 3．	

◎帰宅後のからだの様子をお知らせください。

＊登校時に、お子さんに持たせてください。　保護者氏名　　　印

執筆者一覧 （五十音順）

全養サ書籍編集委員会
岩辺　京子（聖路加国際大学名誉教授・元兵庫県中学校、東京都小学校養護教諭）
魚住　順子（元兵庫県小学校養護教諭）
坂野　稔恵（千葉県高等学校養護教諭）
深津由美子（元東京都小学校・中学校養護教諭）
藤森　光子（元東京都小学校・中学校養護教諭）
矢島　啓子（元東京都小学校養護教諭）

全養サホームページ
http://zenyousa.la.coocan.jp/index.html

全養サシリーズ 発刊のことば

「全国養護教諭サークル協議会」は、一九七〇年に発足しました。この会は、「子どもの健康を守り発展させる」ことを願って、毎年一回研究集会を各地で開き、実践・研究の交流をつみ重ねてきました。

「子どもたちのからだと心の健康・発達の問題がより深刻さを増す中で、子どもに寄りそい、地域の現実に根ざした健康教育の実践をまとめて、教師、父母、国民全体に広く問題を提起し共に考えたい」という願いから、単行本を企画・発行することにしました。

子どもたちのすこやかな成長・発達と健康に生きる力を育てたいと願うすべての人びとに役立つことを願ってやみません。

全国養護教諭サークル協議会
書籍編集委員会

新版 ここがポイント! 学校救急処置

基本・実例、子どものなぜに答える

2018年8月4日　第1刷発行
2024年8月20日　第8刷発行

企画………全国養護教諭サークル協議会
監修………草川　功
著者………全養サ書籍編集委員会
発行所……一般社団法人　農山漁村文化協会
〒335-0022　埼玉県戸田市上戸田2-2-2
TEL　048(233)9351（営業）
048(233)9372（編集）
FAX　048(299)2812
振替　00120-3-144478
URL　https://www.ruralnet.or.jp/

編集・制作……(有) データワールド
装丁……………センス・オブ・ワンダー
デザイン………まる工房・正木かおり
センス・オブ・ワンダー
イラスト………種田瑞子
図版作成………萱登祥　まる工房・正木かおり
印刷／製本……TOPPANクロレ（株）
定価はカバーに表示

（検印廃止）
ISBN978-4-540-18152-8